Nina Bacher

Women'sHealth

POWER-YOGA & ACHTSAMKEIT

Mentale Stärke leicht gemacht

- Mit Workouts für mehr Kraft in deinem Leben
- Effektiv & flexibel trainieren – auf jedem Level
- Für mehr Gelassenheit und weniger Stress

pietsch

INHALT

Einbandgestaltung: grafik+design
Kornelia Erlewein

Titelbild/Cover: Christopher Kelemen

Bildnachweis:
Alle Bilder von Christopher Kelemen, außer: 9, 17, 25, 34/35, 50, 143 von Jasmin Walter

ISBN 978-3-613-50977-1

Ein Unternehmen der
Paul Pietsch Verlage GmbH & Co. KG

1. Auflage 2024

Sie finden uns im Internet unter www.pietsch-verlag.de

Lektorat: Niko Schmidt
Innengestaltung: grafik+design
Kornelia Erlewein
Druck und Bindung: Graspo CZ,
76302 Zlín
Printed in Czech Republic

Los geht's **4**
8 Einführung und Erklärung des Workbooks

1

Das Fundament Power-Yoga **8**
8 Kurze Erklärung zu Power-Yoga
11 Persönliches Wachstum
12 8 gute Gründe für Power-Yoga
15 Unterschiede zu anderen Yoga-Stilen

Das Fundament Achtsamkeit **16**
16 Achtsamkeit im Alltag
18 Achtsamkeit und Stressbewältigung
18 Achtsamkeit in Beziehungen
19 Praktische Tipps für den Einstieg in Achtsamkeit
21 Wohin fließt deine Aufmerksamkeit?

Die Verbindung von Power-Yoga & Achtsamkeit **22**
22 Die Kernprinzipien von Power-Yoga und persönlicher Entwicklung

Mentale Stärke entwickeln **24**
31 Eine absolute Transformation für mentale Stärke
33 Das ist dein Weg zu mehr Achtsamkeit & mentaler Stärke in deinem Leben:

2

Workouts für mehr Kraft in deinem Leben **34**

Warm-up 1 **36**
36 Haltung des Kindes – Child Pose
38 Katze–Kuh – Cat–Cow
40 Diagonale Katze – Diagonal Cat 4-Footed Flow
42 Herzöffner-Twist – Heart Opener Twist
44 Wellenbewegung/Mobilisieren

Einschub **46**
46 Beispiel für den Seitenwechsel – 1/3 Vinyasa

Warm-up 2
52 Sufikreise **52**
54 Herzöffner und Sidestretch
56 Flankendehnung – Stretch im Herabschauenden Hund

Sonnengrüße für zwischendurch oder auch als Warm-up **58**
60 Die klassischen Sonnengrüße A – Surya Namaskar A
66 Die klassischen Sonnengrüße B
68 Sonnengruß-Variante

Einschub **70**
70 Mobility Challenge
72 Flow mit Avatar

Flow 1 **74**
74 Stützkombination
76 Rockstar-Pose – Flow mit Wild Thing
78 Krieger 1-Kombination
82 Dreieck
83 Breite Vorbeuge
84 Der Baum – Vrksasana
86 Seitenwechsel 1/2 Vinyasa

Flow 2 **90**
90 Stützkombination
94 Krieger 2 mit Kombination Pfeil und Bogen
98 Halbmond – Ardha Chandrasana
100 Stuhltwist – Utkatasana
102 Breite Vorbeuge
104 Tänzer – Natarajasana

Vorbereitung Bodenasanas **106**
106 Taube dynamisch

Bodenasanas **109**
109 Einbeinige Königstaube
110 Boot – Navasana
112 Einbeinige Vorbeuge mit Sidestretch
114 Stocksitz – Dandasana mit Vorbeuge
116 Drehsitz mit Sidestretch
118 Mini-Grashüpfer-Challenge
120 Bogen Dhanurasana
122 Übergang vom Bogen ins Rad
123 Schulterbrücke/Halbes Rad
124 Ganzes Rad – Urdhva Dhanurasana

Cool-Down **126**
126 Dymanisches Kamel
128 Übergang in die Rückenlage
130 Liegende Drehung
131 Schulterstand
132 Totenstellung – Shavasana

Integration in den Alltag **133**
133 Power-Yoga und Achtsamkeit im täglichen Leben
133 Auf dem Weg zur inneren und äußeren Stärke
136 Praktische Tipps für mehr Gelassenheit und weniger Stress
140 Erinnerungen zum Dranbleiben
141 Checkliste nach 66 Tagen
142 Die Autorin

LOS GEHT'S

1 Tag hat 86.400 Sekunden, und jede Sekunde bietet die Möglichkeit zur Veränderung.

Warum nutzen wir diese Gelegenheit oft nicht?

In diesem Buch möchte ich nicht nur meine Überzeugung von deiner inneren Kraft teilen, sondern auch meine tiefe Liebe zum Leben. Diese Liebe ist für mich nicht nur eine Emotion, sondern eine Lebenseinstellung, die mich dazu inspiriert, jeden Tag mit Begeisterung und Dankbarkeit zu erleben.

Auf meiner eigenen Lebensreise, die von Höhen und Tiefen geprägt ist, habe ich gelernt, dass die Verbindung von Körper und Geist uns Raum für persönliches Wachstum schenkt. Power-Yoga hat mir dabei geholfen, meine mentale Stärke zu entwickeln und eine tiefe Verbundenheit zum Leben zu spüren. Es gibt so viel mehr im Leben, als oberflächlich sichtbar ist. Wir wissen das alle als Kinder, verlernen es jedoch im Erwachsenenalter.

Ich habe gelernt, dass wir diese Verbindung wiederherstellen können, indem wir uns auf unser inneres Wissen und unsere Intuition verlassen.

Und genau das möchte ich vermitteln. Ich unterrichte Sportkurse, halte Vorträge und Workshops. Mein Herz schlägt Purzelbäume vor Freude, wenn ich genau das tue: mein Mindset und meine positive Lebenseinstellung weitergeben. Die Menschen fühlen sich von meiner authentischen Art und den mitfühlenden Worten tief angesprochen. Eine Teilnehmerin, Julia, berichtete zum Beispiel, dass sie endlich den Mut gefunden hatte, ihre Arbeitszeit zu reduzieren, um nebenbei selbst Yoga-Kurse zu geben und sich etwas Gutes zu tun. Anna wiederum erzählte, dass sie einen Neustart gewagt und sich für mehr Selbstfürsorge motiviert fühlte. Sabine sagte im Women's Health CAMP mit Tränen in den Augen, dass sie zum ersten Mal die Energie im Körper spürte und in einen meditativen Zustand kam.

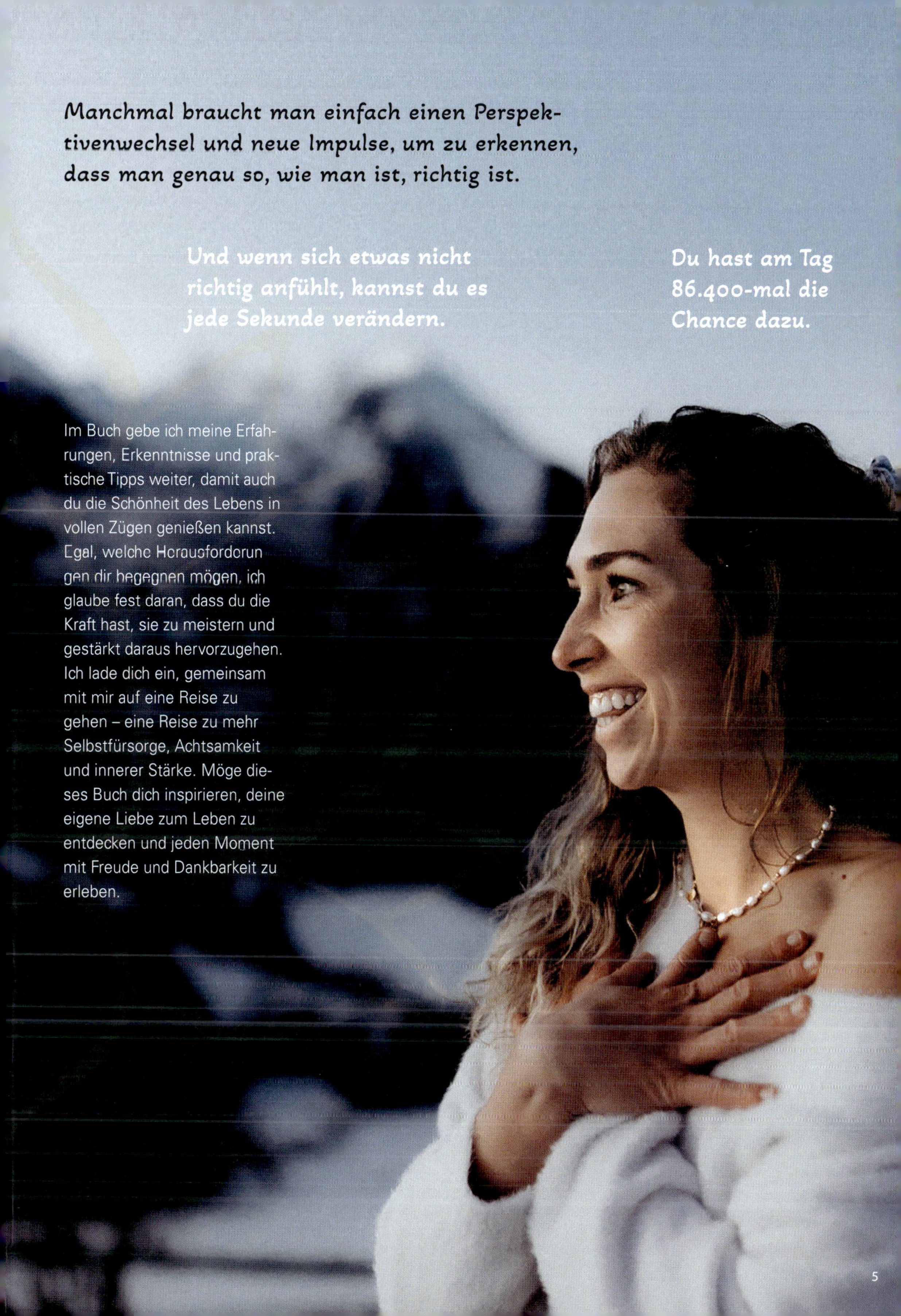

Manchmal braucht man einfach einen Perspektivenwechsel und neue Impulse, um zu erkennen, dass man genau so, wie man ist, richtig ist.

Und wenn sich etwas nicht richtig anfühlt, kannst du es jede Sekunde verändern.

Du hast am Tag 86.400-mal die Chance dazu.

Im Buch gebe ich meine Erfahrungen, Erkenntnisse und praktische Tipps weiter, damit auch du die Schönheit des Lebens in vollen Zügen genießen kannst. Egal, welche Herausforderungen dir begegnen mögen, ich glaube fest daran, dass du die Kraft hast, sie zu meistern und gestärkt daraus hervorzugehen. Ich lade dich ein, gemeinsam mit mir auf eine Reise zu gehen – eine Reise zu mehr Selbstfürsorge, Achtsamkeit und innerer Stärke. Möge dieses Buch dich inspirieren, deine eigene Liebe zum Leben zu entdecken und jeden Moment mit Freude und Dankbarkeit zu erleben.

VORWORT & EINLEITUNG

WIE NUTZT DU DIESES BUCH?

Also vorweg: Dies ist kein Buch mit Motivationsgelaber oder esoterischem Wischiwaschi. Vielmehr basiert es größtenteils auf wissenschaftlichen Erkenntnissen. Jede Übung und jedes Konzept wurde sorgfältig ausgewählt, um dir dabei zu helfen, deine mentale Stärke zu entwickeln und ein erfüllteres Leben zu führen.

Um das Buch bestmöglich zu nutzen, habe ich hier einige Tipps speziell für dich zusammengestellt:

Plane Zeit für dich ein: Nimm dir bewusst Zeit, um das Workbook zu lesen und die Übungen durchzuführen. Schaffe eine ruhige Umgebung, in der du dich voll und ganz auf dich selbst konzentrieren kannst.

Reflektiere über dich selbst: Die Fragen und Übungen im Workbook sind dazu da, über deine eigenen Erfahrungen, Gedanken und Gefühle nachzudenken. Schreibe deine Überlegungen auf und nimm dir Zeit, um sie zu reflektieren.

Probiere die praktischen Übungen aus: Versuche die vorgeschlagenen Power-Yoga-Übungen und Achtsamkeitspraktiken. Achte auf deinen Körper und deine Atmung und spüre, wie sich die Übungen auf dein Wohlbefinden auswirken.

Integriere es in deinen Alltag: Versuche, die Erkenntnisse und Techniken aus dem Workbook in deinen Alltag zu einzubinden. Sei achtsam im Umgang mit dir selbst und anderen. Nutze die mentale Stärke, die du durch die Übungen entwickelst, um Herausforderungen erfolgreich zu meistern.

Kehre regelmäßig zurück: Nutze das Workbook als Begleiter auf deinem Weg der persönlichen Entwicklung. Kehre regelmäßig zurück, um deine Fortschritte zu reflektieren und neue Inspiration zu finden.

»Alles, was
ich brauche,
ist in mir.«

TEIL 1

DAS FUNDAMENT POWER-YOGA

Kurze Erklärung zu Power-Yoga

Power-Yoga ist zweifellos eine der dynamischsten und modernsten Varianten des traditionellen Yoga. Entstanden in den 1990er-Jahren, hat es sich rasch zu einem anerkannten Stil entwickelt, der von Beryl Bender Birch und Bryan Kest geprägt wurde. Inspiriert von der Ashtanga-Yoga-Praxis, legt Power-Yoga einen starken Fokus auf kraftvolle und dynamische Bewegungen. Es wird häufig als eine zeitgemäße, westliche Interpretation des Yoga betrachtet, die darauf abzielt, körperliche Stärke, Flexibilität und Ausdauer zu fördern. Power-Yoga ist für Menschen jeden Alters und Fitnesslevels zugänglich, da die Asanas und Sequenzen modifiziert werden können, um den individuellen Bedürfnissen und Fähigkeiten der Praktizierenden gerecht zu werden. **Es ist eine beliebte Wahl für diejenigen, die eine körperlich herausfordernde und energetisierende Yoga-Praxis suchen, die zugleich die geistige Klarheit und Achtsamkeit fördert.**

Die Essenz von Power-Yoga liegt in der Verschmelzung traditioneller Asanas (Asanas = Yoga-Positionen) mit einem fließenden, athletischen Stil. Im Vergleich zu anderen Yoga-Stilen liegt der Schwerpunkt weniger auf Meditation, sondern vielmehr auf der physischen Fitness. Dennoch umfasst Power-Yoga ein breites Spektrum von Stilen und Ansätzen, die unter diesem Begriff fallen, da verschiedene Lehrer und Schulen ihre eigenen Interpretationen und Schwerpunkte haben.

Trotz dieser Vielfalt bietet Power-Yoga eine umfassende Möglichkeit zur persönlichen Transformation und Entwicklung. **Durch die kraftvollen Bewegungen und die intensive Auseinandersetzung mit dem eigenen Körper werden nicht nur körperliche Stärke und Flexibilität gefördert, sondern auch mentale Stärke und Selbstbewusstsein entwickelt.** Es ist eine Praxis, die die Grenzen des Körpers und Geistes herausfordert und gleichzeitig Raum für persönliches Wachstum und Erfahrung bietet.

01

»Yoga is when every cell of the body sings the song of the soul.« B.K.S Iyengar

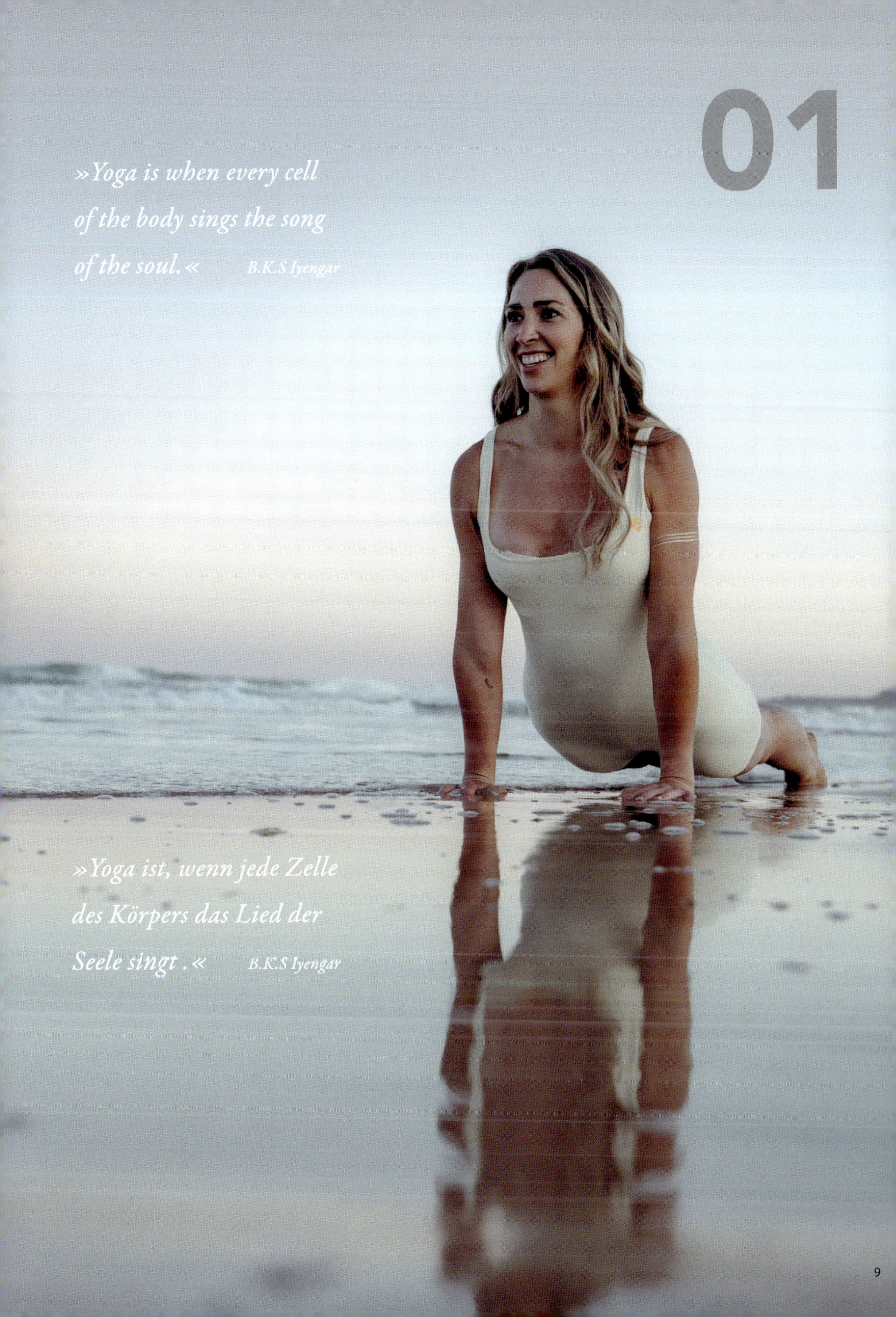

»Yoga ist, wenn jede Zelle des Körpers das Lied der Seele singt .« B.K.S Iyengar

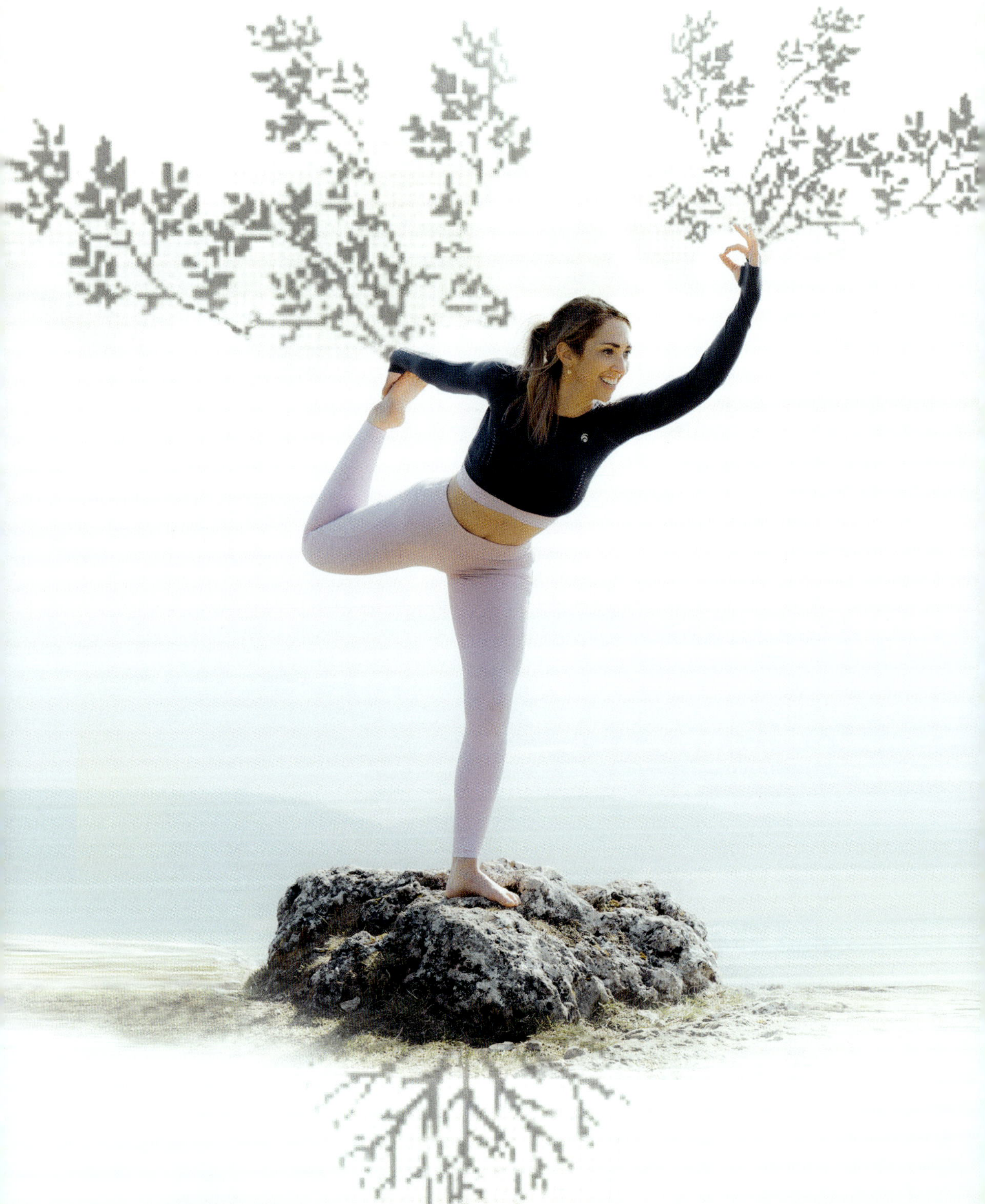

Persönliches Wachstum

Möchtest du auch dein volles Potenzial entfalten? Ich gehe mal von einem klaren **JA** aus. Das ist bestimmt mit ein Grund, dass du dieses Buch in Händen hältst. An sich selbst zu arbeiten und sich stetig zu verbessern, ist für mich essenziell, um die persönliche Erfüllung im Leben zu finden. Welche Transformation und welches persönliche Wachstum kann man also durch Power-Yoga erzielen?

NINAS COACHING-TIPP:

Persönliches Wachstum: Volles Potenzial entfalten mit Power-Yoga

1. **Körperliche Transformation:**
   Power-Yoga ist bekannt für seine dynamischen und kraftvollen Asanas (Übungen), die nicht nur die Muskeln stärken, sondern auch Flexibilität und Ausdauer verbessern. Durch regelmäßiges Üben können wir physische Veränderungen in unserem Körper erleben, die sich positiv auf unser Wohlbefinden auswirken. Eine **verbesserte Körperhaltung, gesteigerte Körperbeherrschung und erhöhte Energie** sind nur einige der Vorteile, die wir durch die körperliche Praxis des Power-Yoga erlangen können.

2. **Mentale Transformation:**
   Während wir uns durch die Herausforderungen der Power-Yoga-Praxis bewegen, lernen wir, unseren Geist zu beruhigen und unsere Gedanken zu zentrieren. Die Konzentration auf den Atem und die Ausrichtung in den verschiedenen Asanas hilft uns dabei, den gegenwärtigen Moment zu erfahren und uns von ablenkenden oder störenden Gedanken zu lösen. Diese **mentale Klarheit und Ruhe**, die wir auf der Matte entwickeln, können sich auch auf unser tägliches Leben auswirken, indem wir gelassener mit Stress umgehen und eine positive Einstellung bewahren.

3. **Emotionale Transformation:**
   Die Power-Yoga-Praxis ermöglicht es uns, uns mit unseren Emotionen zu verbinden und sie auf eine gesunde Weise auszudrücken. Während wir uns durch die Asanas bewegen, können unterdrückte Emotionen an die Oberfläche kommen, die wir dann achtsam beobachten und loslassen können. Diese **emotionale Freisetzung und die Reinigung können dazu beitragen, emotionale Blockaden aufzulösen und uns ein größeres Gefühl von Freiheit und Leichtigkeit zu geben**. Power-Yoga kann helfen, Emotionen zu regulieren und ein Gefühl innerer Ruhe und Ausgeglichenheit zu fördern.

4. **Spirituelle Transformation:**
   Für viele Menschen ist Power-Yoga auch eine spirituelle Praxis, die ihnen ermöglicht, eine **tiefere Verbindung zu ihrem inneren Selbst** und zur Welt um sie herum herzustellen. Durch Meditation, Atemtechniken und das Studium der philosophischen Prinzipien des Yoga können wir uns auf eine spirituelle Reise begeben, die uns dabei unterstützt, unsere wahre Natur zu erkennen und ein Gefühl von Einheit und Verbundenheit mit allem Leben zu erfahren.

5. **Geistige Klarheit und Fokus:**
   Die Konzentration auf Atem und Bewegung hilft, den **Geist zu beruhigen und die Achtsamkeit zu schulen.**

Insgesamt bietet Power-Yoga eine ganzheitliche Möglichkeit zur persönlichen Transformation und Entwicklung. Durch die Integration von körperlicher Praxis, mentalem Training, emotionaler Heilung und spiritueller Erweiterung können wir uns auf eine Reise der Selbsterforschung begeben, die uns zu einem tieferen Verständnis von uns selbst und unserer Lebensreise führt. Wie gelingt uns das?

8 gute Gründe für Power-Yoga

Um die Vorteile von Power-Yoga in unseren Alltag zu integrieren, können wir verschiedene Aspekte der Praxis in unsere täglichen Routinen einbeziehen. Wir haben die Möglichkeit, Power-Yoga für aktiveres, gesünderes und ausgeglicheneres Leben zu nutzen.

1. Optimale Leistung und Verletzungsprävention

Durch regelmäßiges Power-Yoga können wir muskuläre Ungleichgewichte ausgleichen, die Flexibilität verbessern sowie Muskeln und Gelenke stärken, um Verletzungen vorzubeugen. Diese Stabilität und Prävention von Verletzungen sind nicht nur im Sport, sondern auch im Alltag von unschätzbarem Wert. Indem wir gezielte Übungen zur Stärkung bestimmter Muskelgruppen in unsere tägliche Routine integrieren, können wir unsere körperliche Leistungsfähigkeit verbessern und Verletzungen im Alltag vorbeugen.

*

2. Körperbewusstsein und Reaktionszeit (propriozeptives Training)

Das regelmäßige Üben von Power-Yoga hilft uns, ein tieferes Verständnis für unseren Körper zu entwickeln und unsere Reaktionszeit zu verbessern. Dies ist nicht nur für Sportler wichtig, sondern auch im Alltag, um Unfälle zu vermeiden. Das propriozeptive Training, das durch Yoga gefördert wird, bezieht sich auf die Fähigkeit des Körpers, seine Position im Raum wahrzunehmen und entsprechend zu reagieren. Das propriozeptive System ist ein Teil des Nervensystems, das für die Wahrnehmung und Kontrolle der Körperposition, der Bewegung und des Gleichgewichts verantwortlich ist, ohne dass dabei visuelle oder vestibuläre (Gleichgewichts-) Hinweise benötigt werden. Dieses Training kann dazu beitragen, das Sturzrisiko zu verringern, da man sich seiner eigenen Körperbewegungen bewusster ist und schneller auf unvorhergesehene Situationen reagieren kann. Wir können diese verbesserte Körperwahrnehmung nutzen, um bewusster und achtsamer durch unseren Alltag zu gehen.

*

3. Gleichgewicht von Geist und Körper

Die Verbesserung von Gleichgewicht und Koordination durch Power-Yoga führt zu einer effizienteren Bewegung und Technik, sowohl beim Sport als auch im Alltag. Durch das Training von Geist und Körper im Einklang können wir eine höhere Leistungsfähigkeit und Präzision erreichen. Diese Fähigkeiten können uns helfen, um unseren Alltag effektiver zu gestalten und unsere Aufgaben mit mehr Leichtigkeit und Anmut zu bewältigen.

4. Starker CORE, starke Körpermitte

Ein starker Rumpf ist entscheidend für eine gesunde Wirbelsäule und verbessert unsere Haltung, unser Gleichgewicht und unsere Ausdauer. Durch gezielte Übungen zur Stärkung der Rumpfmuskulatur können wir nicht nur Rückenschmerzen vorbeugen, sondern auch im Alltag mehr Stabilität und Kraft erleben.

5. Atembewusstsein

Die bewusste Atmung beim Power-Yoga hilft uns, unsere Sauerstoffzufuhr zu verbessern und unsere Ausdauer zu steigern. Diese verbesserte Atmung können wir nutzen, um im Alltag stressige Situationen besser zu bewältigen und eine ruhigere und ausgeglichenere Lebensweise zu führen.

6. Konzentration und Entspannung

Die Konzentration und Entspannungstechniken des Yoga können uns helfen, den Stress des Alltags zu bewältigen sowie unsere geistige Stärke und Ausdauer zu verbessern. Durch regelmäßige Meditation und Entspannungsübungen können wir unseren Geist beruhigen und eine positive Einstellung zum Leben entwickeln.

7. Schnellere Erholung und Genesung

Die sanften Bewegungen und Dehnungen beim Power-Yoga fördern die Durchblutung und beschleunigen die Regeneration nach körperlicher Anstrengung oder Stress. Wir können dies nutzen, um uns im Alltag schneller zu erholen und neue Energie zu tanken.

8. Steigerung der Ausdauer

Durch die Vorteile von Power-Yoga können wir unsere körperliche und mentale Ausdauer steigern, um den Herausforderungen des Alltags besser gewachsen zu sein. Indem wir regelmäßig unsere Grenzen erkunden und erweitern, können wir unsere Leistungsfähigkeit auf ein neues Level bringen und ein energiegeladenes Leben führen.

»Ich lerne, auf
meine innere
Herzensstimme
zu hören, anstatt
auf den Lärm,
der von außen kommt.
Ich konzentriere
mich auf das, was
wirklich wichtig
für mich ist.«

Power-Yoga ist eine beliebte Wahl für diejenigen, die nach einer körperlich herausfordernden und energetisierenden Yoga-Praxis suchen, die gleichzeitig geistige Klarheit und Achtsamkeit fördert. Durch wiederholte Ausführungen von herausfordernden Haltungen werden nicht nur Muskeln gestärkt, sondern auch Geduld und Disziplin entwickelt.

Unterschiede zu anderen Yoga-Stilen

Im Vergleich zu anderen Yoga-Stilen wie Hatha-Yoga, Ashtanga-Yoga, Vinyasa-Yoga, Iyenga- Yoga, Kundalini-Yoga, Bikramar-Yoga, Restorative Yoga, Yin-Yoga, Jivamukti-Yoga und Sivananda-Yoga zeichnet sich Power-Yoga durch seine Betonung auf körperliche Fitness und kraftvolle Bewegungen aus.

Für alle Yogis, die das hier lesen, ist es wichtig zu erwähnen, dass jeder Yoga-Stil seine eigenen einzigartigen Merkmale und Vorteile bietet. Die Wahl des richtigen Stils hängt von den individuellen Bedürfnissen und Zielen ab.

FACT-BOX:

Entdecke die Vorteile von Power-Yoga für deinen Alltag:

- **Optimale Leistung und Verletzungsprävention.**
- **Verbessertes Körperbewusstsein und Reaktionszeit.**
- **Gleichgewicht von Geist und Körper.**
- **Stärkung der Core-Muskulatur.**
- **Steigerung der Ausdauer und schnelle Erholung.**
- **Verbessertes Atembewusstsein und Entspannung.**

FAZIT:

**Power-Yoga bietet dir die Möglichkeit, dein Leben zu bereichern und mehr Wow Momente zu erleben. Durch effektive Workouts passt sich Power-Yoga flexibel deinem Leben an, egal auf welchem Fitnesslevel du dich befindest.
Bist du bereit, das Beste aus dir herauszuholen?**

Weiter geht's mit deiner Reise zu mehr Gelassenheit, Stärke und Freude!

DAS FUNDAMENT ACHTSAMKEIT

Achtsamkeit ist weit mehr als nur eine vorübergehende Modeerscheinung oder eine Methode zur Stressbewältigung. In einer Welt, die oft von Hektik, Ablenkungen und ständiger Erreichbarkeit geprägt ist, bietet Achtsamkeit eine wertvolle Gegenkraft. Sie lädt dich ein, den gegenwärtigen Moment bewusst wahrzunehmen, ohne ihn zu bewerten oder zu verändern. Das Achtsamkeitstraining geht über einfache Meditation hinaus. Es ist eine Art des Trainings, die dir hilft, dich selbst besser kennenzulernen und eine tiefere Verbindung zu deinen Erfahrungen zu entwickeln. Durch regelmäßiges Üben kannst du Stress reduzieren, deine Konzentration verbessern, deine emotionale Resilienz stärken und insgesamt ein größeres Gefühl des Wohlbefindens erlangen.

Dieser Abschnitt widmet sich den verschiedenen Aspekten von Achtsamkeit, von grundlegenden Techniken bis hin zur praktischen Anwendung im Alltag und in zwischenmenschlichen Beziehungen. Entdecke, wie Achtsamkeit dir helfen kann, dein Wohlbefinden zu steigern und eine neue Perspektive auf das Leben zu gewinnen.

Achtsamkeit im Alltag

Achtsamkeitstraining beinhaltet verschiedene Übungen, Meditation ist eine davon. Und Meditation ist nicht gleich OM! Es geht darum, sich auf eine Sache zu konzentrieren. Das ist simpel und für jeden zugänglich, selbst für diejenigen, die behaupten, mit Meditation nichts anfangen zu können.

Denn: **Meditation** ist eine spezifische Übung, bei der man sich auf einen bestimmten Fokus wie den Atem, eine Körperempfindung oder einen Gedanken konzentriert. Durch diese Konzentration und das bewusste Beobachten der eigenen Gedanken und Empfindungen wird ein Zustand der Ruhe und Klarheit angestrebt.

Achtsamkeitstraining hingegen umfasst die Anwendung von Achtsamkeit in verschiedenen Lebensbereichen. Es geht darum, Achtsamkeit nicht nur während der Meditationsübungen zu kultivieren, sondern sie auch in den Alltag zu integrieren. Das kann bedeuten, achtsam zu essen, achtsam zu kommunizieren oder achtsam die Umgebung wahrzunehmen.

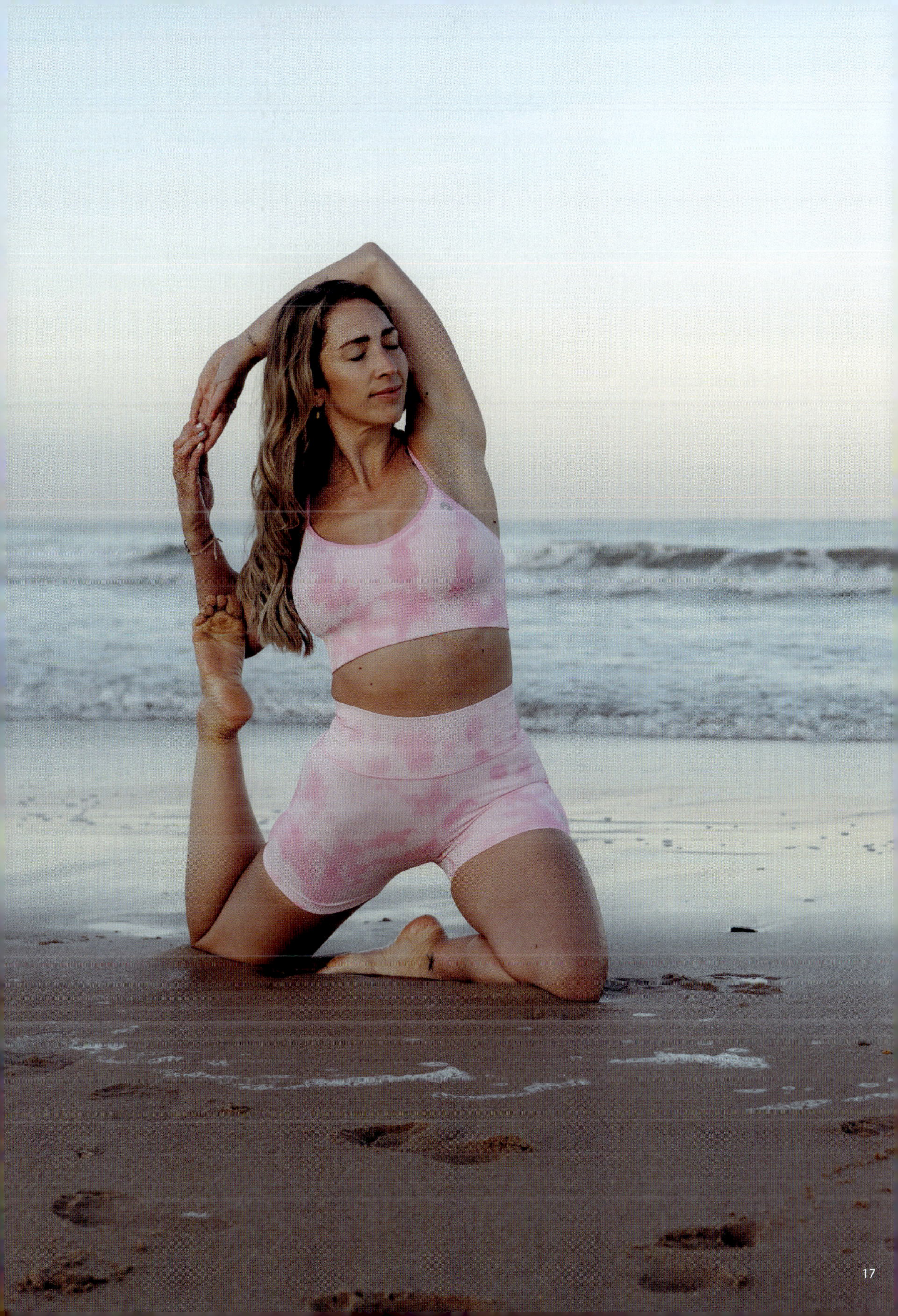

Achtsamkeit und Stressbewältigung

Achtsamkeitstraining kann grundsätzlich für Menschen jeden Alters und in verschiedenen Lebensphasen von Nutzen sein. Es kann helfen, Stress zu reduzieren, die Konzentration zu verbessern, Emotionen besser zu kontrollieren und das allgemeine Wohlbefinden zu steigern. Es gibt keine spezielle Lebensphase, in der es besonders empfehlenswert oder nicht empfehlenswert ist.

Es kann sehr hilfreich sein, wenn man sich in einer stressigen oder herausfordernden Phase befindet, zum Beispiel in stressigen Berufsphasen oder während einer Prüfungszeit. Kennst du das, wenn der Druck einer bevorstehenden Deadline (einer bevorstehenden Frist) fast unerträglich wird? Wenn jeder Moment kostbar ist und die Zeit aber wie im Flug vergeht, während du verzweifelt versuchst, alles rechtzeitig zu erledigen?

Genau das erleben viele an einem stressigen Arbeitstag. Dann kommen vielleicht noch Arbeitskollegen hinzu, die ebenfalls viel von dir wollen. Alles scheint dringend und wichtig. Inmitten des hektischen Treibens ist es schwer, einen klaren Gedanken fassen. Die Anspannung im Magen wird immer stärker, und das Herz schlägt schneller. Man weiß oft nicht mehr, wo oben und unten ist.

Doch genau da, wo du dich in einem solchen **Strudel aus Stress und Druck gefangen fühlst, kann dir Achtsamkeit helfen.** Ein kurzes Innehalten und ein tiefes Ein- und Ausatmen. Solche Erinnerungen kann man sich an die Pinnwand notieren. Der Atem bringt dich sofort in den gegenwärtigen Moment und hilft, dich zu stärken und zu fokussieren. Mit einem erfrischten Geist lässt sich die Arbeit fortsetzen, Schritt für Schritt, diesmal mit einer Gelassenheit und Entschlossenheit. Nimm dir die Zeit, jede Aufgabe mit Sorgfalt und Achtsamkeit zu erledigen, anstatt dich von der Hektik überwältigen zu lassen.
Es mag paradox klingen, aber wenn man sich unter Stress und Zeitdruck bewusst Zeit für jede einzelne Aufgabe nimmt, kann man mehr erledigen und bessere Ergebnisse erzielen. Multitasking ist nicht mehr im Trend und erwiesenermaßen ineffizient. Unser Geist arbeitet optimal, wenn wir ruhig, fokussiert und ausgeruht sind. Die Idee, dass bewusstes und konzentriertes Arbeiten ohne Multitasking zu effizienteren Ergebnissen führt, wird durch wissenschaftliche Erkenntnissen gestützt. Zahlreiche Studien in den Bereichen Neurowissenschaften, Psychologie und Produktivität zeigen, dass unser Denkvermögen am effizientesten arbeitet, wenn wir uns auf eine einzige Aufgabe konzentrieren und diese ohne Unterbrechungen erledigen. Die Methode, jeder Aufgabe ausreichend Zeit zu widmen und klare Prioritäten zu setzen, hat sich in verschiedenen Kontexten als äußerst erfolgreich erwiesen. Ewi, eine meiner sehr guten Freundinnen, die zugleich eine meiner Geschäftspartnerinnen ist, sagt immer: »Wenn du es eilig hast, hetze nicht.« Ein langsamerer Ansatz kann dazu führen, viel schneller ans Ziel zu gelangen. Im folgenden Absatz gebe ich ein weiteres Beispiel, das dies verdeutlicht und bei dem man sich gut hineinversetzen kann.

Achtsamkeit in Beziehungen

Kennst du das Gefühl, wenn sich Spannungen in deiner Beziehung aufbauen und ihr euch immer weiter voneinander entfernt? Jedes Gespräch endet in einem Streit, und beide fühlen sich missverstanden und nicht gehört. Einer von euch ist stark gestresst von der Arbeit, während der andere sich vernachlässigt und allein gelassen fühlt. Diese Dynamik führt zu Frustration und zusätzlichen Spannungen in eurer Beziehung.

Jeder Mensch hat unterschiedliche Erfahrungen und Denkweisen, die seine Sichtweise auf die Dinge beeinflussen. Während sich der eine von Emotionen leiten lässt, denkt der andere rational und logisch. Diese Unterschiede führen oft zu Missverständnissen und Konflikten. Genau hier ist Achtsamkeit entscheidend. Es gilt, aufmerksam zuzuhören und eine tiefere Verbindung zueinander aufzubauen. Wenn sich der Partner zurückzieht, geht es vielleicht gar nicht um dich als Person, sondern um den Druck, den er bei der Arbeit erlebt.

In einer solchen Situation kann Achtsamkeitstraining zu mehr Empathie, Verständnis und Mitgefühl beitragen, insbesondere in der Kommunikation. Letztendlich kann jeder, der daran interessiert ist, bewusster und präsenter im Leben zu sein, von Achtsamkeitstraining profitieren.

Praktische Tipps für den Einstieg in Achtsamkeit

Es gibt verschiedene Möglichkeiten, Achtsamkeit zu trainieren, und es ist wichtig, die Methode zu finden, die am besten zu einem selbst passt. Einige Menschen finden Yoga als eine Form der Meditation in Bewegung besonders hilfreich. Andere konzentrieren sich gerne auf ihre Atmung oder praktizieren formale Meditation. Es kann auch förderlich sein, Achtsamkeit im Alltag zu üben und auszuprobieren, indem man bewusst und mit voller Aufmerksamkeit alltägliche Aktivitäten ausführt. Das kann beim Spazierengehen, Kochen oder sogar beim Tennisspielen geschehen. Der Schlüssel ist, bewusst präsent zu sein und die Aufmerksamkeit auf den gegenwärtigen Moment zu lenken. Teste verschiedene Methoden und finde heraus, welche für dich am effektivsten ist.

Fragst du dich gerade, ob das zusätzlicher Aufwand ist und du dafür Zeit einplanen musst? Natürlich musst du dir Zeit nehmen, aber Anfängern reichen zu Beginn oft schon 5 Minuten am Tag, und das lässt sich in der Folge allmählich steigern. Mit der Zeit kannst du die Dauer der Übungen auf 20 bis 30 Minuten oder sogar länger ausdehnen, je nach persönlichen Vorlieben und verfügbarer Zeit. Es ist wichtig, eine Zeitspanne zu finden, die für dich realistisch und umsetzbar ist. Entscheidend ist die Regelmäßigkeit. Daher ist es besser, kürzere Einheiten regelmäßig zu praktizieren. Finde einen Rhythmus, der gut in deinen Tagesablauf passt und dir ermöglicht, die Praxis kontinuierlich aufrechtzuerhalten.

NINAS COACHING-TIPP:

Nimm dir Zeit für dich selbst

Noch einmal der REMINDER: Nimm dir Zeit für dich selbst! Im Flugzeug gilt die Anweisung, zuerst die eigene Sauerstoffmaske anzulegen. Du bist oft genug für andere Menschen da. Es ist jedoch wichtig, zunächst die eigenen Bedürfnisse zu erfüllen, um genug Energie zu haben, auch anderen helfen zu können. Das ist kein egoistisches Verhalten, sondern ermöglicht es dir erst, später mehr für andere geben zu können. Wenn wir von 16 Stunden Wachzeit ausgehen, ist es entscheidend, einen Teil dieser Zeit für dich selbst zu reservieren.

Angenommen, wir gehen von 16 Stunden Wachzeit aus (24 Stunden – 8 Stunden Schlaf), dann würde eine Stunde für dich selbst etwa 6 Prozent des Tages einnehmen. Du hast also immer die Zeit dafür. Es ist nur die Frage, ob du sie dir nimmst! 😉

NINAS COACHING-TIPP:

Achtsamkeitstraining im Alltag

Achtsamkeitstraining kann immer in den Alltag integriert werden, indem du kleine Aufmerksamkeitspausen einlegst. Du kannst zum Beispiel bewusst und mit voller Aufmerksamkeit eine Tasse Tee trinken, deinen Atem beim Ein- und Ausatmen beobachten oder bewusst die Sinneswahrnehmungen im gegenwärtigen Moment wahrnehmen, zum Beispiel beim Essen (bewusstes Riechen, Schmecken, es wahrzunehmen, ob du satt bist, auf die Körpersignale hören, …).

»Energie folgt immer der Amerksamkeit.«

WOHIN FLIESST DEINE AUFMERKSAMKEIT?

Beobachte heute im Laufe des Tages, worauf deine Aufmerksamkeit gerichtet ist. Mache immer mal wieder einen Check-in und prüfe, wohin deine Aufmerksamkeit gerade geht.

Liest du hier auf der Karte links die Bedeutung der Worte oder siehst du den Fehler im Wort »Aufmerksamkeit«? Trainiere dich darin, deine Achtsamkeit zu schärfen! Fokussiere dich auf das, was du erreichen möchtest.

Sei aufmerksam mit dir selbst! Nimm dir morgens und abends Zeit für eine Atemübung. Lenke deine Aufmerksamkeit auf deinen Atem und spüre, wie er sanft in deinen Körper einströmt und wieder herausfließt. Atme bewusst und tief ein und aus. Sei achtsam, wenn Gedanken auftauchen, und lenke deine Aufmerksamkeit liebevoll immer wieder zurück zu deinem Atem.

PRAXISTIPP:

Eine spezifische Atemtechnik, die du praktizieren kannst, besteht darin, die Atemrhythmen zu variieren und die Ausatmung doppelt so lang wie die Einatmung zu gestalten. Beginne damit, bis vier zu zählen, während du durch die Nase einatmest und bis fünf zählen, während du durch die Nase ausatmest. Dann atme bis vier ein und bis sechs aus. Verlängere allmählich die Ausatmung, bis sie doppelt so lang ist wie die Einatmung. Zum Beispiel atmest du bis vier ein und bis acht aus. Lege deine Hände auf deinen Herzraum oder Bauchraum, um die Atmung richtig zu spüren.

Dein Atem dient als Anker, der dich zurück in die Gegenwart führt und den Autopiloten in deinem Verstand unterbricht. Je öfter du deine Aufmerksamkeit bewusst auf deinen Atem lenkst, desto einfacher wird es im Laufe der Zeit, deine Aufmerksamkeit bewusst zu lenken.

Durch regelmäßiges Training kann sich Achtsamkeit in deinem Leben etablieren und zu einer natürlichen Gewohnheit werden. Es geht darum, dein Mindset zu verändern und deine Gewohnheiten anzupassen. Je häufiger du es praktizierst, desto stärker wird es in dein Unterbewusstsein integriert und beeinflusst somit dein bewusstes Denken und Handeln. Eine wichtige Voraussetzung für Veränderung und das Erreichen eines achtsamen Lebensstils ist Kongruenz. Das bedeutet, dass alle Aspekte unseres Seins – Körper, Geist, Seele usw. – in Einklang miteinander stehen und diese neue Art des Seins unterstützen. Ohne echte Überzeugung wird Achtsamkeit nur zu einer leeren Floskel. Indem du Achtsamkeit regelmäßig in deinen Alltag integrierst, kannst du die positiven Veränderungen und Vorteile dieser Praxis vollständig erleben.

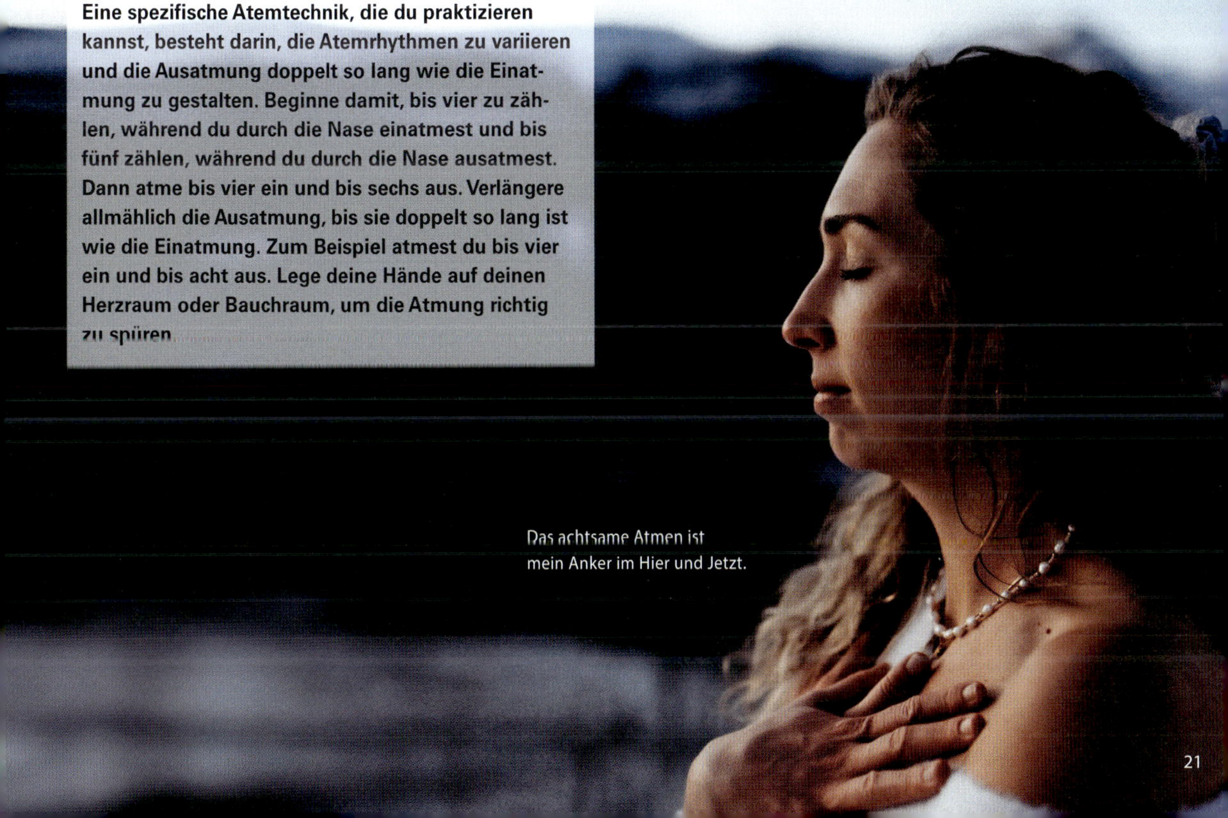

Das achtsame Atmen ist mein Anker im Hier und Jetzt.

DIE VERBINDUNG VON POWER-YOGA & ACHT-SAMKEIT

Ziel: Verständnis der Kernprinzipien und -techniken beider Disziplinen.

Achtsamkeit ist ein zentraler Bestandteil sowohl des Power-Yoga als auch der persönlichen Entwicklung. Sie bezieht sich auf die bewusste Wahrnehmung des gegenwärtigen Moments, ohne Urteil oder Bewertung. Während einer Power-Yoga-Praxis wird Achtsamkeit genutzt, um sich auf die Atmung, die Ausrichtung des Körpers und die inneren Empfindungen zu konzentrieren.

Durch die bewusste Atmung während der Asanas wird der Geist beruhigt und Stress abgebaut. Gleichzeitig fördert Achtsamkeit eine tiefere Verbindung zum eigenen Körper und hilft dabei, Warnsignale wie Schmerzen oder Spannungen wahrzunehmen und entsprechend zu reagieren. Auf diese Weise trägt Achtsamkeit dazu bei, Verletzungen vorzubeugen und die Effektivität der Yoga-Praxis zu maximieren.

Die Kernprinzipien von Power-Yoga und persönlicher Entwicklung

Zu den Kernprinzipien zählen Selbstreflexion, Zielsetzung, Durchhaltevermögen und Selbstakzeptanz. Im Rahmen einer Power-Yoga-Praxis werden diese Prinzipien durch verschiedene Techniken unterstützt:

- **Asanas:** Die körperlichen Haltungen im Power-Yoga sind so konzipiert, dass sie verschiedene Muskelgruppen ansprechen und gleichzeitig die Flexibilität und Stabilität verbessern. Durch das Halten und Ausführen der Asanas werden nicht nur körperliche Fähigkeiten trainiert, sondern auch mentale Stärke und Disziplin aufgebaut.

- **Pranayama:** Die Atemtechniken im Power-Yoga, bekannt als Pranayama, spielen eine entscheidende Rolle bei der Synchronisierung von Bewegung und Atmung. Durch bewusstes Atmen werden Körper und Geist harmonisiert und die Lebensenergie im Körper aktiviert.

- **Meditation:** Obwohl Power-Yoga weniger als andere Yoga-Stile auf Meditation fokussiert ist, können kurze Meditationsübungen dennoch Teil der Praxis sein. Meditation hilft dabei, den Geist zu beruhigen, Stress abzubauen und innere Ruhe zu finden.

- **Affirmationen und Visualisierungen:** Durch positive Affirmationen und Visualisierungen können Ziele klarer definiert und der Glaube an die eigenen Fähigkeiten gestärkt werden. Dies kann dazu beitragen, Hindernisse zu überwinden und das persönliche Wachstum zu fördern.

- **Die Verbindung von Bewegung, Atmung und Geist**
  Die Verbindung von Bewegung, Atmung und Geist ist ein zentraler Aspekt des Power-Yoga und der persönlichen Entwicklung. Während einer Yoga-Praxis werden diese drei Elemente in Einklang gebracht, um eine ganzheitliche Erfahrung zu schaffen.
  Die fließenden Bewegungen im Power-Yoga werden bewusst mit der Atmung synchronisiert, um einen harmonischen Fluss zu erreichen. Durch die bewusste Atmung wird der Geist beruhigt und die Konzentration gestärkt. Gleichzeitig helfen die körperlichen Bewegungen dabei, Verspannungen zu lösen und die Energie im Körper zum Fließen zu bringen.

In Bezug auf persönliche Entwicklung ermöglicht die Verbindung von Bewegung, Atmung und Geist eine tiefgreifende Selbsterfahrung. Indem man sich auf den gegenwärtigen Moment konzentriert und bewusst atmet, kann man negative Gedanken und Emotionen loslassen und ein tieferes Verständnis für sich selbst entwickeln. Diese ganzheitliche Herangehensweise fördert nicht nur körperliche Fitness, sondern auch mentale Stärke und emotionales Wohlbefinden.

NINAS COACHING-TIPP:

Im Buch habe ich einige Affirmationen aus meinem eigenen Affirmationskartenset integriert. Du erkennst sie ganz leicht an dem farbigen Hintergrund. Lass dich von den kraftvollen Botschaften inspirieren und nutze sie, um deinen Alltag positiv zu gestalten!

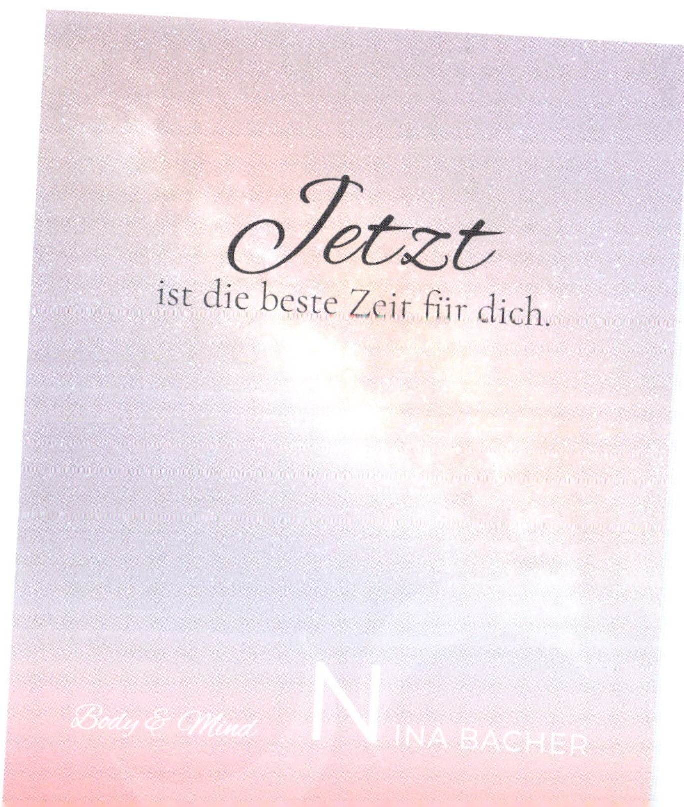
Jetzt
ist die beste Zeit für dich.
Body & Mind
NINA BACHER

MENTALE STÄRKE ENTWICKELN

In einer Welt, die von ständiger Veränderung und Herausforderungen geprägt ist, wird mentale Stärke zu einer unverzichtbaren Eigenschaft, die uns hilft, unsere Ziele zu erreichen und uns den Widrigkeiten des Lebens zu begegnen. Doch wie können wir diese innere Kraft entwickeln, die es uns ermöglicht, trotz aller Hindernisse standhaft beziehungsweise stark zu bleiben?

Es beginnt mit der Erkenntnis, dass unsere Gedanken und Einstellungen einen entscheidenden Einfluss darauf haben, wie wir mit den Herausforderungen des Lebens umgehen. Indem wir lernen, unsere Gedanken zu lenken und positive Denkmuster zu kultivieren, legen wir den Grundstein für eine starke mentale Verfassung. Ein unterstützendes soziales Umfeld kann dabei eine entscheidende Rolle spielen. Der Austausch mit anderen, die ähnliche Ziele verfolgen, kann uns motivieren und inspirieren, während Unterstützung von Freunden und Familie uns den Rückhalt gibt, den wir brauchen, um auch in schwierigen Zeiten standhaft zu bleiben.

Besonders auf Plattformen wie Instagram fällt auf, dass das Thema »mentale Stärke« oft oberflächlich behandelt wird und fragwürdige Ratschläge gegeben werden. Dabei sind mentale Stärke und mentale Gesundheit äußerst komplexe und umfangreiche Themen. In diesem Buch möchte ich mich darauf konzentrieren, die wesentlichen Punkte verständlich darzulegen und vereinfacht zu erklären.

Letztendlich ist die Entwicklung mentaler Stärke eine individuelle Reise, die jeder auf seine eigene Weise geht. Sie erfordert Engagement, Entschlossenheit und die Bereitschaft, sich kontinuierlich weiterentwickeln zu wollen. Doch die Belohnungen, die sich daraus ergeben – ein tieferes Verständnis für sich selbst, innere Ruhe und die Fähigkeit, das Leben in vollen Zügen zu genießen – machen diesen Weg zu einer lohnenden und erfüllenden Erfahrung.

Ein wichtiger Aspekt ist die Fähigkeit zur Selbstreflexion und Selbstführung. Indem wir uns selbst besser kennenlernen und unsere Stärken sowie Schwächen akzeptieren, können wir gezielt an unserem persönlichen Wachstum arbeiten. Dabei ist es entscheidend, sich nicht von Rückschlägen entmutigen zu lassen, sondern sie als Lernchancen zu betrachten, die uns helfen, uns weiterzuentwickeln. Mentale Stärke bedeutet auch, sich bewusst auf die Gegenwart zu konzentrieren und sich nicht von Ängsten oder Sorgen über die Zukunft überwältigen zu lassen. Durch Achtsamkeitsübungen können wir lernen, im Hier und Jetzt zu leben und uns von negativen Gedankenspiralen zu lösen.

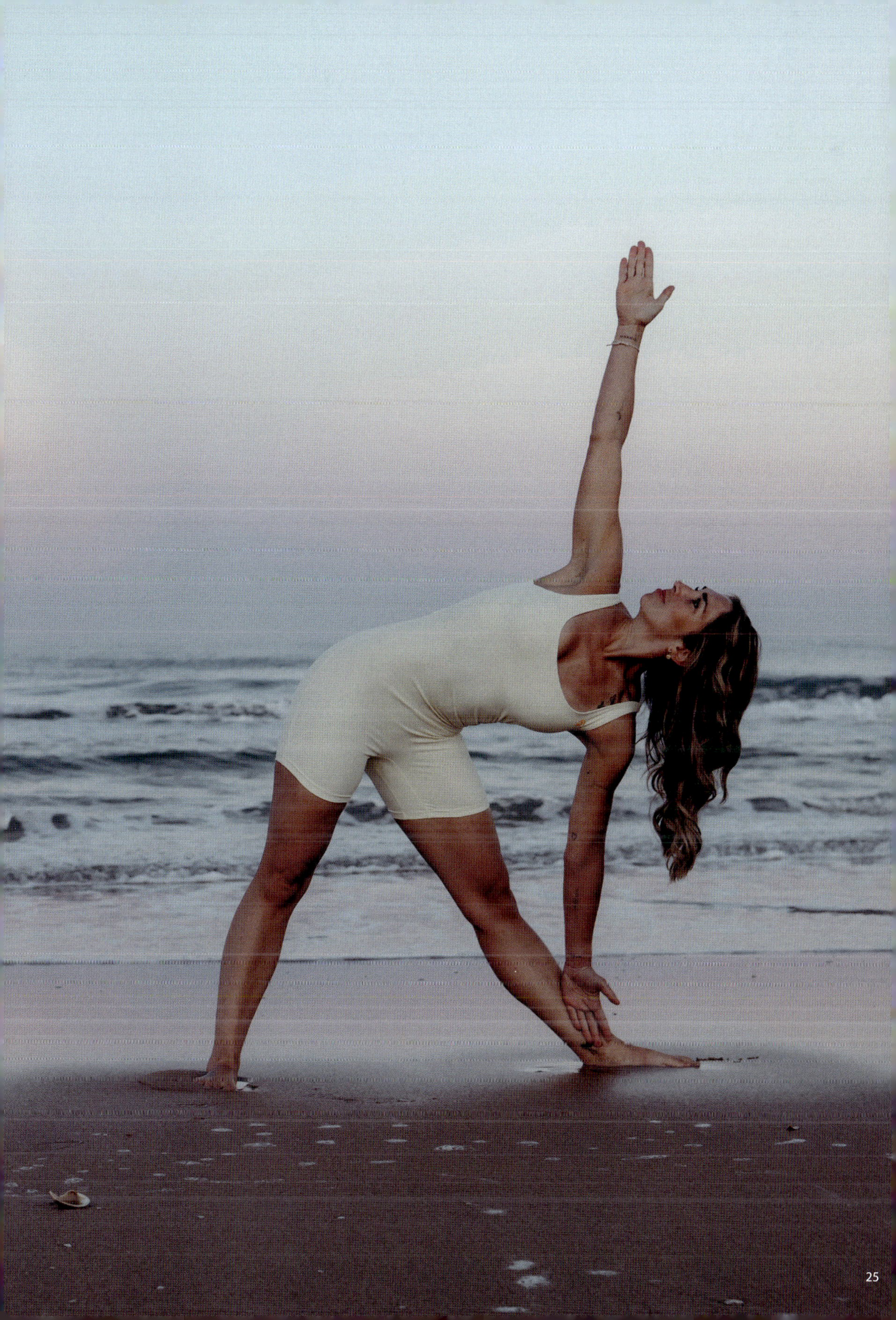

SELBSTREFLEXION

Selbstreflexion ist eine kraftvolle Methode, um die eigene Persönlichkeit zu erkunden, Ziele zu setzen und persönliches Wachstum zu fördern. Hier sind einige Fragen, die dir helfen können, mit der Selbstreflexion zu beginnen:

Fragen zum Thema Selbstreflexion

Partnerschaft & Liebe

Was liebe ich an mir?

Welche Merkmale charakterisieren eine erfüllende Partnerschaft für mich?

Bin ich bereit, mich uneingeschränkt zu engagieren und Vertrauen zu schenken?

Familie & Freundschaft

Wie definiere ich Freundschaft, und welche Werte möchte ich in meinen Freundschaften leben?

Gesundheit & Fitness

Was bedeutet für mich Training, und wie integriere ich das in meinen Alltag?

Achte ich ausreichend auf meine Flüssigkeitszufuhr?

Wann fühle ich mich körperlich am besten, und wie kann ich dieses Gefühl täglich fördern?

Finanzen & Geld

Bin ich mit meinem Einkommen zufrieden?

Welches monatliche Einkommen strebe ich an und warum?

Kreativität

Welche Aktivitäten bereiten mir Freude und erwecken meine Kreativität?

Was habe ich als Kind gerne getan, und wie kann ich diese Aktivitäten wieder in mein Leben integrieren?

Lebe ich an einem Ort, der meinen Bedürfnissen entspricht?

Spiritualität & Sinnhaftigkeit

Was bedeutet Spiritualität für mich, und wie fühle ich mich mit meinem Lebenssinn verbunden?

An welchen Werten orientiere ich mich, und was gibt mir inneren Halt?

Gemeinschaft & Engagement

Welche Rolle spielt Gemeinschaft für mich, und wie kann ich einen Beitrag leisten?

Bist du ein Freund, den du dir für dich selbst wünscht?

Abenteuer & Freizeit

Welche Bedeutung hat Abenteuer in meinem Leben?

Gibt es bestimmte Dinge, die ich schon immer tun wollte oder Orte, die ich bereisen möchte?

Berufliche Zufriedenheit

Was bedeutet Arbeit für mich, und wie definiere ich Erfolg im Beruf?

Hättest du lieber weniger Arbeit zu erledigen oder mehr Arbeit, die dir Spaß macht?

Wenn Glück eine Währung wäre, welche Art von Arbeit würde dich reich machen?

Umgebung & Wohlbefinden

Wo fühle ich mich am wohlsten, und welche Orte haben eine positive Wirkung auf mich?

»Das Leben besteht zu 10 % daraus, was dir passiert und zu 90 % daraus, wie du darauf reagierst.«

Nachdem du die Fragen zur Selbstreflexion beantwortet hast und dir über die Bedeutung deiner Gefühle und Emotionen bewusst geworden bist, gibt es einige konkrete Schritte, die du unternehmen kannst, um deine Lebensqualität zu verbessern und auf eine höhere Gefühlsfrequenz zu schwingen:

Beginne damit, dich bewusster auf deine eigenen Bedürfnisse und Gefühle zu konzentrieren. Nimm dir regelmäßig Zeit für deine Selbstfürsorgepraktiken, sei es Meditation, Atemübungen, Spaziergänge in der Natur oder das Schreiben in einem Dankbarkeitstagebuch. Wir werden am Ende des Buches noch mehr ins Detail gehen und ich werde dir Tipps für die Integration in deinen Alltag geben.

Bevor ich in den Workoutteil übergehe, gebe ich dir einen Hinweis: **Es ist wichtig, dass du auch deinen Geist trainierst.** Ersetze negative Selbstgespräche durch positive und unterstützende Aussagen, die dein Selbstwertgefühl stärken und dich ermutigen, das Leben positiv(er) zu sehen.

Wir können unsere mentale Stärke durch positive Selbstbekräftigung stärken. Affirmationen sind kurze, positive Aussagen, die wir regelmäßig wiederholen, um unser Unterbewusstsein zu beeinflussen und unser Selbstvertrauen zu stärken. Ein gutes Beispiel dafür ist der Konsum von Alkohol: Ein Glas Aperol zu trinken zeigt dir, wie es schmeckt. Doch wenn du drei bis vier Gläser trinkst, spürst du die Wirkung deutlicher. Ähnlich funktioniert es mit Affirmationen und dem Training deines Unterbewusstseins – es erfordert regelmäßige Wiederholung.

Indem wir diese Affirmationen regelmäßig wiederholen und sie mit Überzeugung und Glauben aussprechen, können wir unser inneres Selbstbild positiv beeinflussen und unsere mentale Stärke weiter ausbauen.

Formuliere drei kraftvolle Affirmationen für dich:

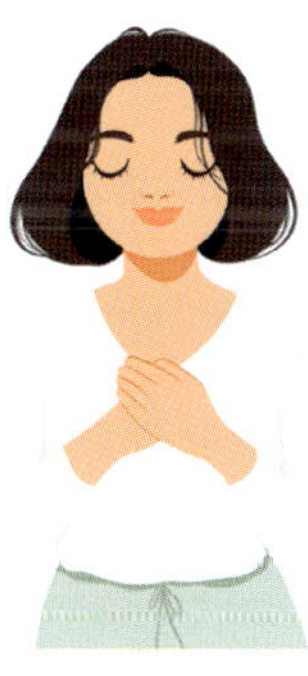

1. Affirmation

2. Affirmation

3. Affirmation

Wiederhole diese Affirmationen jeden Morgen direkt nach dem Aufwachen und jeden Abend, kurz bevor du einschläfst. Stelle dir dabei jeweils vor, wie du diese Affirmation bereits lebst und verkörperst.

»Ich bin
völlig frei in meinen
Möglichkeiten,
meinem Geist
und meiner
Schöpferkraft.«

Lasse ein Gefühl der tiefen Dankbarkeit in dir entstehen und verknüpfe die Affirmation mit so vielen positiven Gefühlen, wie es dir möglich ist.
Erlaube dir, Freude und Glück zu empfinden, auch in kleinen Momenten des Alltags. Sei offen für die Schönheit und die positiven Aspekte des Lebens und schätze die kleinen Freuden, die es zu bieten hat. Was hält dich lebendig? Was bereitet dir Freude?

Und hier sei erwähnt: Eisbaden ist für jeden gesunden Menschen geeignet, sogar für Frostbeulen.* Oft sind wir sehr verwöhnt und ziehen uns sofort warm an, sobald es kalt wird. Dabei wird durch die Kleidung das empfindliche Gefäßsystem, das den gesamten Körper mit Blut versorgt, nur abgestumpft. Indem wir uns freiwillig in eine unangenehme Situation begeben und trotzdem ruhig und fokussiert

VERGISS NIE:

»Du bist völlig frei in deinen Möglichkeiten, deinem Geist und deiner Schöpferkraft«

bleiben, stärken wir unsere mentale Widerstandsfähigkeit und entwickeln ein Gefühl der Selbstkontrolle und Gelassenheit.

Eine absolute Transformation für mentale Stärke

Für mich ist Eisbaden im Leben ein absolutes WOW-Erlebnis. Es lehrt mich, die Kontrolle über meinen Körper zu behalten und trägt zur Erhaltung meiner Gesundheit bei. Nach einem Eisbad fühle ich mich immer unglaublich lebendig.

Deshalb sollte das Thema Eisbaden unbedingt hier behandelt werden, denn es ist ein emotionales Kraftpaket. Es ermöglicht mir, Körper und Geist optimal zu vereinen und zu trainieren, was sich positiv auf meine mentale Gesundheit auswirkt.
Denn: Selbstreflexion und Selbstbekräftigung reichen nicht aus, um mental stark zu sein. Es ist wichtig, unsere eigenen Grenzen und Möglichkeiten auch wirklich zu erkunden.
Ja, das ist ein herausfordernder, aber lohnender Weg. Doch durch die Exposition gegenüber ungewohnten oder unangenehmen Situationen lernst du am meisten. Wenn wir uns bewusst dazu entscheiden, uns der Kälte auszusetzen und unsere Grenzen zu erweitern, trainieren wir unseren Geist, widerstandsfähiger gegenüber Herausforderungen zu werden.

NINAS COACHING-TIPP:

Meine besten Tipps fürs Eisbaden

- **Langsam anfangen: Beginne mit kurzen Aufenthalten im kalten Wasser, um den Körper allmählich an die Kälte zu gewöhnen.**
- **Jeden Tag kalt duschen. Am besten mit 15 Sekunden kaltem Wasser im Anschluss an die warme Dusche anfangen und dann langsam steigern. Nach einer Woche wirst du es schon eine halbe Minute lang aushalten oder vielleicht etwas länger. Kaltes Duschen zum Üben hilft enorm.**
- **Atmung kontrollieren: Man sollte verschiedene Atemübungen ausprobieren, um sich selbst in der Kälte zu kontrollieren und den Körper mit ausreichend Sauerstoff zu versorgen. Auch im Wasser liegt der Fokus auf der Atmung.**
- **Gemeinsam Eisbaden.**

* Bei folgenden Beschwerden rate ich vom Eisbaden ab: Epilepsie, ernsthafte Vorerkrankungen wie Herzinfarkt oder Schlaganfall, Bluthochdruck, koronare Herzerkrankungen und Schwangerschaft.

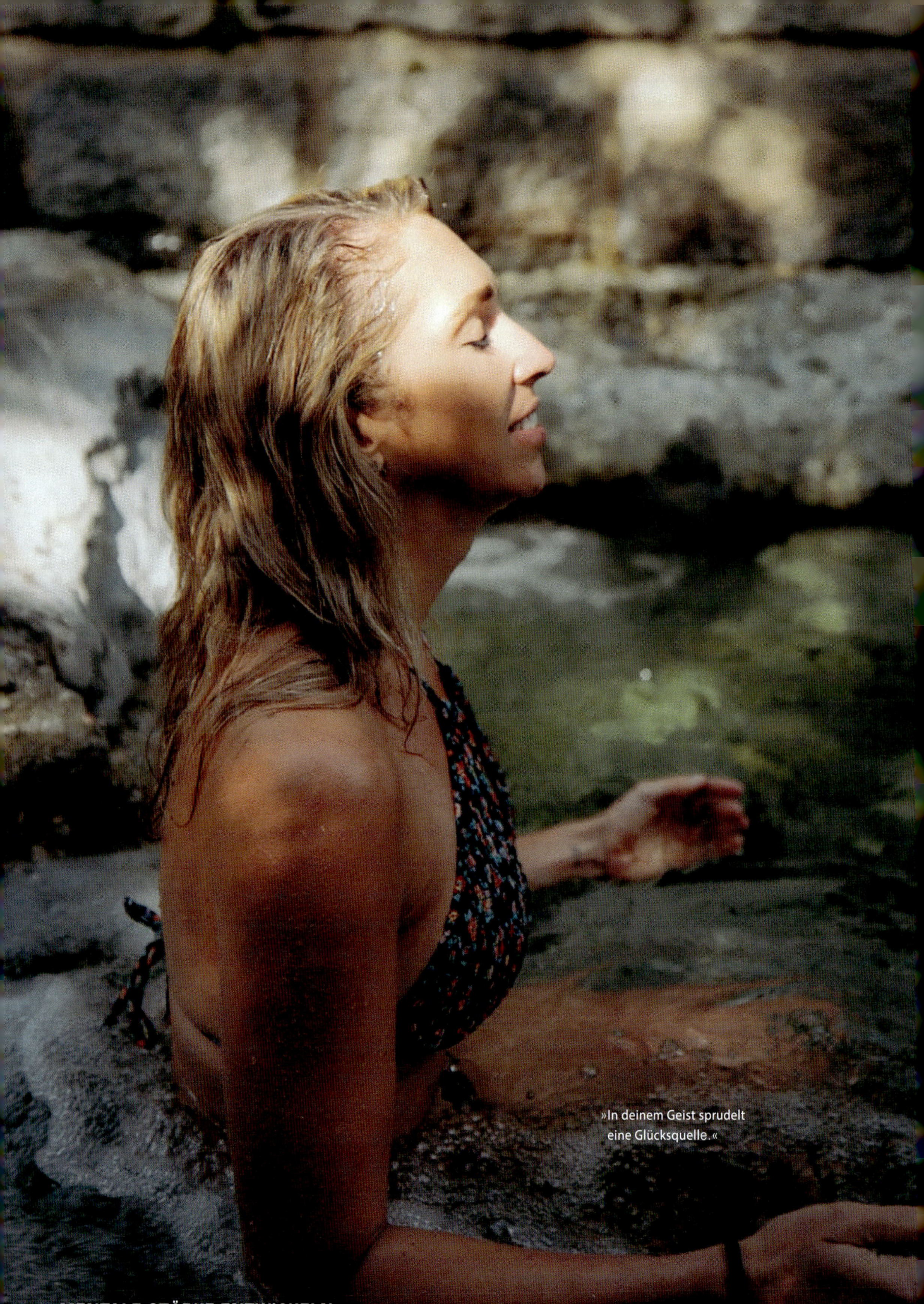

»In deinem Geist sprudelt eine Glücksquelle.«

Das ist dein Weg zu mehr Achtsamkeit & mentaler Stärke in deinem Leben:

TEIL 2

WORKOUTS FÜR MEHR KRAFT IN DEINEM LEBEN

Ich habe für dich kraftvolle Yoga-Flows ausgearbeitet, die dir helfen werden, mehr Kraft in dein Leben zu bringen. Yoga ist nicht nur eine Möglichkeit, Flexibilität und Entspannung zu fördern, sondern auch eine effektive Methode, um deine körperliche Stärke zu steigern und innere Kraft zu entwickeln. Diese Flows sind so konzipiert, dass sie deine Muskeln herausfordern, deine Ausdauer verbessern und gleichzeitig deine geistige Klarheit fördern. Durch die Kombination von kraftvollen Asanas, Atemtechniken und fließenden Bewegungen wirst du in der Lage sein, deine innere Stärke zu entfalten und mehr Energie für die Herausforderungen des Lebens zu gewinnen.

Mach dich bereit, deinen Körper zu stärken, deinen Geist zu beruhigen und dich auf eine transformative Yoga-Praxis einzulassen, die dich dazu inspiriert, deine Kraft auf und abseits der Matte zu entfalten!

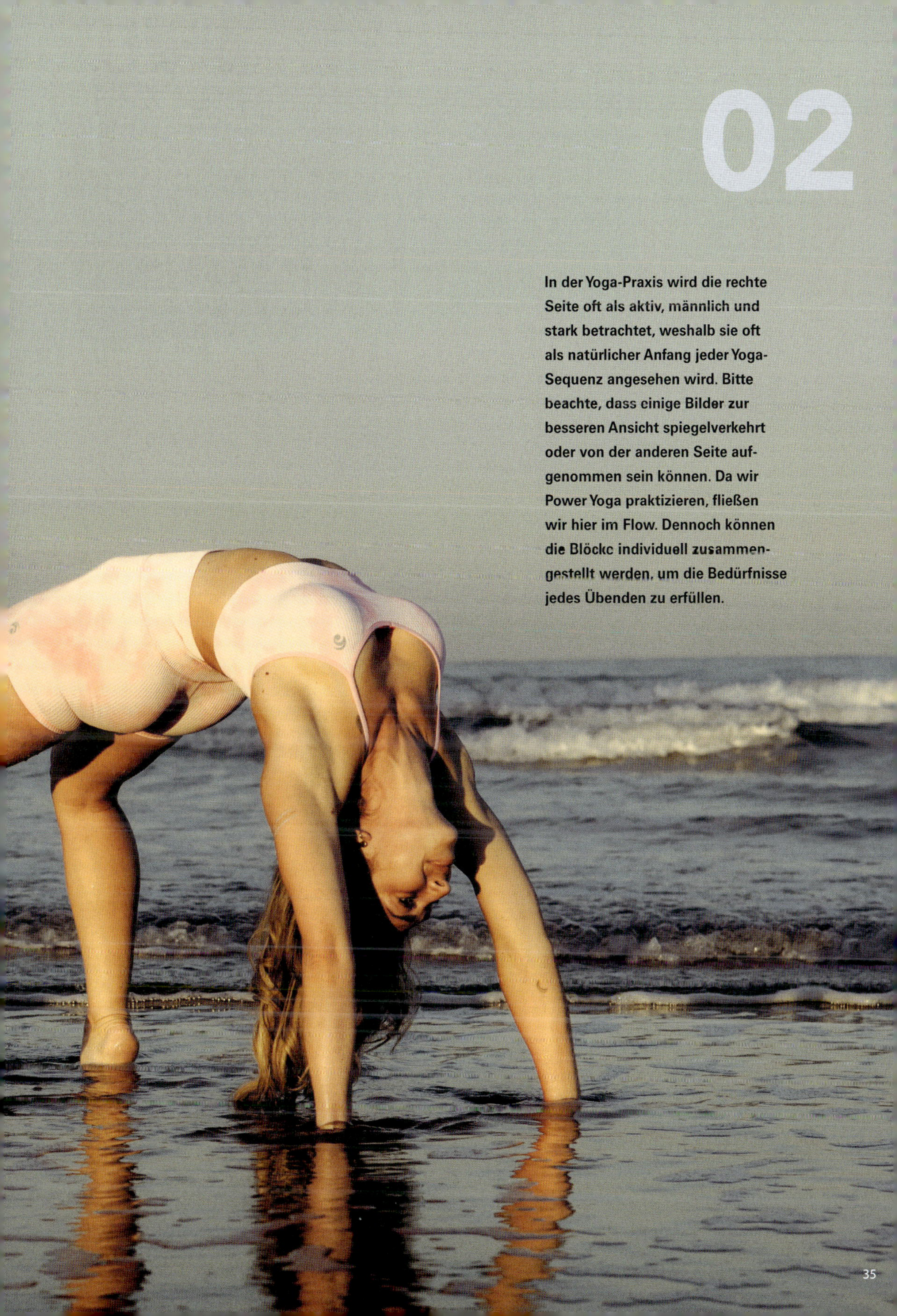

02

In der Yoga-Praxis wird die rechte Seite oft als aktiv, männlich und stark betrachtet, weshalb sie oft als natürlicher Anfang jeder Yoga-Sequenz angesehen wird. Bitte beachte, dass einige Bilder zur besseren Ansicht spiegelverkehrt oder von der anderen Seite aufgenommen sein können. Da wir Power Yoga praktizieren, fließen wir hier im Flow. Dennoch können die Blöcke individuell zusammengestellt werden, um die Bedürfnisse jedes Übenden zu erfüllen.

WARM-UP 1

Haltung des Kindes – Child Pose

Die Übung »Balasana«, auch bekannt als die Kindshaltung, erinnert sowohl körperlich als auch psychologisch an unsere Kindheit. Obwohl sie körperlich weniger anspruchsvoll ist als andere Yoga-Haltungen, fordert sie uns heraus, einfach zu sein und dem Körper zu erlauben, sich mit der Schwerkraft zu entspannen. Dabei atmen wir ruhig und versuchen, die Atmung in den Bereich hinter dem Herzen zu lenken.

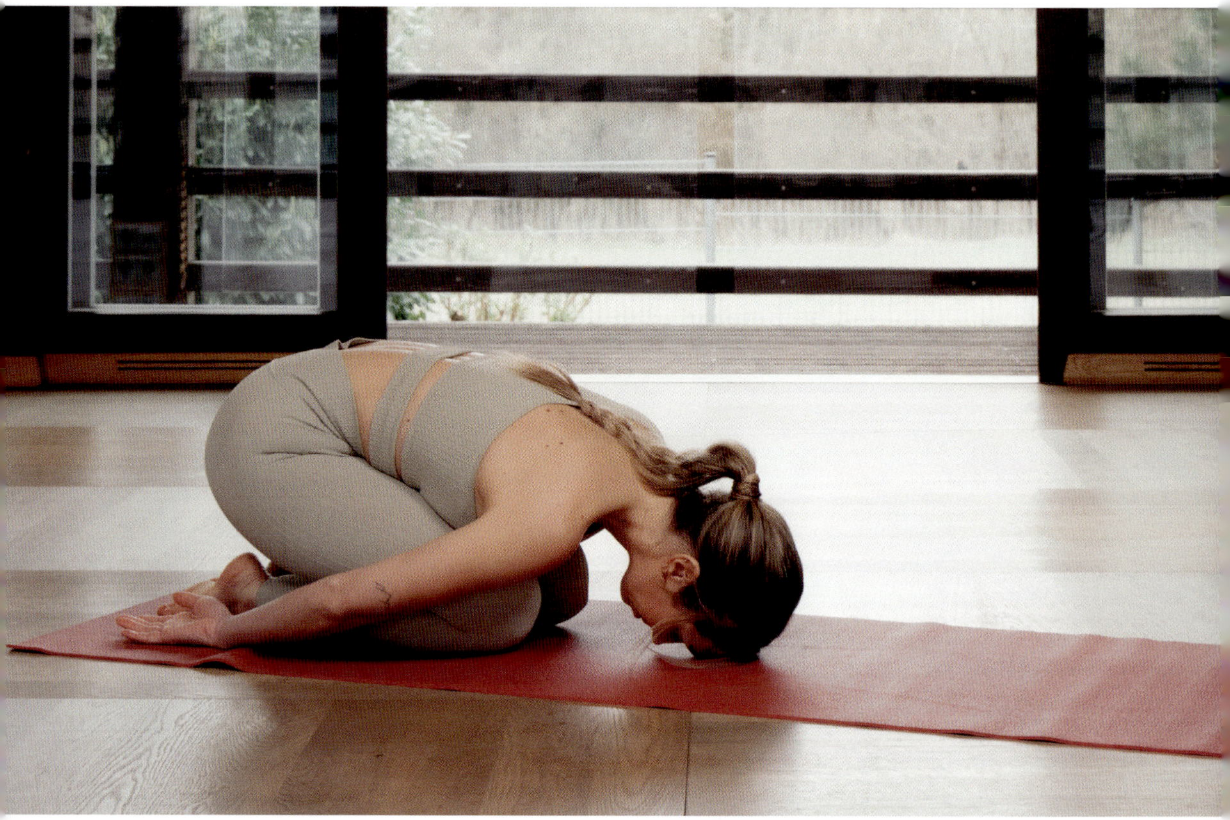

- Beginne im Fersensitz. Die Knie können auch mattenbreit geöffnet sein. Lege dann die Stirn auf der Matte ab und die Arme seitlich neben dir oder nach vorn gestreckt. Atme tief in deinen Bauch und spüre dabei das Heben und Senken deiner Bauchdecke. Richte deinen Blick nach innen, die Augen geschlossen. Gib dein ganzes Körpergewicht an den Boden ab und versuche, direkt loszulassen.

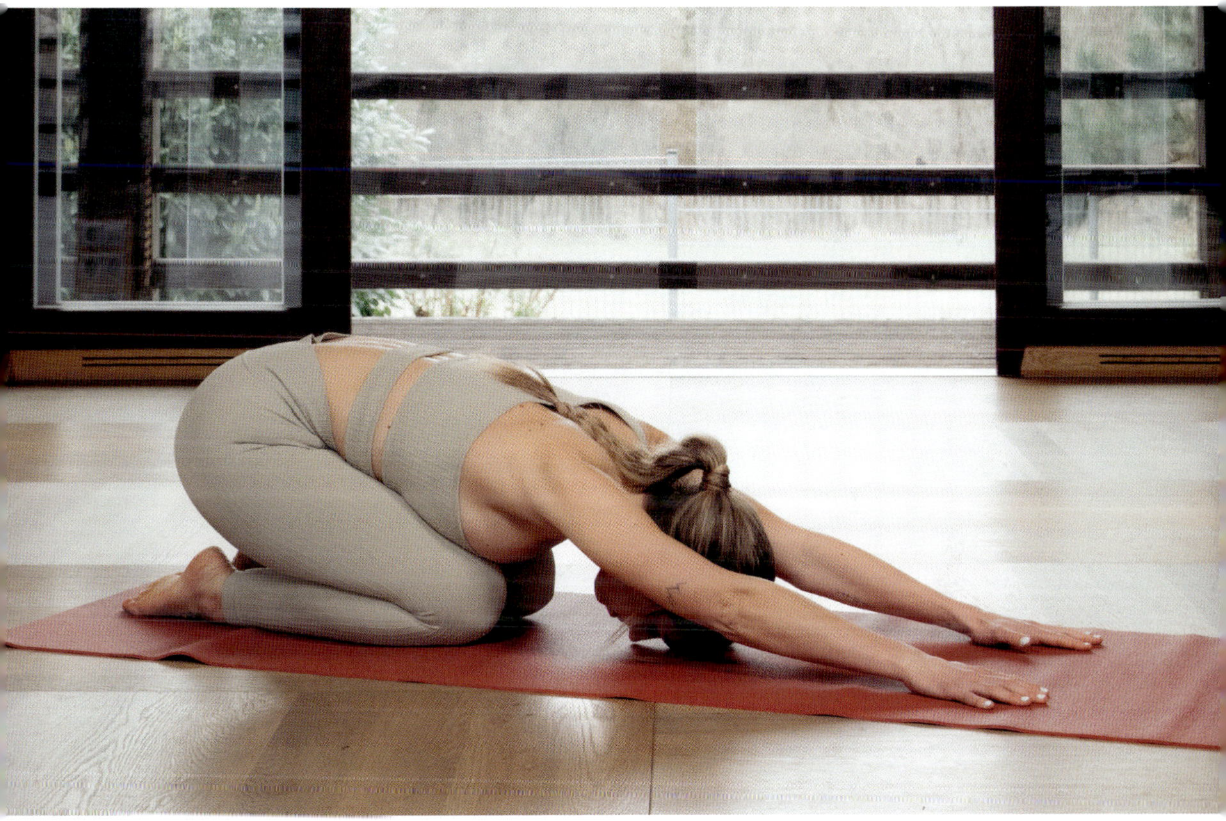

ZIEL

Diese Übung hilft beim Stressabbau, entspannt das Nervensystem, lenkt den Fokus nach innen, lindert Rückenschmerzen, dehnt den Rücken, die Hüften, die Oberschenkel und die Knöchel, fördert die Verdauung und den Lymphfluss und kann bei Menstruationsbeschwerden helfen. Zusätzlich beruhigt sie die Atmung.

WARM-UP 1

Katze–Kuh – Cat–Cow

Bei dieser klassischen und dynamischen Yoga-Übung verbesserst du die Flexibilität der Wirbelsäule und wärmst den Körper sowie den Rücken auf.

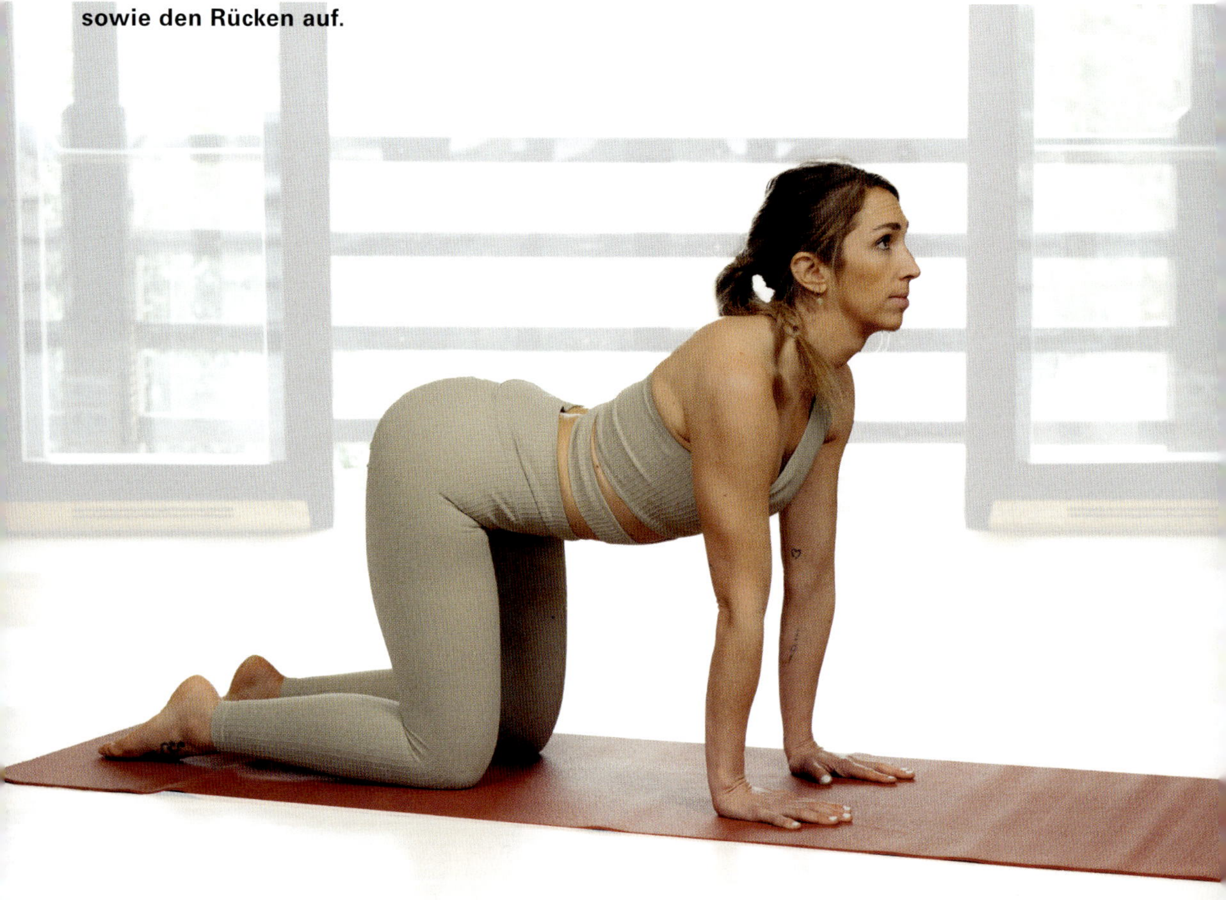

Beginne auf allen Vieren mit den Handgelenken unter den Schultern und den Knien unter den Hüften.

- Bei der Einatmung kommst du in ein Hohlkreuz und richtest deinen Blick nach oben.

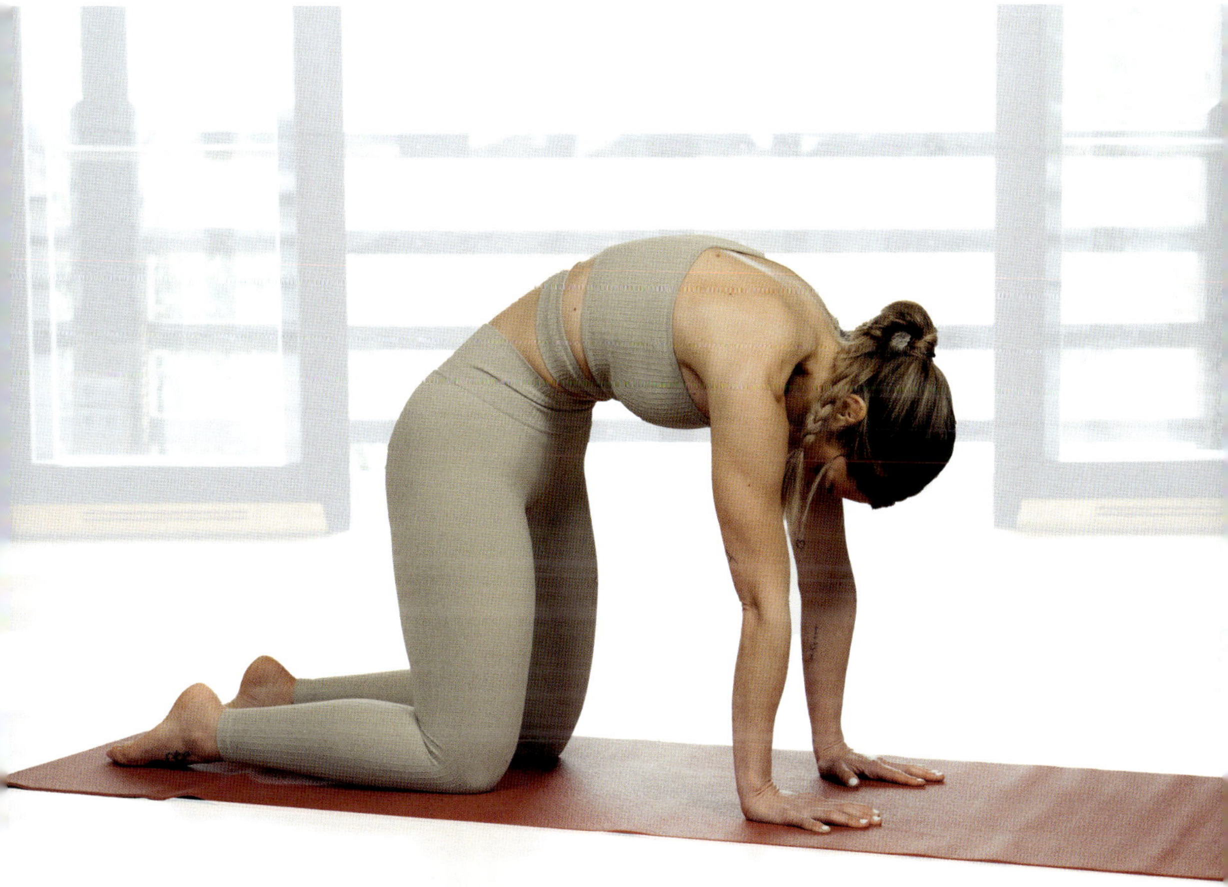

- Bei der Ausatmung rundest du deinen Rücken und ziehst dabei den Bauchnabel und das Steißbein fest nach innen.

ZIEL

Die Bewegung zwischen diesen beiden Positionen wird im Rhythmus der Atmung ausgeführt. Immer beim Einatmen in die Kuhhaltung, beim Ausatmen in die Katzenhaltung/Katzenbuckel. Diese fließende Bewegung hilft, die Wirbelsäule zu mobilisieren, Verspannungen zu lösen und die Atmung zu synchronisieren.

WARM-UP 1

Diagonale-Katze-Flow – Diagonal Cat 4-Footed Flow

Die diagonale Katze ist eine intensive Dehnung, stärkt verschiedene Muskelgruppen und verbessert die Koordination.

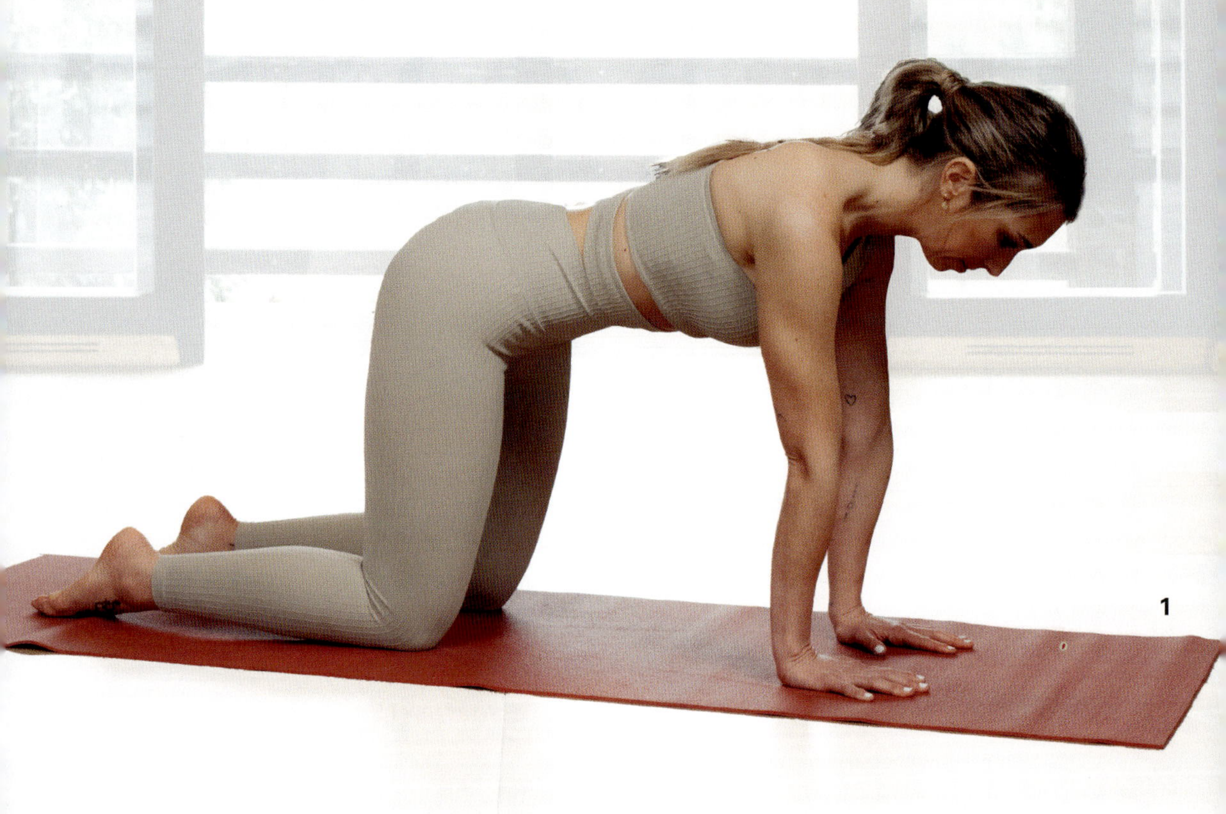

1

- Beginne in der Vierfüßler-Position, mit den Handgelenken unter den Schultern und den Knien unter den Hüften (1).
- Atme ein und strecke gleichzeitig den rechten Arm nach vorne aus und den linken Fuß nach hinten. Halte diese gestreckte Position für einen Moment, während du deine Wirbelsäule verlängerst (2).
- Bei der Ausatmung bringst du den rechten Arm mit dem linken Knie zusammen. Mach dich hier schön rund (3).
- Stelle dann das linke Bein ab (4). Kreise den rechten Arm über den Kopf (5).
- Die rechte Hand fädelt unter der linken Hand durch, und du drehst deinen Oberkörper leicht zur linken Seite (6).
- Anschließend strecke den rechten Arm wieder nach vorn und hebe gleichzeitig das linke Bein an, um in die Ausgangsposition zurückzukehren (7).

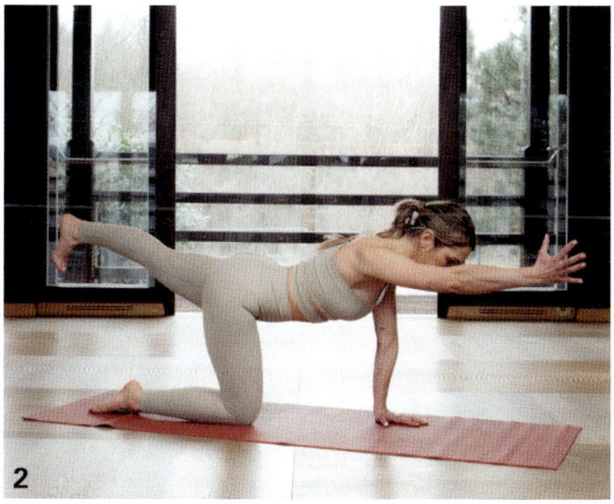
2

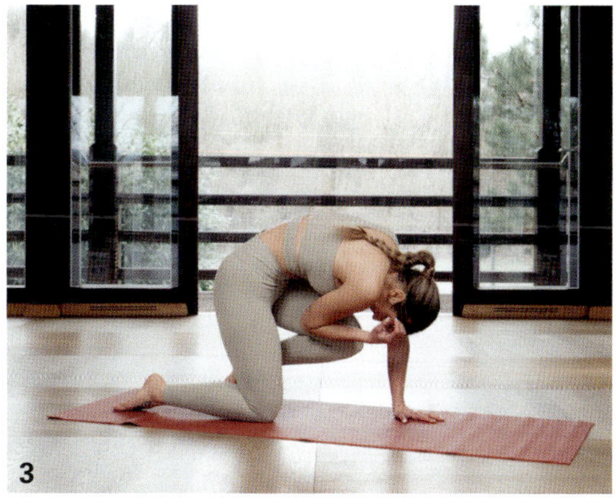
3

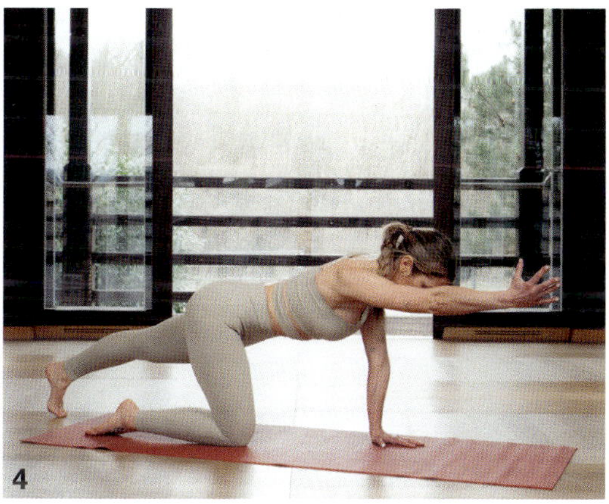
4

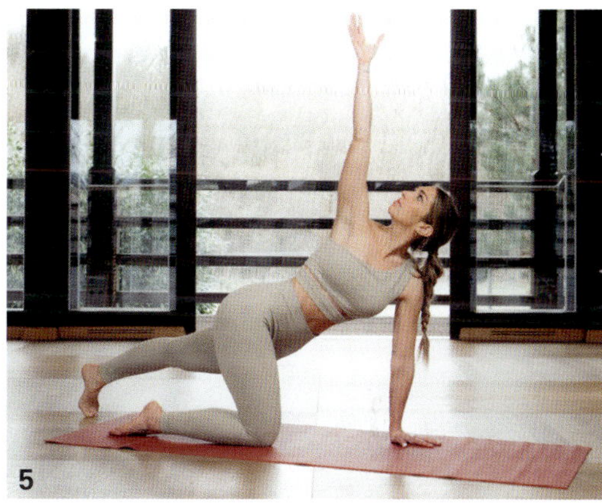
5

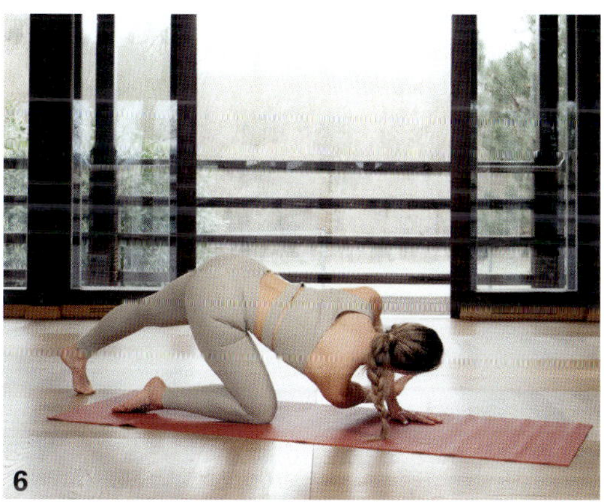
6

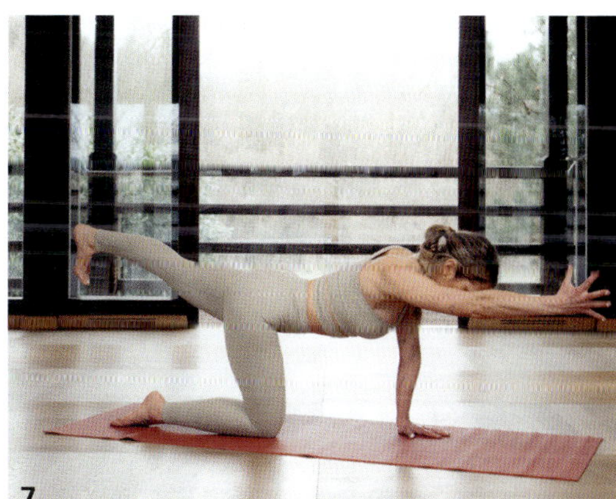
7

WARM-UP 1

Herzöffner-Twist – Heart Opener Twist

Gehe dann direkt im Flow weiter …
Herzöffner-Twist

- Stelle das rechte Bein gestreckt zur Seite (zur besseren Ansicht ist im Bild das Bein gewechselt. Mache mit demselben Bein und demselben Arm weiter). Spüre alle Zehenspitzen auf dem Boden, der Fuß ist nach vorne ausgerichtet. Die Zehenspitzen sind auf der Höhe deines (linken) Knies. Setze beide Hände erst am Boden ab (1).
- Löse dann die Hand (auf derselben Seite wie das gestreckte Bein) und drehe dich dabei nach oben auf. Dein Blick folgt deiner Hand (2). Kreuze den gestreckten Arm an deinem unteren Rücken (3).

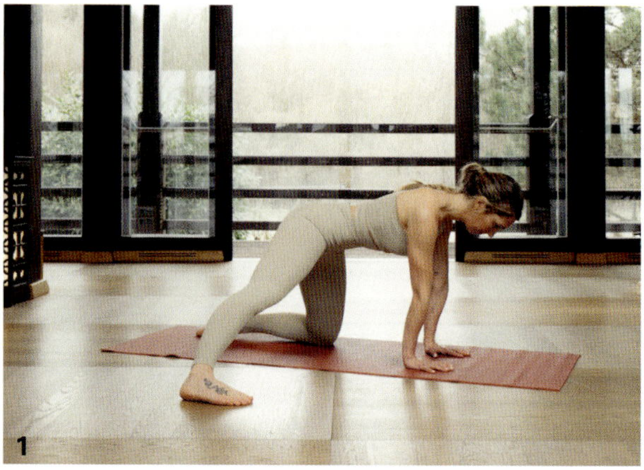
1

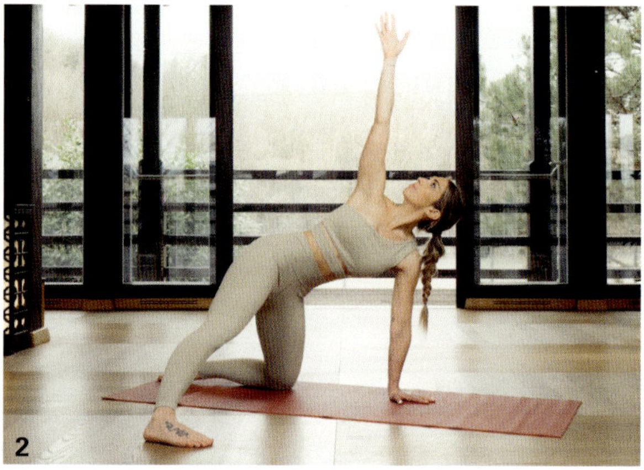
2

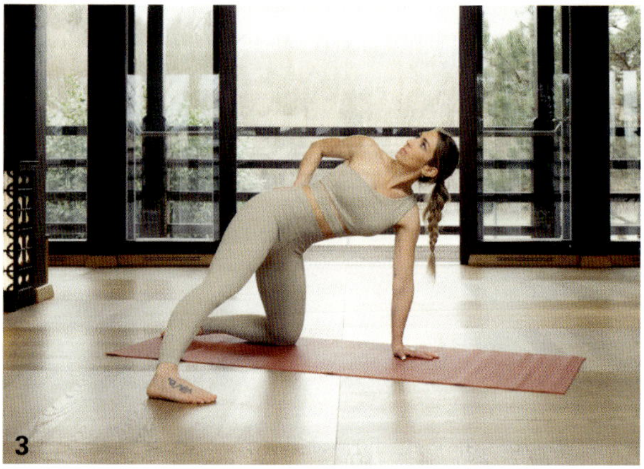
3

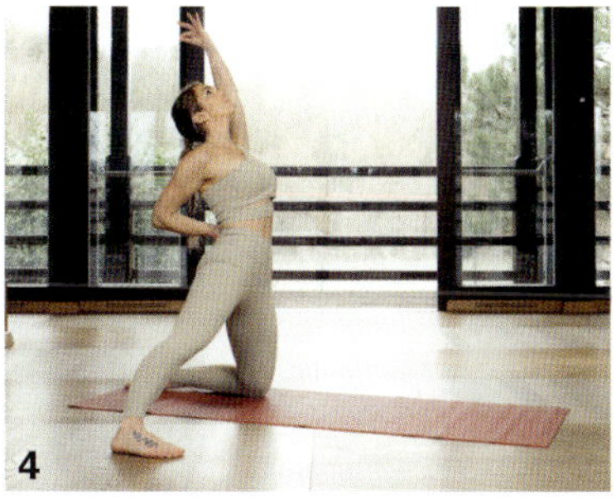

4

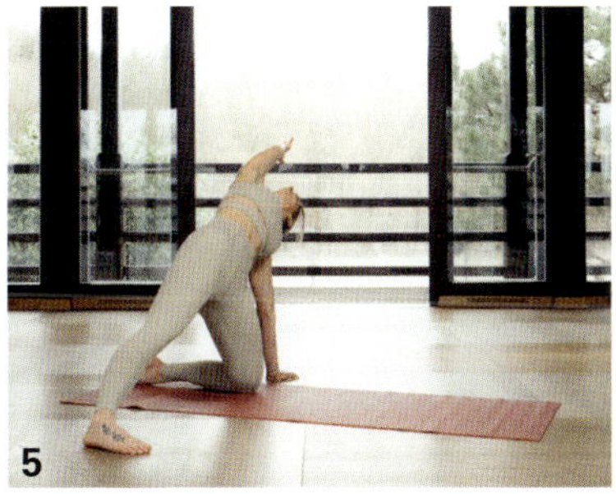

5

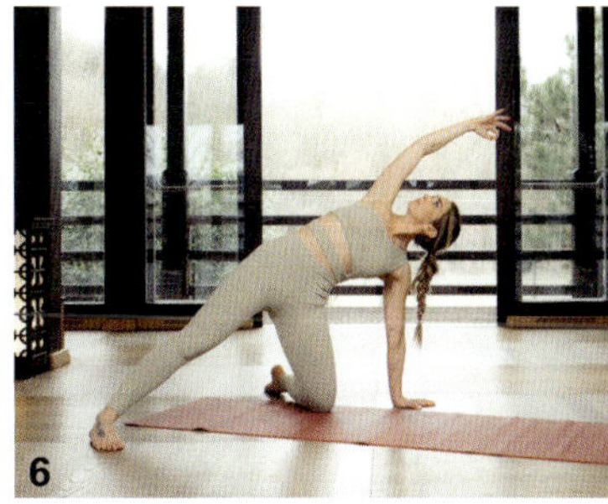

6

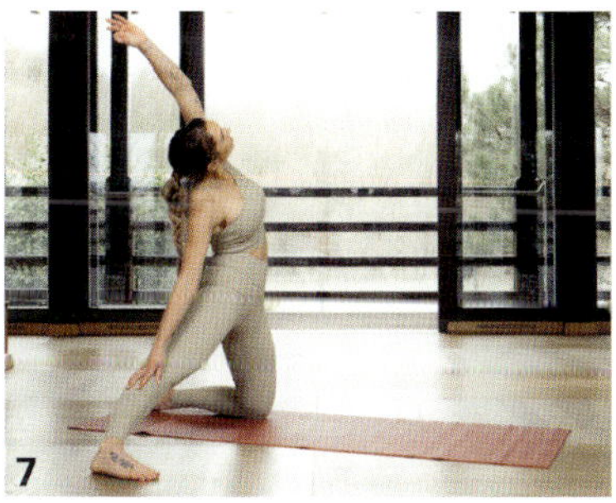

7

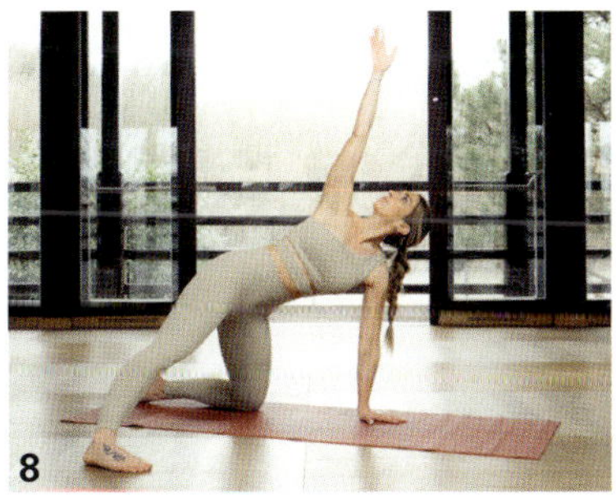

8

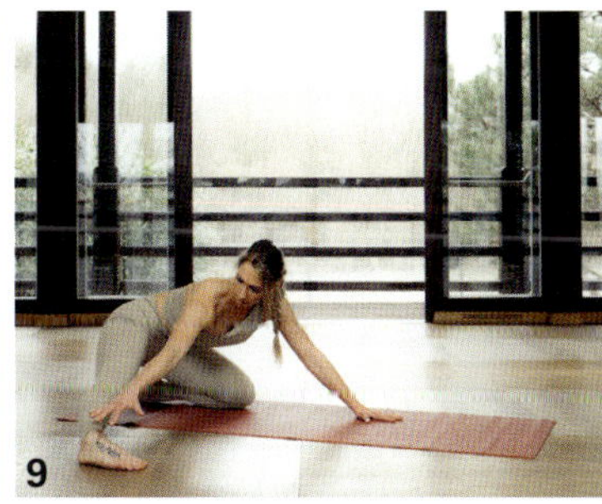

9

- Löse den anderen Arm und komme in eine Mini-Rückbeuge. Halte dabei deinen Bauch fest und ziehe den Bauchnabel nach innen (4).
- Dein nach oben gestreckter Arm setzt nun neben deinem gebeugten Bein nach unten ab, du kommst hier in einen seitlichen Stretch (5) zur anderen Ansicht (6). Atme hier ein und mit der Ausatmung und der Kraft deiner Körpermitte komme zur anderen Seite in den seitlichen Stretch (seitliche Dehnung, 7).
- Anschließend setze wieder den nach oben gestreckte Arm auf die Matte ab. Du kommst wieder in die Ausgangsposition zurück. Gleiches Bein, gleicher Arm gestreckt und aufgedreht (8).
- Hier beginnst du nun, deinen Arm über deine Zehenspitzen zu kreisen. Mache eine große Kreisbewegung. Dein Blick folgt der Armbewegung. Setze dich dabei auch mit dem Gesäß gleichzeitig etwas nach hinten, damit du auch die Dehnung im gestreckten Bein spürst (9).
- Kehre abschließend in die Ausgangsposition zurück und wiederhole die Sequenzen 6–8-mal (10).

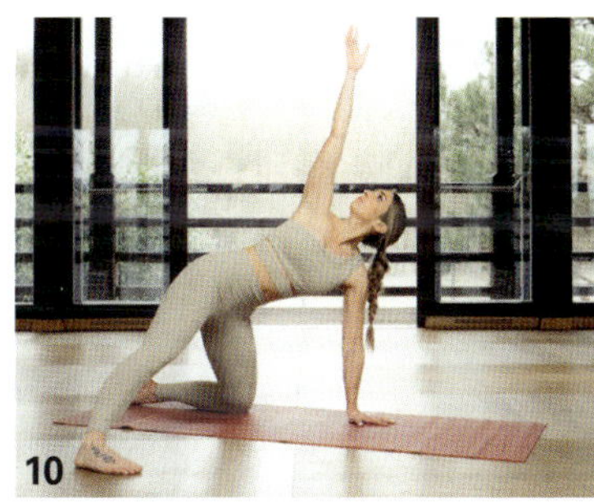

10

ZIEL

Diese fließende Abfolge von Bewegungen integriert Flexibilität, Stabilität und Kraft und kann eine intensive Ganzkörperdehnung bieten. Während du dich durch den Flow bewegst, achte darauf, die Bewegungen mit deinem Atem zu synchronisieren und in einem sanften, kontrollierten Tempo zu bleiben.

Hier geht's zum Video

WARM-UP 1

Wellenbewegung/Mobilisieren

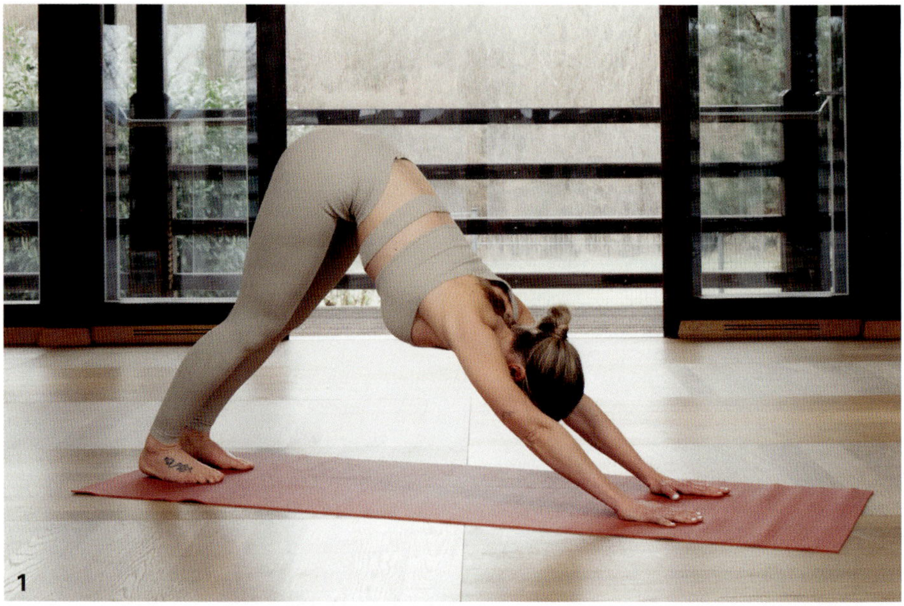

1

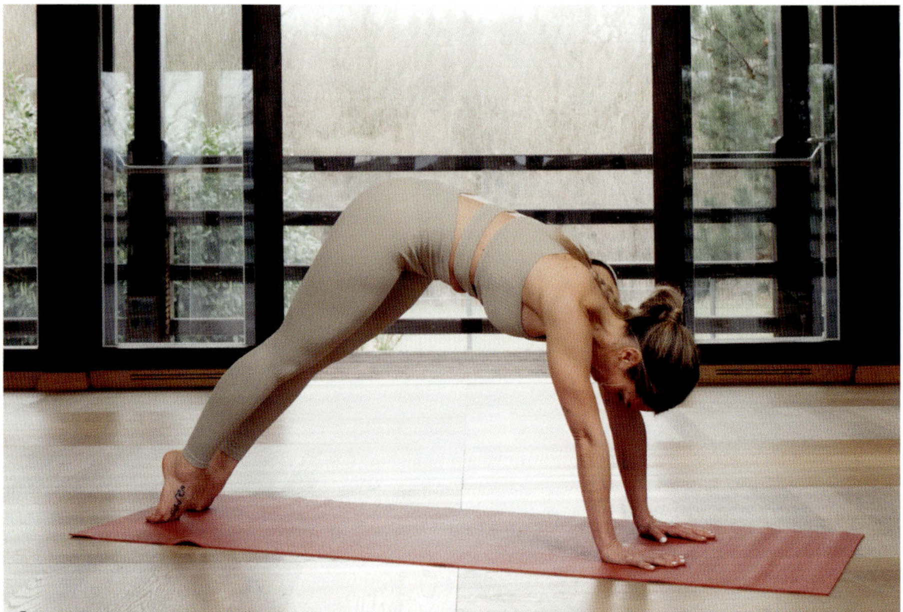

2

Vom Herabschauenden Hund rundest du dich nach vorn und drückst dich direkt wieder mit einem geraden Rücken zurück. Wie eine Welle.

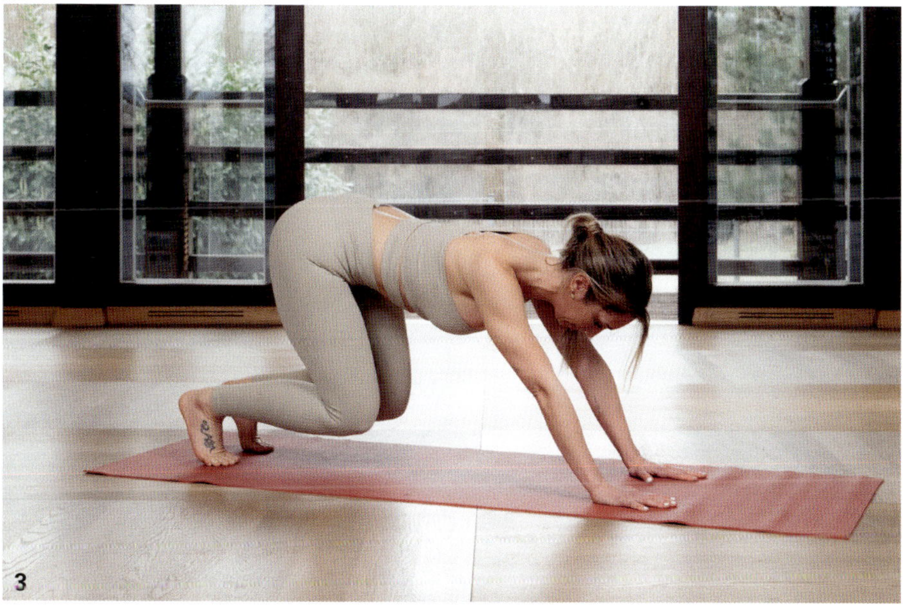

3

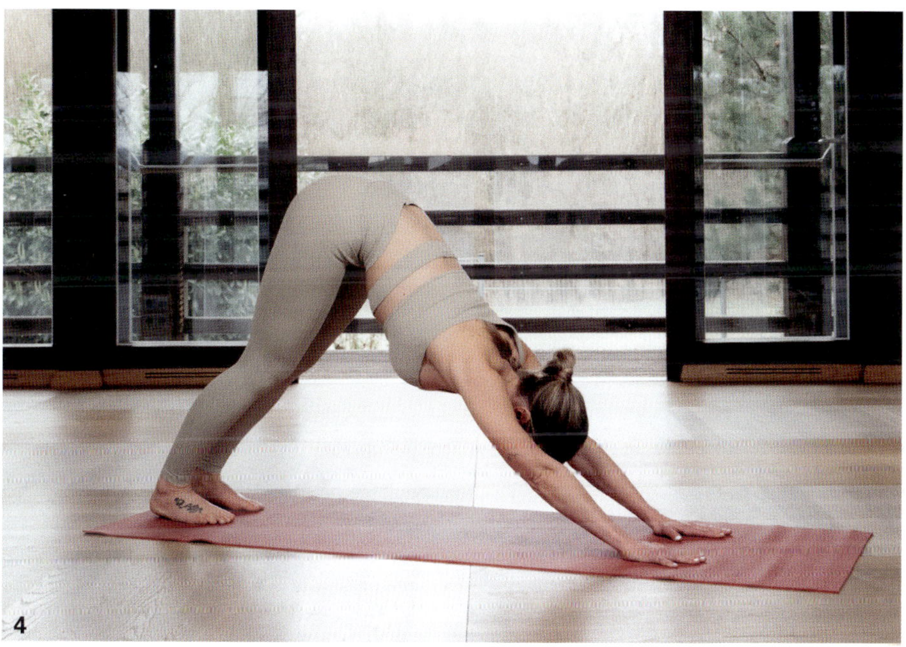

4

Danach wechselst du zur anderen Seite.

EINSCHUB

Beispiel für den Seitenwechsel – 1/2 Vinyasa

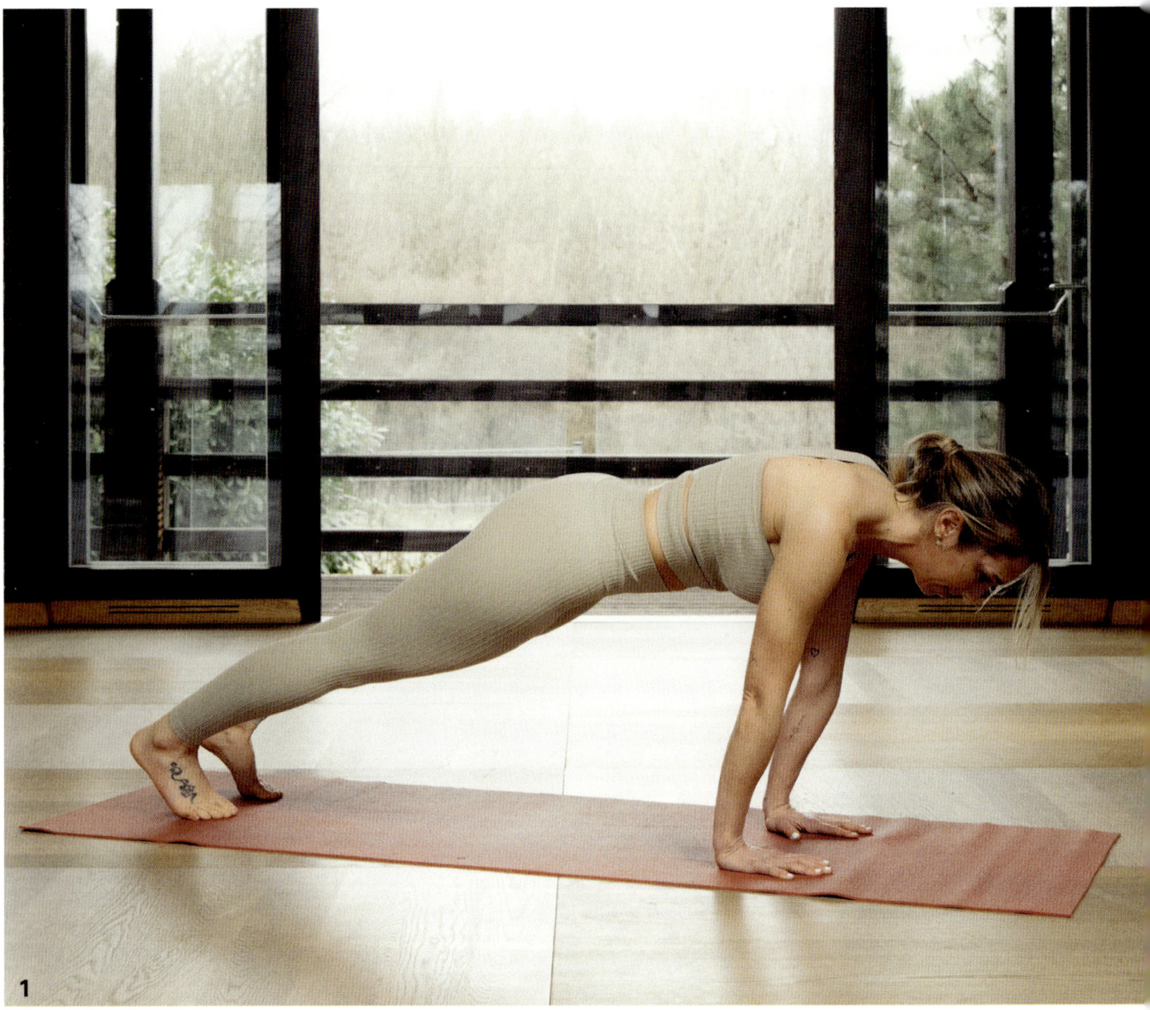

1

NINAS COACHING-TIPP

Der Seitenwechsel ist ein wichtiger Bestandteil eines jeden Warm-ups und Flows. Führe den Seitenwechsel immer aus, starte rechts und wechsele auf links. Das ist essenziell, um die Balance aufrecht zu erhalten beziehungsweise zu erzeugen. Hier ist der Seitenwechsel am Beispiel des WARM-UP 1 dargestellt.

- Stützposition – die Bretthaltung
- Dein Körper sollte eine Linie von den Fersen über die Hüften bis zu den Schultern bilden, wobei der Core – deine Körpermitte – aktiviert ist, um Stabilität zu gewährleisten (1).

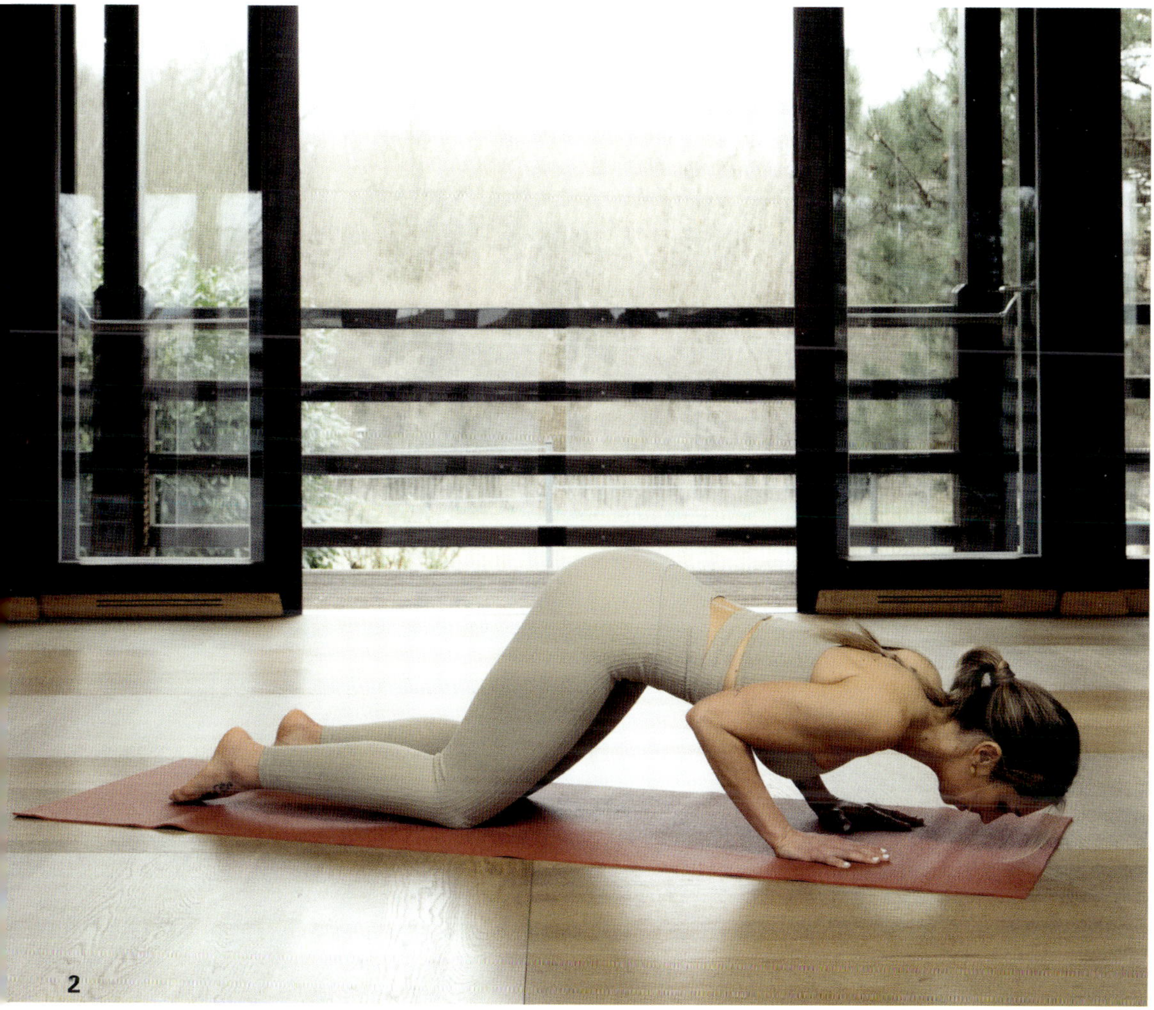

2

- *Level 1 (leicht):* Lege erst die Knie ab. Mit der Ausatmung legst du deinen Oberkörper auf dem Boden ab (2).

EINSCHUB

Seitenwechsel *Fortsetzung*

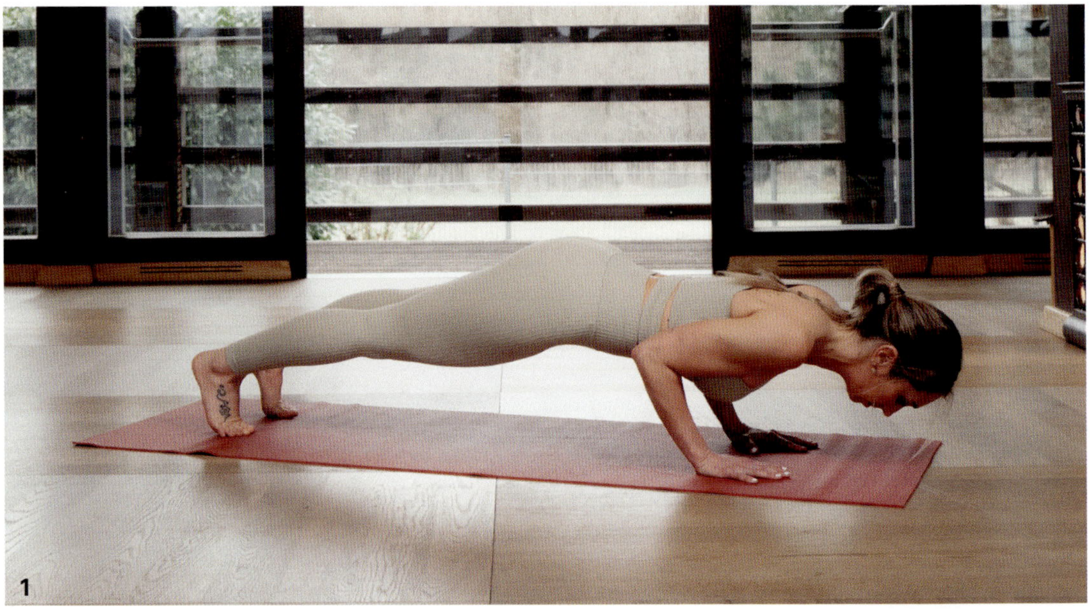

1

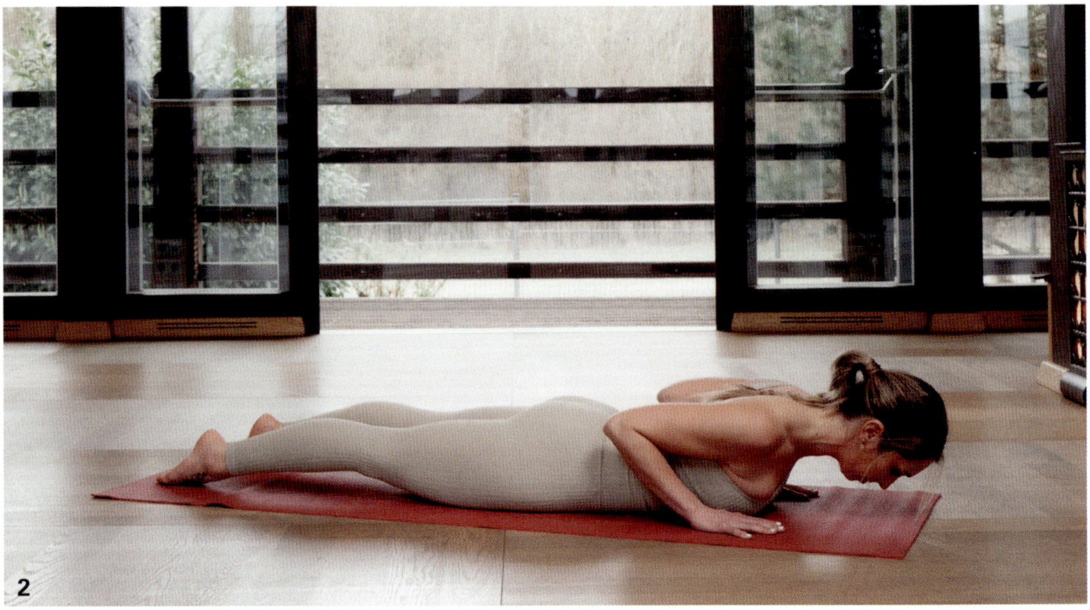

2

- *Level 2 (fortgeschritten):* **Brett-/Plank-Position.** Lege dich mit dem Körper gleichzeitig am Boden ab. Halte alles fest – wie ein Brett (1).
- Achte darauf, dich nicht einfach nach unten fallen zu lassen – kontrolliere die Bewegung (2).

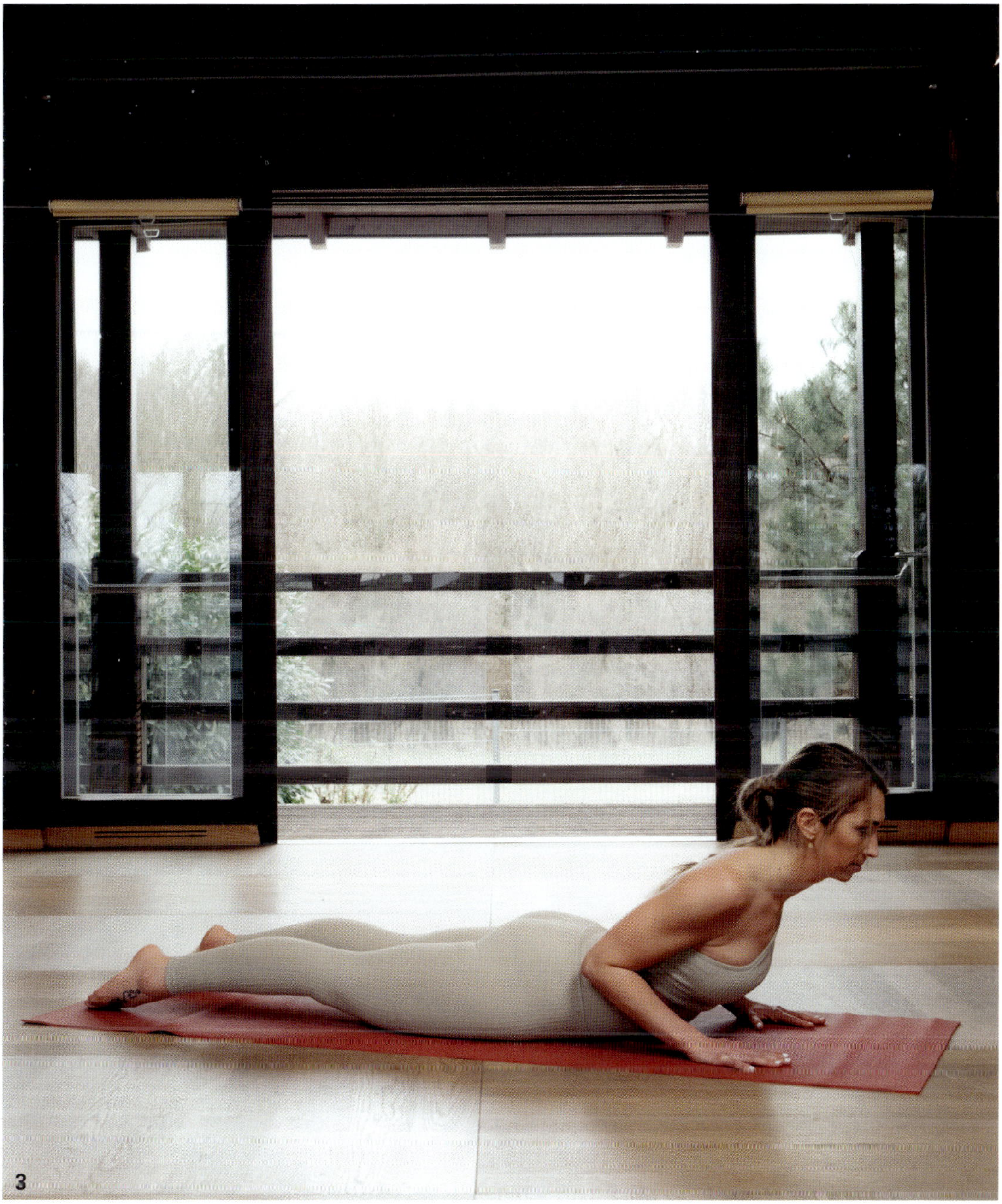
3

- Einatmen: **Kobra – Bhujangasana**
- Schiebe deinen Körper beim nächsten Ausatmen leicht nach vorn, die Schultern zurück sowie weg von den Ohren. Hebe dann direkt den Brustkorb vom Boden hoch. Sei ganz stolz und lass dein Herz nach vorn strahlen (3).

Seitenwechsel *Fortsetzung*

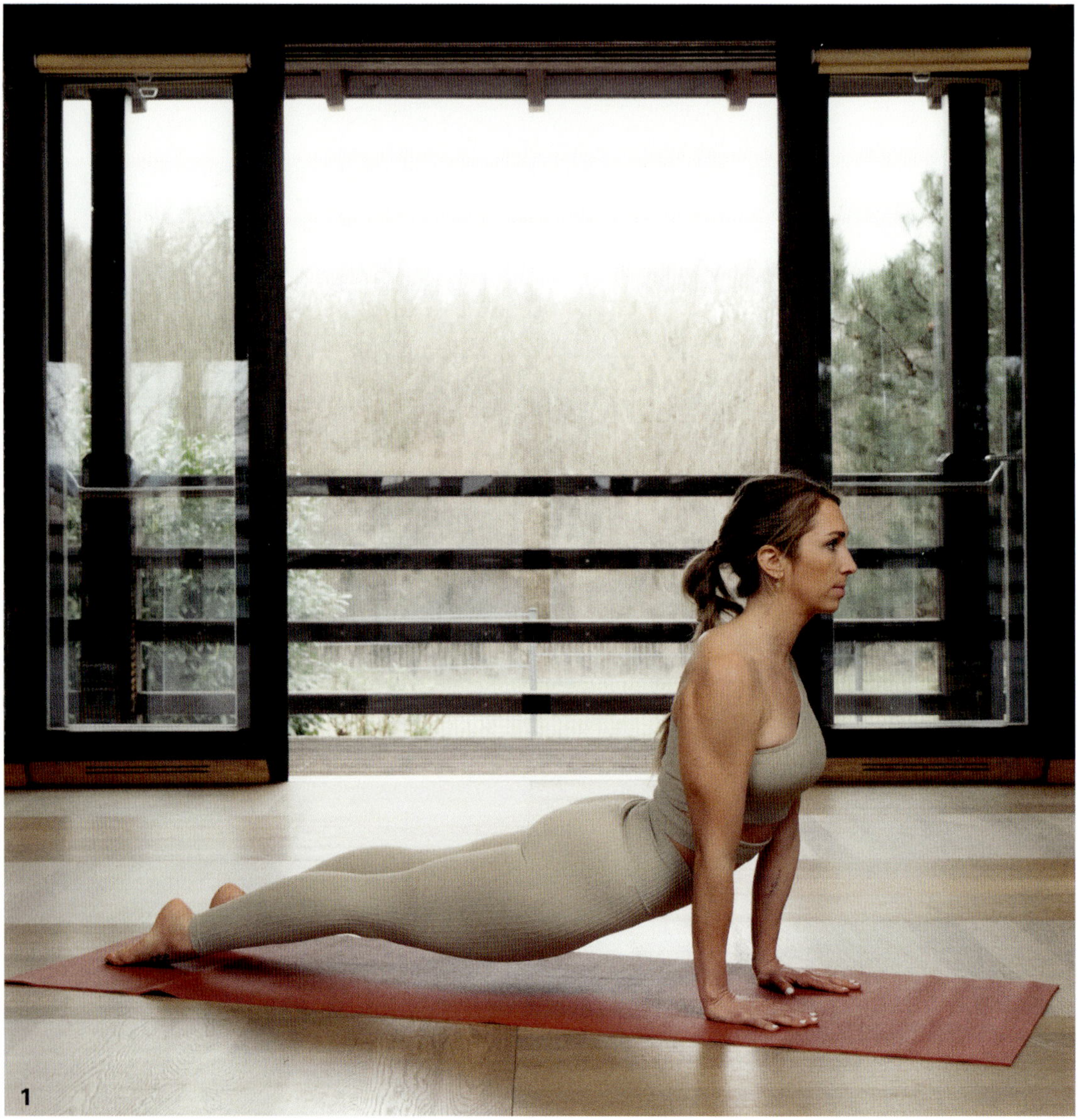

1

- *Für Fortgeschrittene*: **der Heraufschauende Hund – Urdhva Mukha Svanasana.**
- Hier senkst du den Körper wie ein Brett in Richtung Boden ab und hebst den Brustkorb an, sodass du in eine sanfte Rückbeuge kommst. Lege deine Füße so um, dass du dich auf den Fußrücken stützt. Deine Oberschenkel bleiben vom Boden abgehoben, während du deine Bauchmuskeln und die Muskeln entlang deiner Wirbelsäule aktivierst, um eine aufrechte Position zu halten (1).

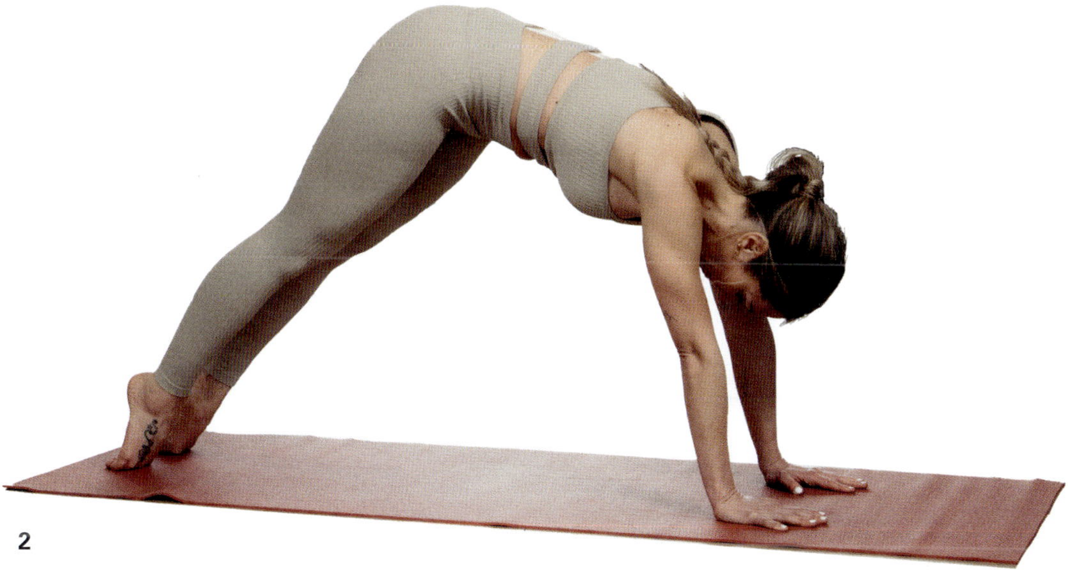

2

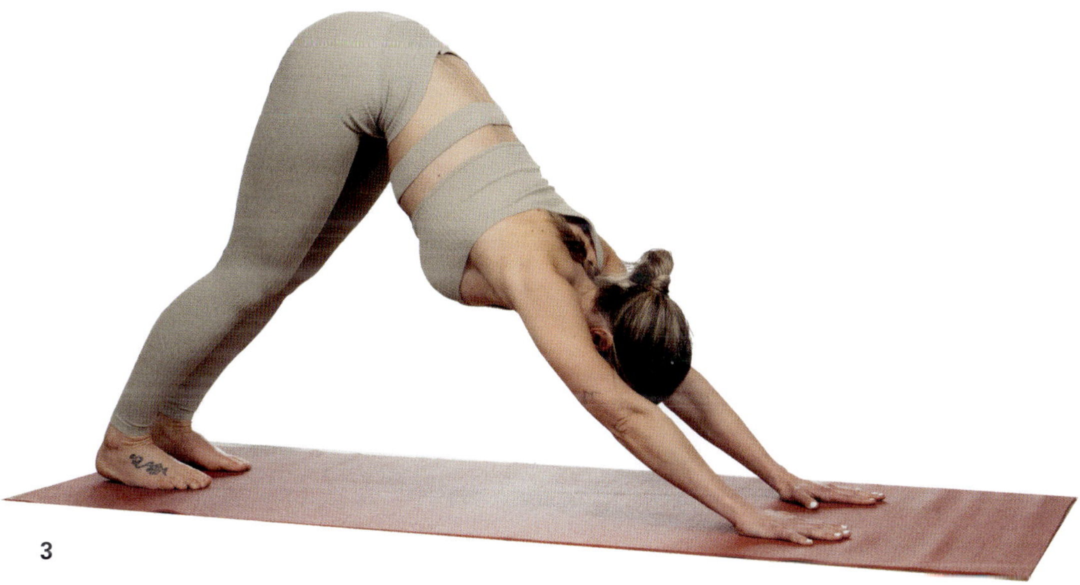

3

- Ausatmen: **der Herabschauende Hund – Adho Mukha Shvanasana**.
- Schiebe dich mit der nächsten Ausatmung zurück in den Herabschauenden Hund. Von der Kobra erst zu den Fersen und dann hoch. Vom Heraufschauenden Hund, die Zehenspitzen aufstellen und zurück in den Herabschauenden Hund (2). Spreize deine Finger, strecke deine Arme und ziehe die Schultern weg von den Ohren. Bei geübten Yogis erreichen die Fersen den Boden; als Anfänger stehst du vielleicht noch auf den Fußballen. Beides ist völlig in Ordnung.
- Halte wieder die Körperspannung, ziehe den Bauch ein und versuche, für 5 Atemzüge in der Haltung zu bleiben (3).

WARM-UP 2

Sufikreise

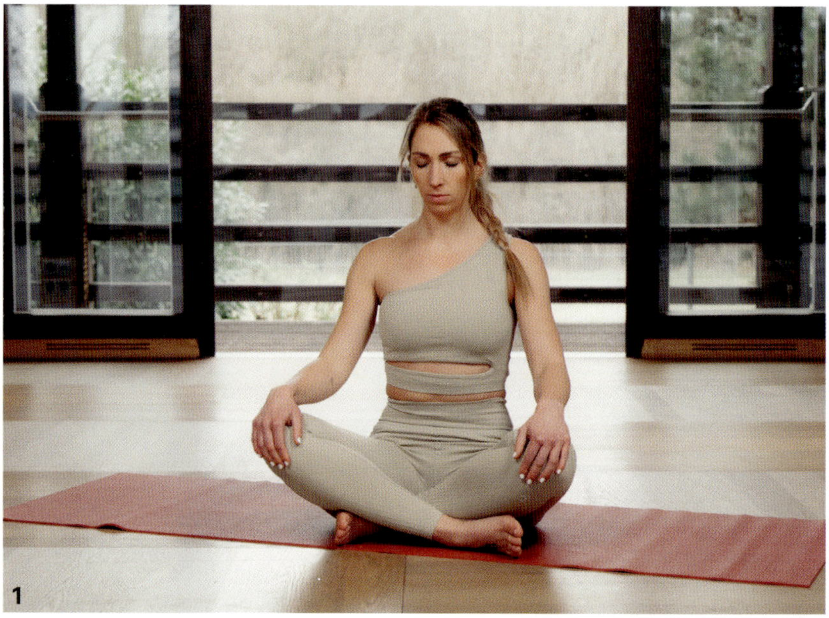

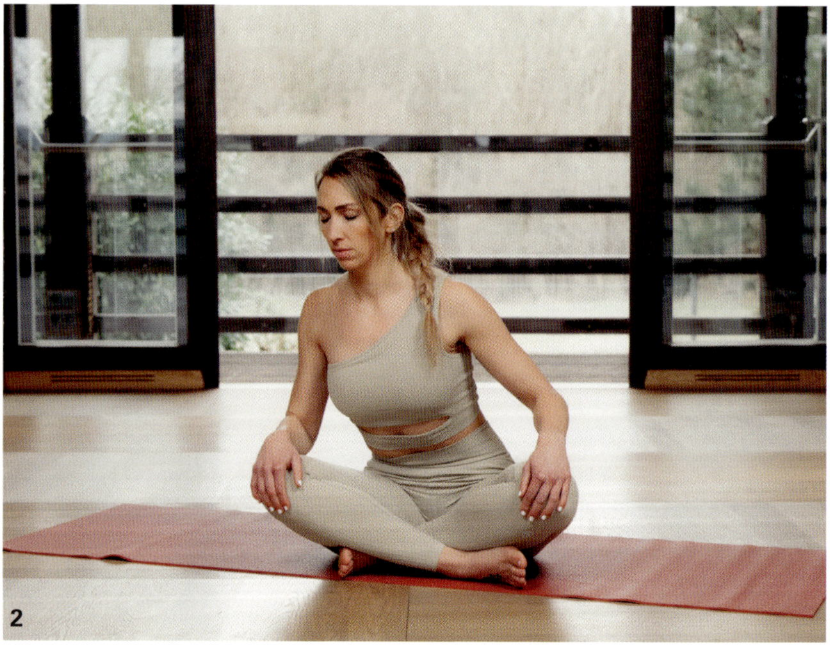

Starte im Schneidersitz. Lege die Hände auf deine Knie ab. Mit der Einatmung machst du deinen Rücken gerade und kreist nach hinten (1, 2).

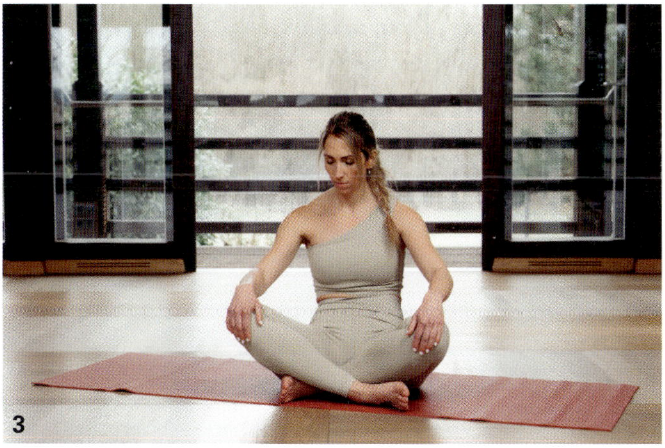

3

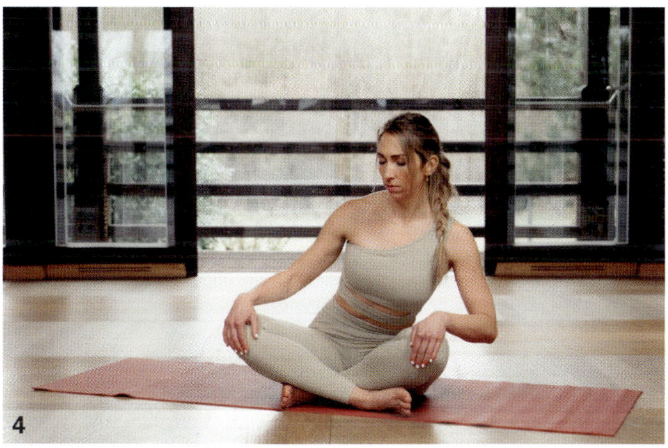

4

Ausatmung: Dein Rücken ist rund. Diese Bewegung wiederholt sich mehrmals in beide Richtungen. Du entscheidest selbst, wie klein oder groß die Kreisbewegung werden (3, 4, 5).

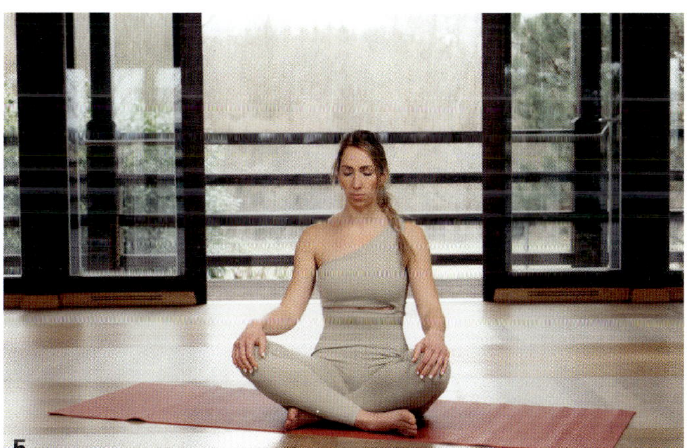

5

WARM-UP 2

Herzöffner und Sidestretch

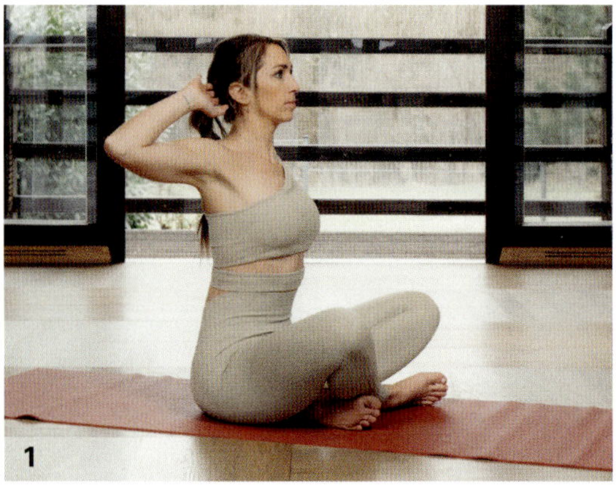
1

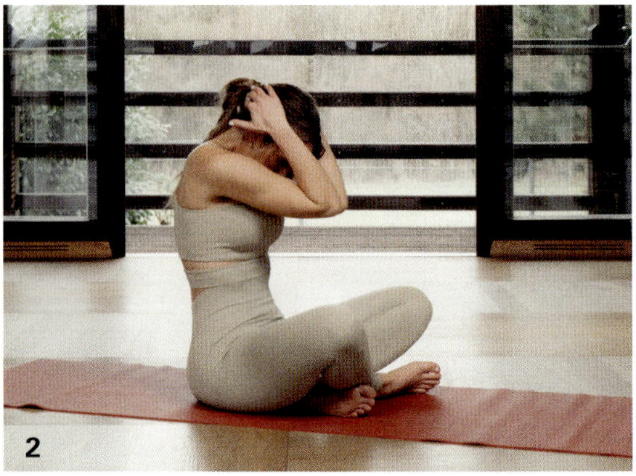
2

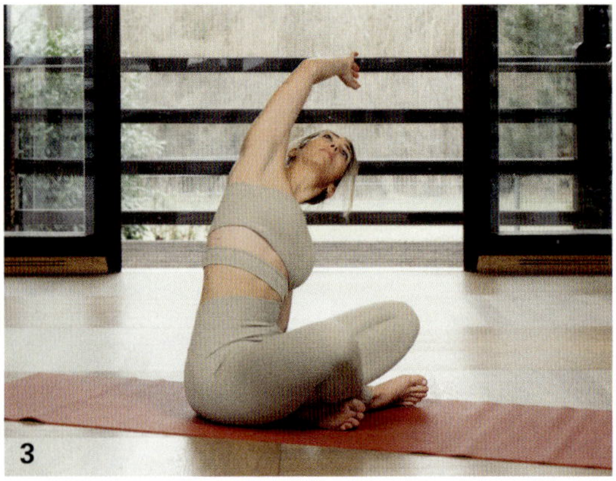
3

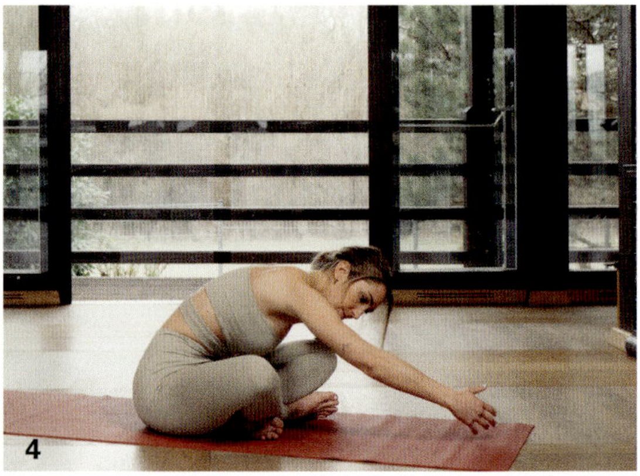
4

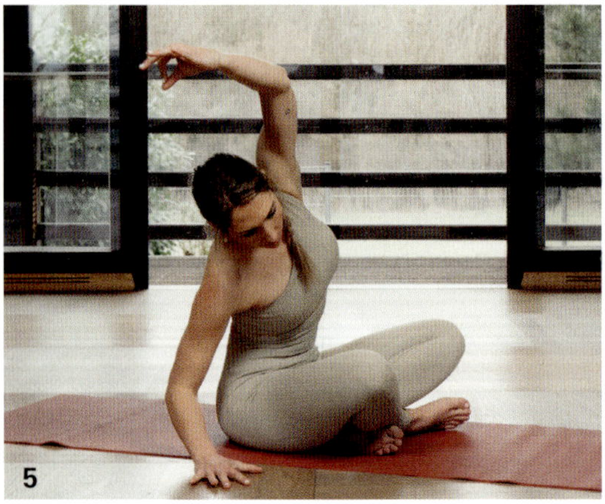
5

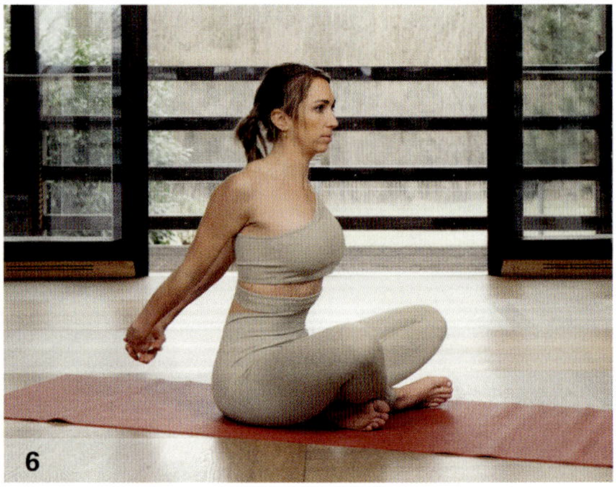
6

- Hände hinter den Kopf, Ellbogen nach außen. Atme ein und führe mit der Ausatmung die Ellbogen vor dir zusammen, dein Rücken wird ganz rund. Wiederhole dies 6–8-mal (1, 2).

- Anschließend aufgerichtet bleiben, einatmend nach oben strecken. Ausatmend lege die linke Hand auf dem Boden ab und neige dich mit der rechten Hand über dem Kopf zur Seite (3). Kreise mit der gestreck-

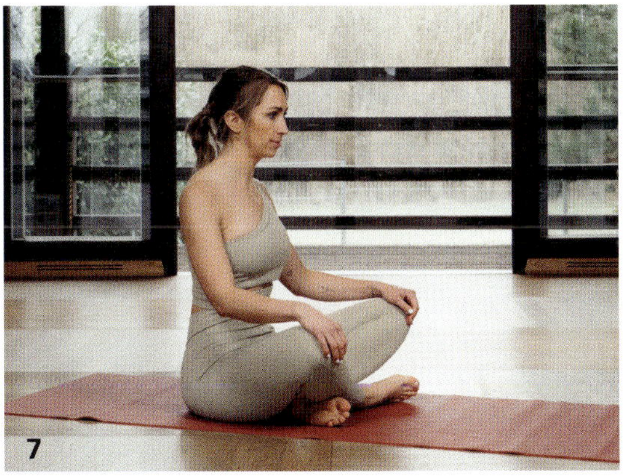
7

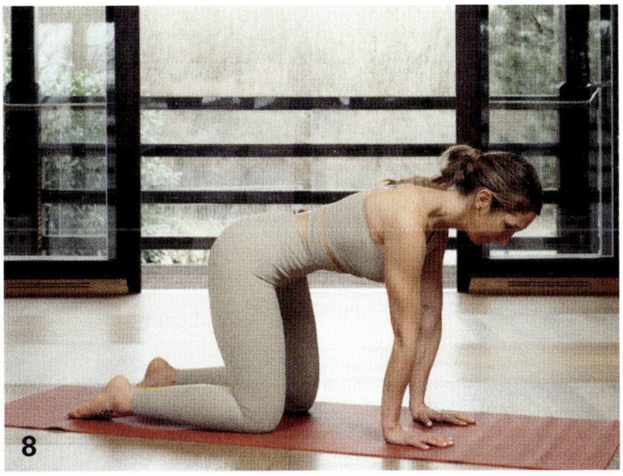
8

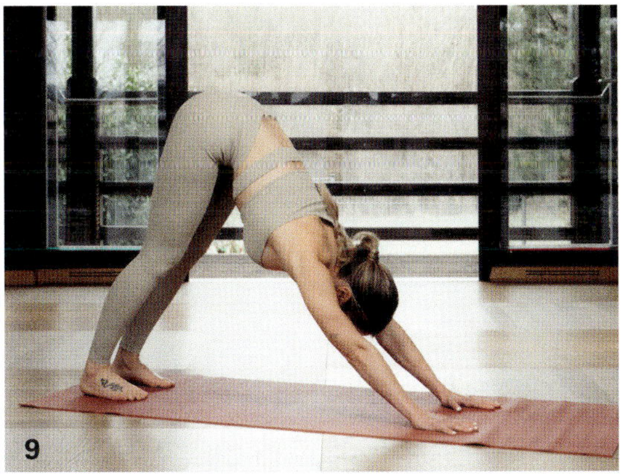
9

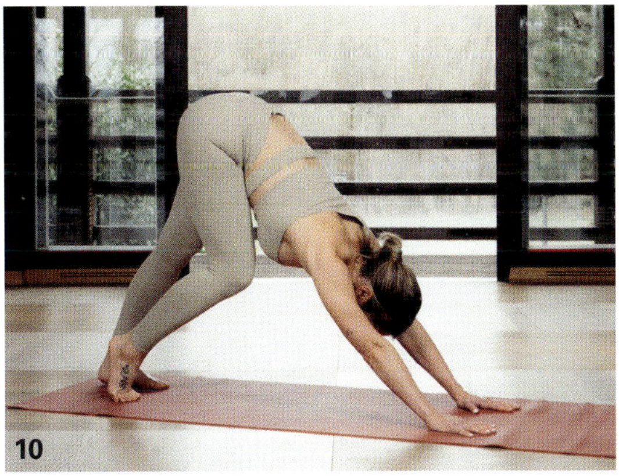
10

ten Hand über vorn zur anderen Seite. Komme auch hier in den seitlichen Stretch. Wiederhole auch dies 6–8-mal (4, 5).

- Führe am Ende die Hände hinter deinem Rücken in einer Räuberleiter zusammen. Öffne dein Herz und atme tief durch (6).

- Vom Schneidersitz setzt du die Hände nach vorn ab, du kommst in den Vierfüßlerstand. Du kannst auch über die Seite in den Vierfüßlerstand gehen. Nun stellst du die Zehenspitzen auf und drückst dich in den Herabschauenden Hund (7, 8, 9).

- Im Herabschauenden Hund bewegst du abwechselnd deine Fersen hoch und tief. Genieße den Stretch in den Beinrückseiten, deinen Hamstrings (10, 11).

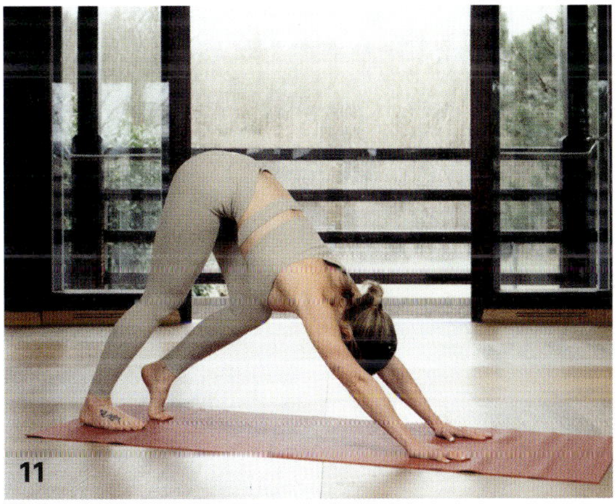
11

WARM-UP 2

Flankendehnung – Stretch im Herabschauenden Hund

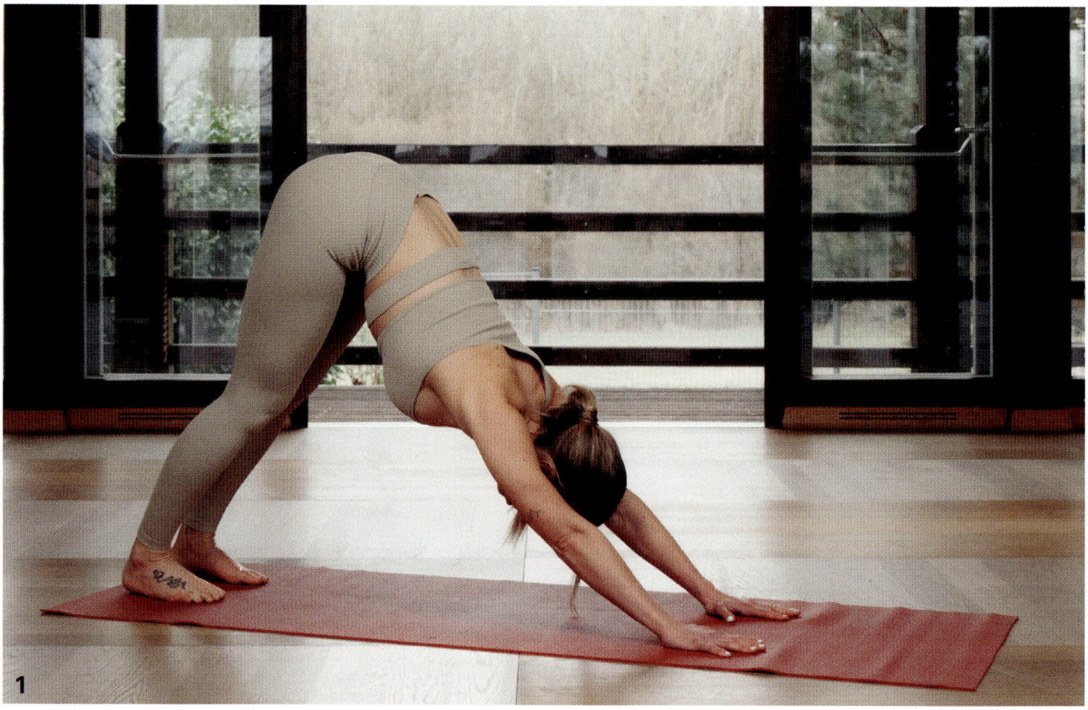

1

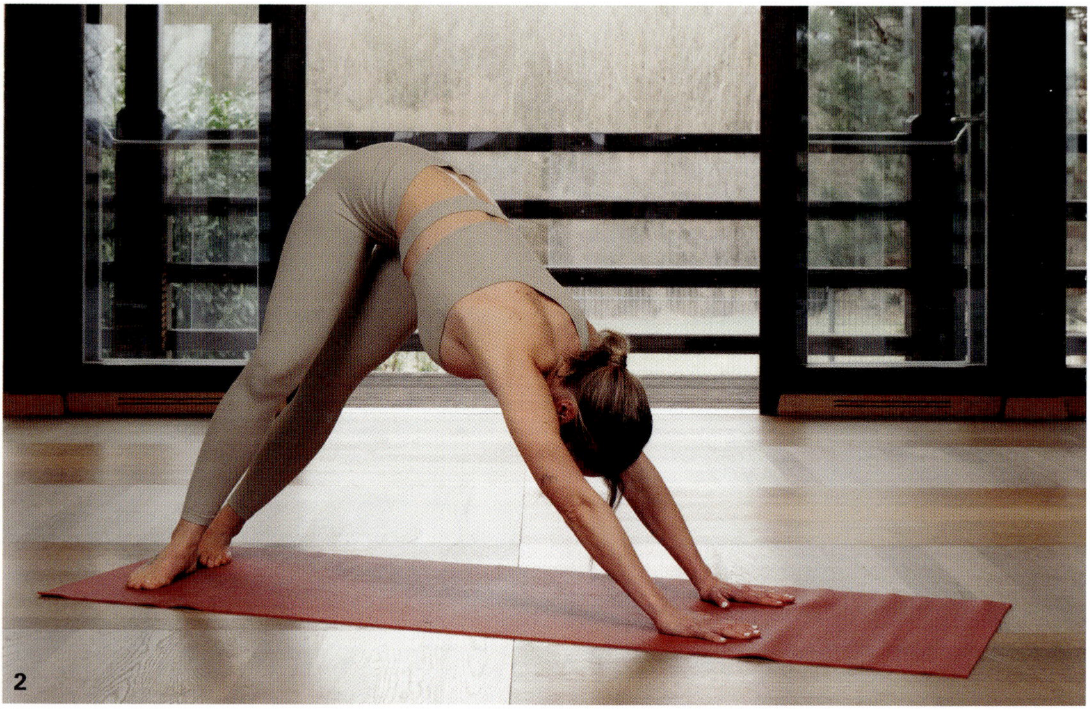

2

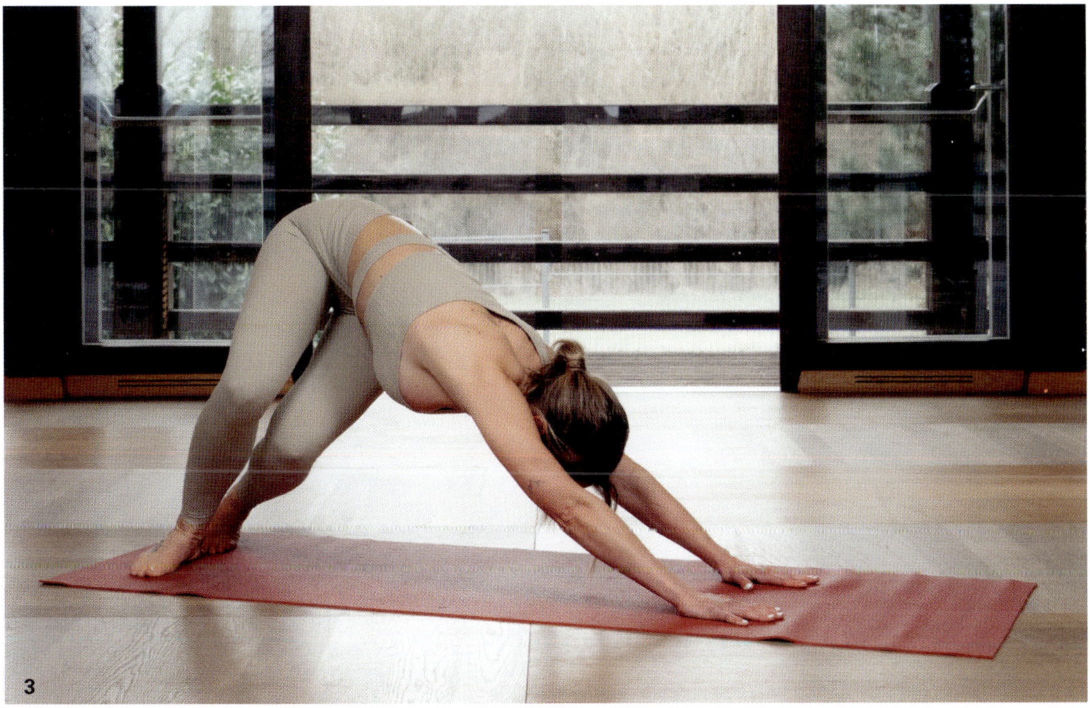

3

- Öffne beide Beine im Herabschauenden Hund mindestens hüftbreit und klappe dann beide Füße auf eine Seite um – die Zehenspitzen zeigen zur langen Mattenseite (1, 2).
- Beuge die Knie und schiebe den Brustkorb zu den Knien. Dadurch spürst du an der Oberkörperseite eine angenehme Dehnung (Flankendehnung); die Intensität bestimmst du selbst (3).

ZIEL

Die Flankendehnung (seitliche Dehnung) zielt darauf ab, die Muskeln entlang der Körperseiten zwischen Rippen und Hüften zu lockern, insbesondere die seitliche Bauch- und Rückenmuskulatur.

Stress und Anspannung manifestieren sich häufig in diesem Bereich, da sich dort viel Verspannung ansammeln kann, besonders durch sitzende Tätigkeiten und einseitige Belastungen. Durch gezieltes Dehnen dieser Region wird nicht nur die Muskulatur entspannt, sondern auch die tieferliegenden Faszien gelockert. Dies fördert eine verbesserte Durchblutung und führt zu einem Gefühl der Entlastung und Entspannung im gesamten Körper. Indem man gezielt die Flanken dehnt, kann man also effektiv Anspannungen lösen und den Stress, der oft in diesem Bereich gespeichert ist, abbauen.

EINLEITUNG

SONNENGRÜSSE FÜR ZWISCHENDURCH ODER AUCH ALS WARM-UP

Die Sonnengrüße sind nicht nur eine vielseitige Yoga-Sequenz, die jederzeit zwischendurch praktiziert werden kann, sondern sie eignen sich auch hervorragend als zweites Warm-up. Diese dynamische Abfolge von Asanas, die dem Sonnengruß zugrunde liegt, dient nicht nur der körperlichen Aufwärmung, sondern auch der mentalen Vorbereitung auf die kommende Yoga-Praxis. Indem wir uns durch die fließenden Bewegungen der Sonnengrüße bewegen, stimulieren wir unseren gesamten Körper und bringen Geist und Atem in Einklang. Als zweites Warm-up können die Sonnengrüße uns dabei helfen, die Energie zu steigern, die Muskeln zu aktivieren und den Geist zu zentrieren, um uns optimal auf die bevorstehende Yoga-Praxis vorzubereiten.

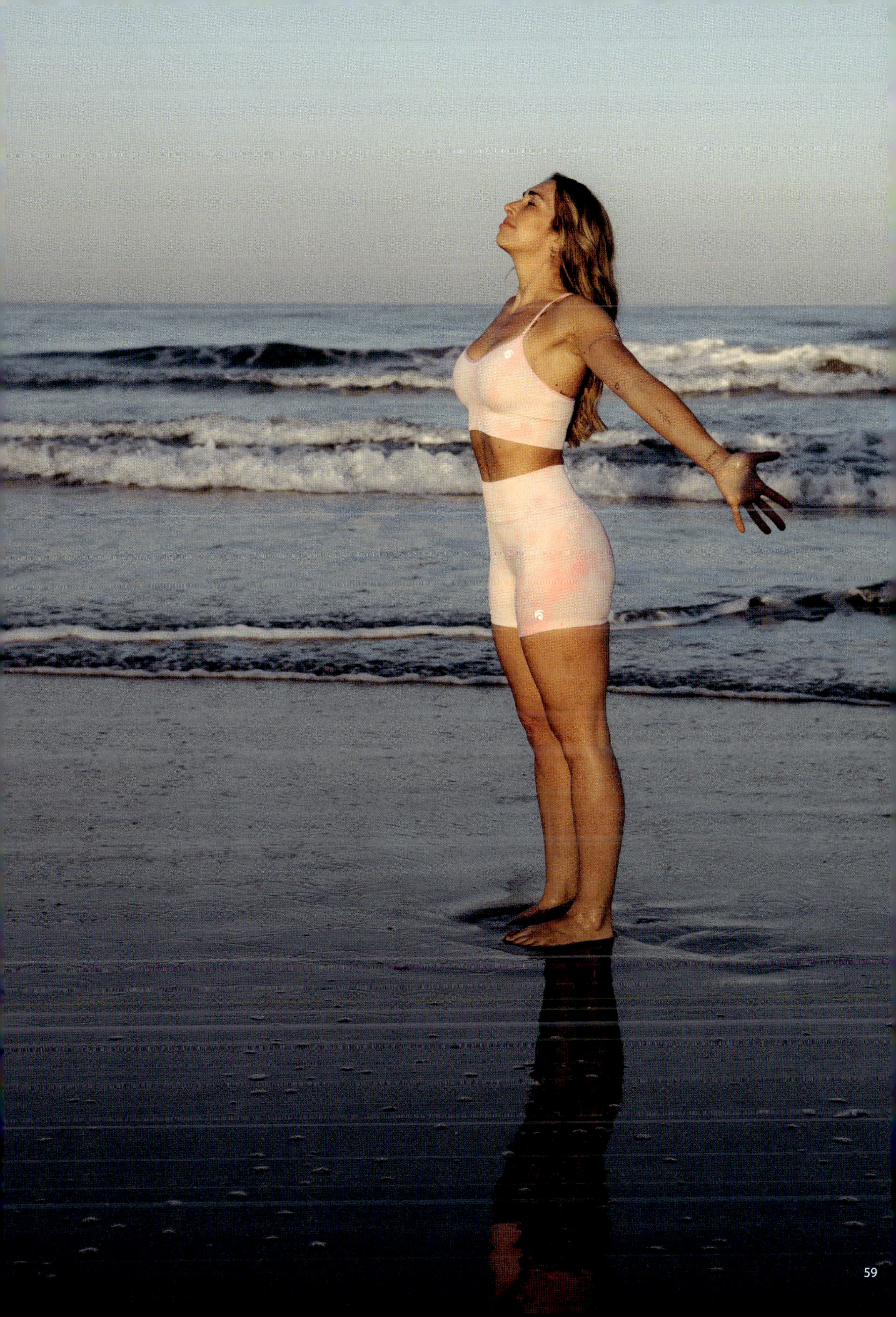

SONNENGRÜSSE

Der klassische Sonnengruß A – Surya Namaskar A

Durch das Wechselspiel von Strecken und Beugen werden verschiedene Körperbereiche gestärkt und mobilisiert, was Atmung, Kreislauf und Bauchorgane unterstützt. Es gibt viele Varianten, aber der klassische Sonnengruß, wie er im Ashtanga Yoga gelehrt wird, ist bekannt als Surya Namaskar A. Er dient oft als Aufwärmung oder Einleitung vor dem eigentlichen Yoga-Training und verbindet Asanas mit Pranayama (Atemübung im Yoga), um Körper, Geist und Seele zu vereinen. Ursprünglich als Gruß an die Sonne gedacht, wird er traditionell bei Sonnenaufgang ausgeführt, um einen positiven Start in den Tag zu ermöglichen.

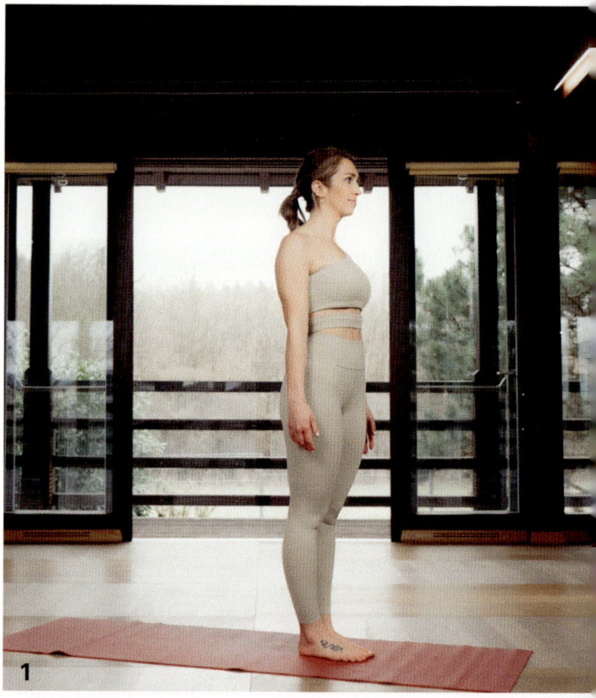
1

- **Ausgangshaltung – Tadasana**
  Zu Beginn stehst du fest auf beiden Füßen, deine Beine sind aktiv, deine Schultern sind locker und entspannt (1).

- Strecke beim Einatmen die Arme nach oben, dein Blick folgt den Händen. Die Seiten deines Körpers sind lang und du lässt die Energie tief in dich hineinströmen (2). – **Urdvha Hastasana**

- **Ausatmen: Vorbeuge – Uttanasana**
  Beim Ausatmen kommst du mit einem geraden Rücken in die Vorbeuge nach unten. Lasse deinen Rücken rund und weich werden. Hier gilt es, komplett loszulassen und sich hängen zu lassen. Alles soll entspannt sein (3).

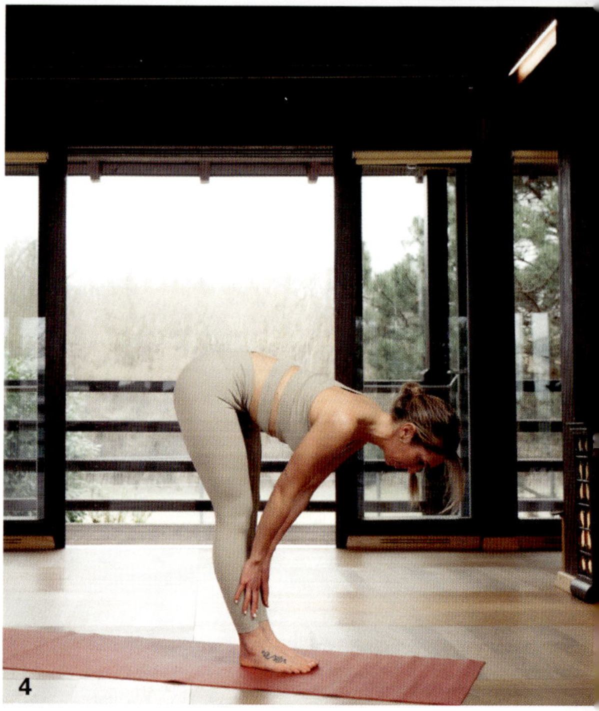
4

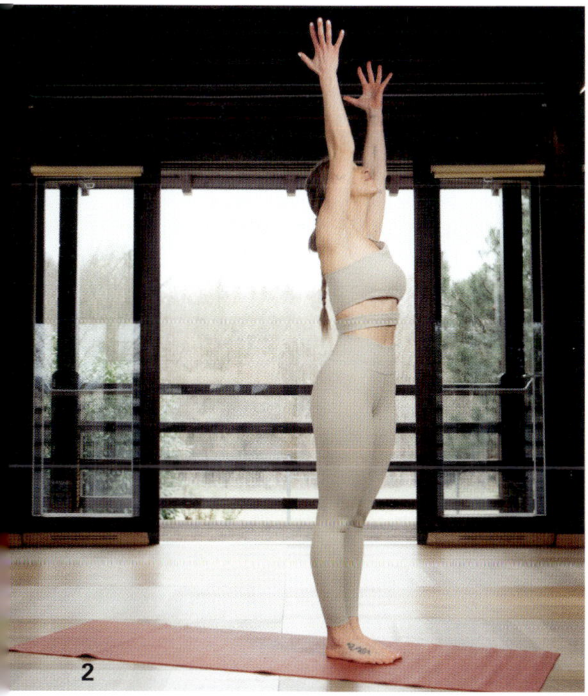

2

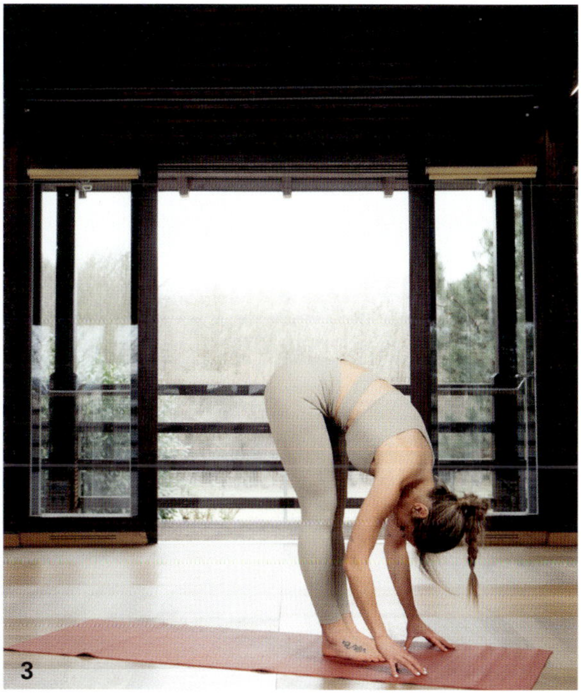

3

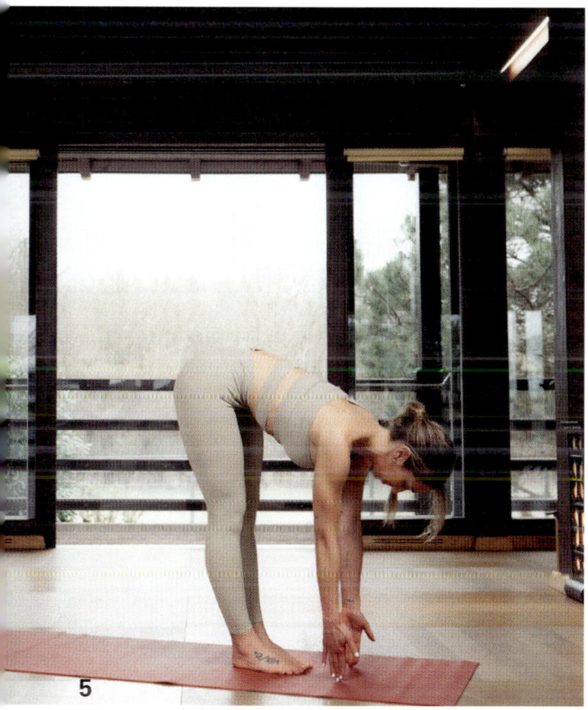

5

▶ **Einatmen: Halbe Vorbeuge – Ardha Uttanasana**
Beim nächsten Atemzug hebst du den oberen Rücken. Er soll gerade sein, wie ein Tisch. Nimm dafür die Hände auf die Schienbeine, die Oberschenkel oder gerne auch auf den Boden (4, 5).

Der klassische Sonnengruß A – Surya Namaskar A

Fortsetzung

▶ **Ausatmen: Stützposition – die Bretthaltung**

Level 1 (leicht): Beginne mit den Knien auf dem Boden. Beim Ausatmen legst du deinen Oberkörper auf dem Boden ab (1, 2).

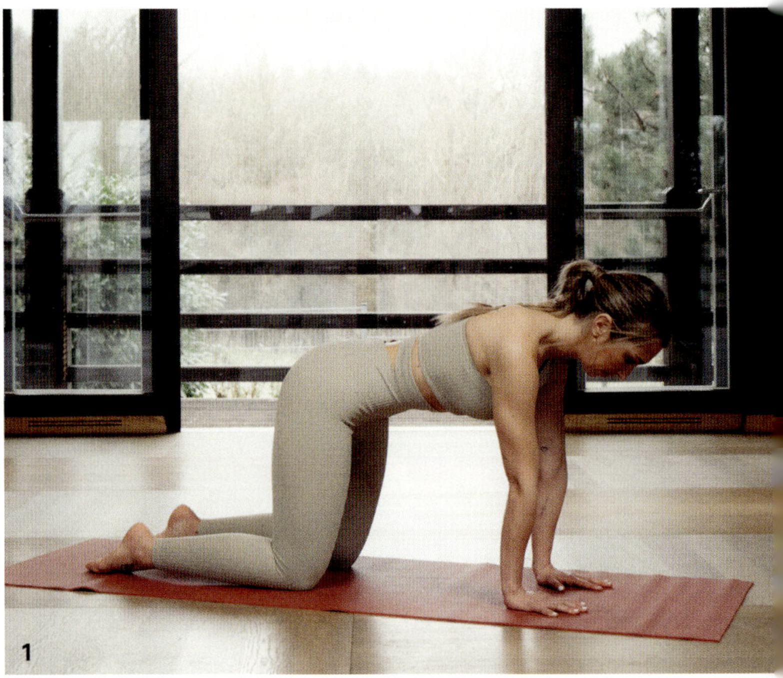

1

Level 2 (fortgeschritten): Brett/ Plank Position. Lege dich mit dem Körper gleichzeitig auf dem Boden ab. Mache alles fest wie ein Brett (3, 4).

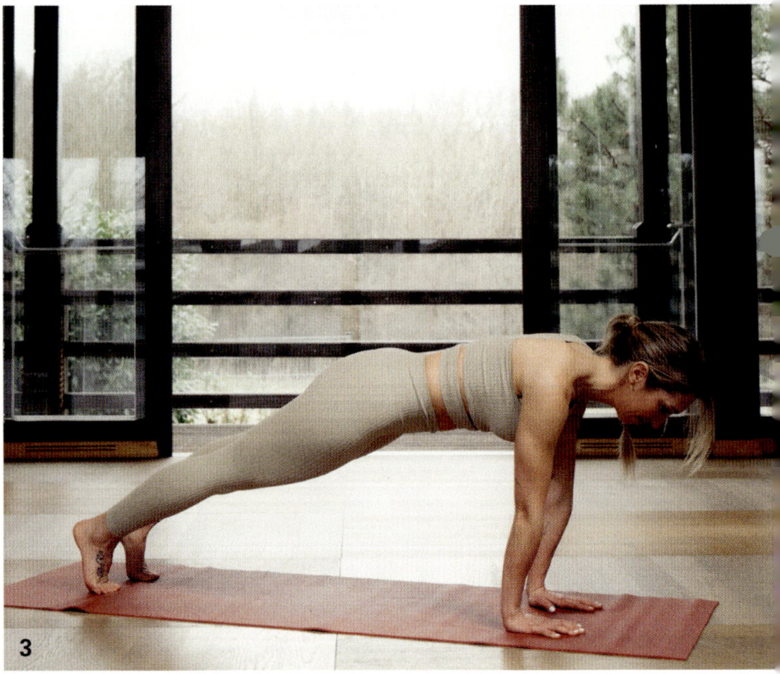

3

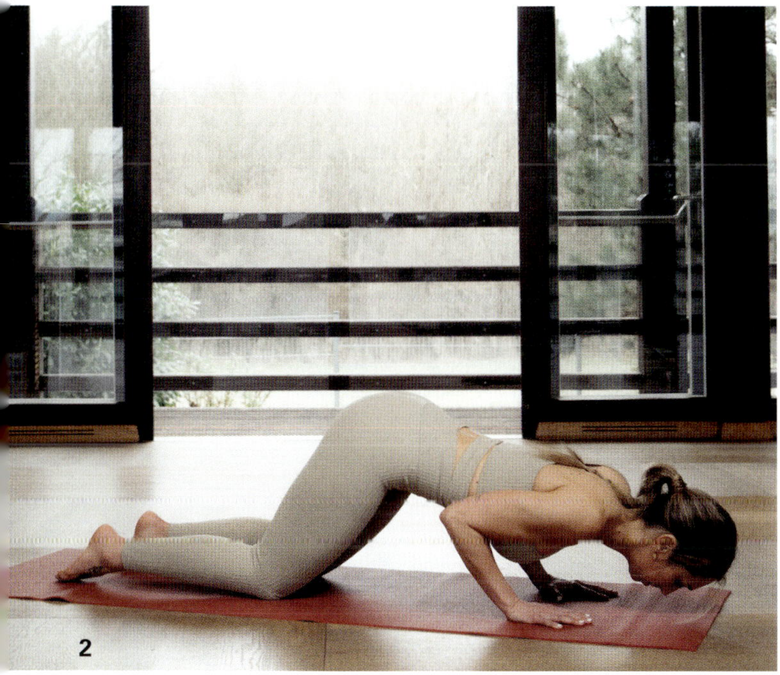

2

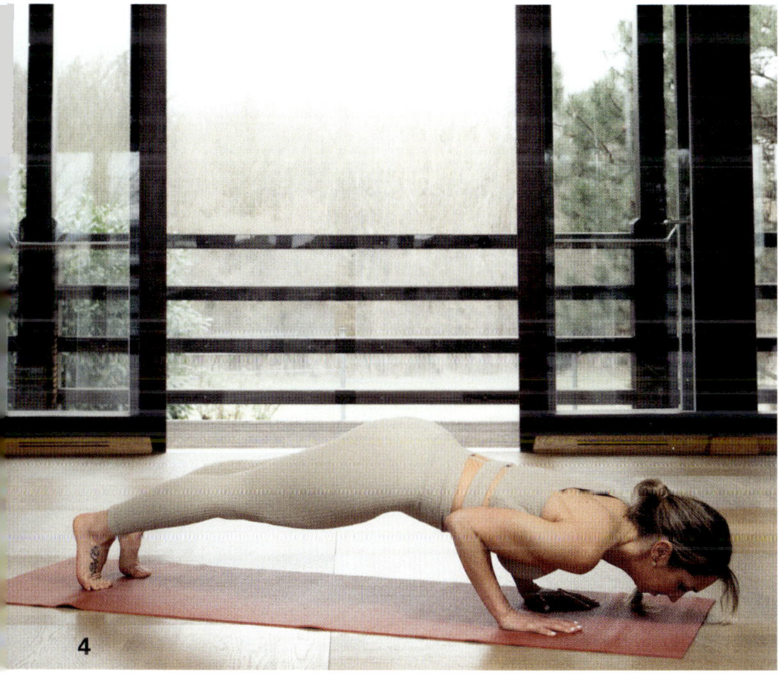

4

Achte darauf, dich nicht einfach nach unten fallen zu lassen, führe die Bewegung kontrolliert aus. Volle Körperspannung.

SONNENGRÜSSE

Der klassische Sonnengruß A – Surya Namaskar A

Fortsetzung

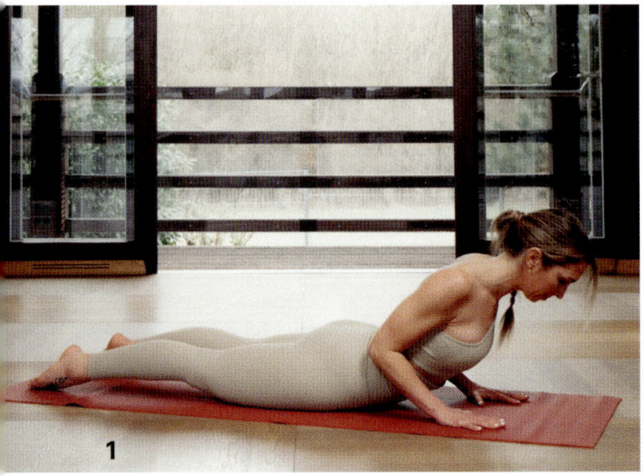

1

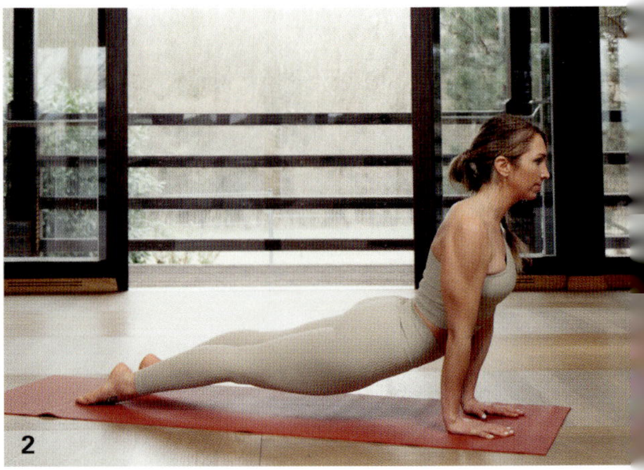

2

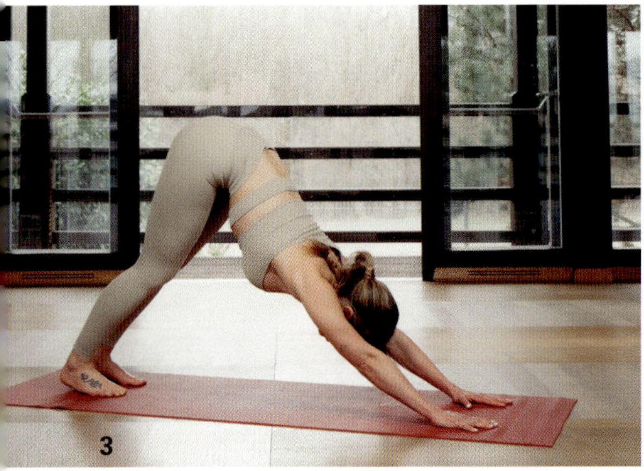

3

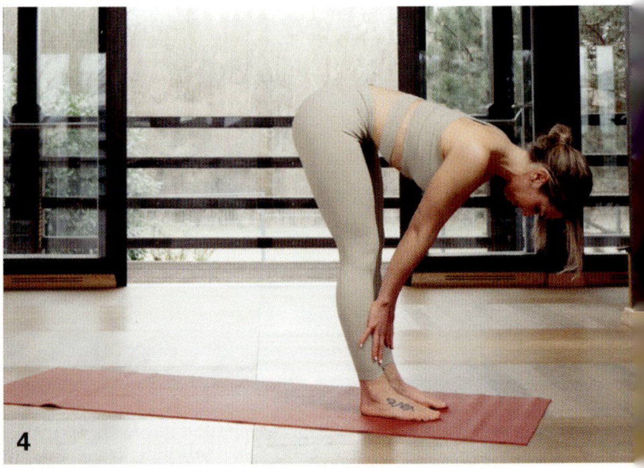

4

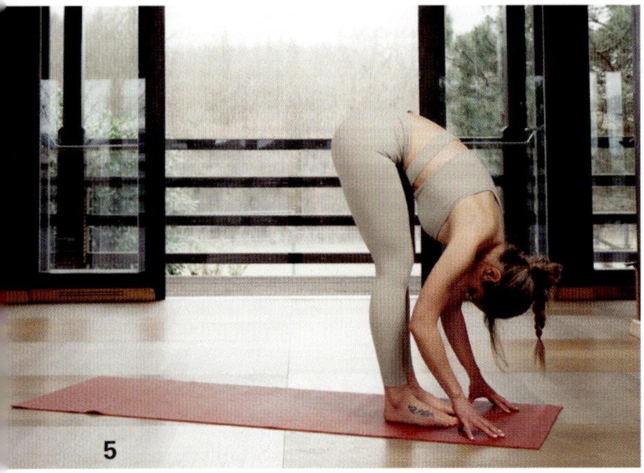

5

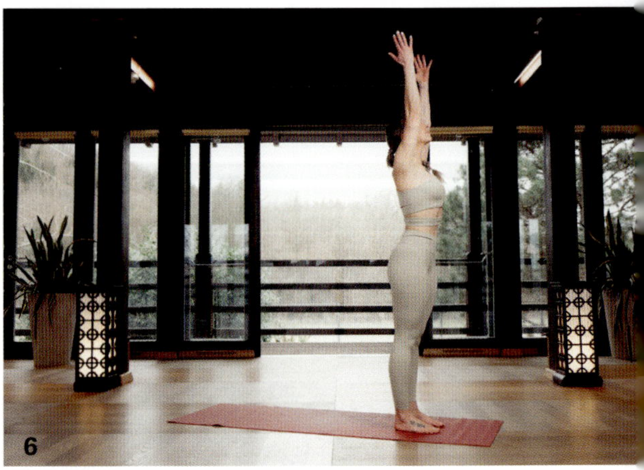

6

▶ **Einatmen: Kobra – Bhujangasana**
Schiebe deinen Körper beim nächsten Ausatmen leicht nach vorn, die Schultern weg von den Ohren und zurück. Hebe dann direkt den Brustkorb vom Boden hoch. Sei ganz stolz und lasse dein Herz nach vorn strahlen (1).

Für Fortgeschrittene **Heraufschauender Hund – Urdhva Mukha Svanasana**
Hier senkst du den Körper wie ein Brett in Richtung Boden ab und hebst den Brustkorb an, sodass du in eine sanfte Rückbeuge kommst. Platziere deine Füße so, dass du dich auf den Fußrücken stützt. Deine Oberschenkel bleiben vom Boden abgehoben, während du deine Bauchmuskeln und die Muskeln entlang deiner Wirbelsäule aktivierst, um in eine aufrechte Position zu gelangen und diese zu halten (2).

▶ **Ausatmen: Herabschauender Hund – Adho Mukha Shvanasana**
Schiebe dich mit der nächsten Ausatmung zurück in den Herabschauenden Hund. Spreize deine Finger, strecke deine Arme und ziehe die Schultern weg von den Ohren. Bei geübten Yogis erreichen die Fersen den Boden, als Anfänger stehst du vielleicht noch auf den Fußballen. Beides ist völlig in Ordnung.

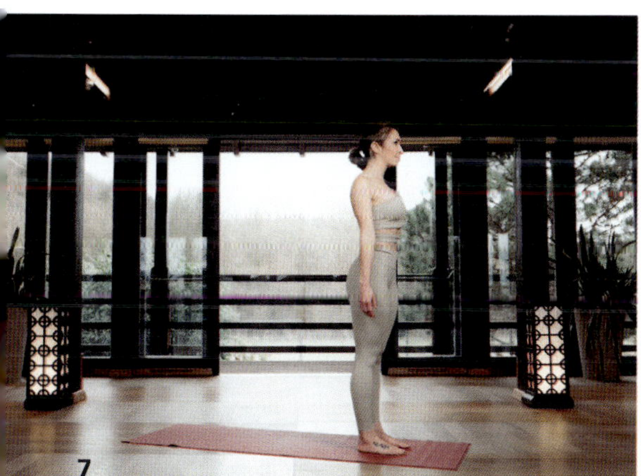
7

Halte wieder die Körperspannung, ziehe den Bauch ein und versuche, für 5 Atemzüge in dieser Haltung zu bleiben (3).

▶ **Einatmen:** Zurück in den Stand – **Halbe Vorbeuge**
Bringe beim nächsten Einatmen beide Füße wieder nach vorne zu den Händen.
Du kannst dabei entweder einen großen Schritt machen, mit kleinen Schritten langsam nach vorn wandern oder leicht nach vorn springen (kontrolliert und lautlos). Dein Rücken wird wieder gerade, während dein Kopf leicht nach vorn geneigt ist und du dich in der Halben Vorbeuge aufrichtest. Dein Nacken bleibt in der Verlängerung der Wirbelsäule (4).

▶ **Ausatmen: Vorbeuge**
Jetzt klappst du den Oberkörper wieder vollständig nach vorn, ähnlich wie zu Beginn. Wenn es für dich angenehm ist, kannst du hier auch deine Ellbogen umfassen und sanft nach links und rechts schaukeln (5).

▶ **Einatmen: Strecken**
Abschließend geht es wieder aufwärts: Beuge deine Knie, strecke deine Arme seitlich vom Körper aus und komme beim Ausatmen wieder nach oben. Strecke deinen Körper noch einmal so weit wie möglich und führe die Handflächen über dem Kopf zusammen (6).

▶ **Ausatmen:** Ausgangsposition – **Tadasana**
Beim letzten Ausatmen lege die Hände an deinen Körper ab oder führe sie vor deiner Brust in einer Gebetshaltung – Anjali Mudra – zusammen (7).

Du stehst nun wieder fest auf beiden Beinen und kannst ganz nach Belieben mit dem nächsten Durchgang weitermachen oder zu anderen Asanas übergehen.

Hier geht's zum Video

SONNENGRÜSSE

Der klassische Sonnengruß B – Surya Namaskar B

Der Sonnengruß B ist länger und ehrlich gesagt auch anstrengender als Sonnengruß A. Dafür macht er dich umso stärker! Er besteht aus folgenden Asanas (Yoga-Übungen):

- **Berg:** Du bist in einem aufrechten Stand am vorderen Mattenende. **Stuhl:** Ziehe die Arme nach vorne und setze die Hüfte zurück (1).
- **Vorbeuge:** Beuge die Knie und lasse den Oberkörper tief sinken (2).
  Halbe Vorbeuge: Strecke Knie und Rücken (3).
- **Brett / Chaturanga Dandasana:** Steige in eine Liegestützposition (4).
- **Heraufschauender Hund:** Lege den Körper gleichzeitig fast am Boden ab. Hebe den Oberkörper und die Beine, während du die Hände unter den Schultern flach auf den Boden drückst, die Arme streckst und die Brust öffnest (5).
- **Herabschauender Hund:** Stelle die Zehen auf und schiebe die Hüfte hoch (6).
- **Krieger 1:** Beuge das rechte Bein und stelle es zwischen die Hände. Hintere Ferse bleibt gelöst. Arme ziehen hoch und die Schultern tief (7, 8).
- **Plank ½ Vinyasa:** Setze die Hände zurück auf die Matte in die Plank, gehe nochmal die Liegestütz nach unten tief und wieder in den Herabschauenden Hund (9, 10, 11, 12).
- **Krieger 1** andere Seite (13).
- **Plank ½ Vinyasa**
- **Halbe Vorbeuge:** Steige mit dem rechten, dann mit dem linken Fuß nach vorne und länge den Rücken (14).
- **Vorbeuge:** Beuge die Knie, lasse den Oberkörper hängen, Rücken ist rund (15).
- **Stuhl:** Setze die Hüfte zurück, schiebe die Arme in Verlängerung des Oberkörpers nach vorne (16).
  Samasthiti: Strecke die Beine und senke beide Hände ab (17).

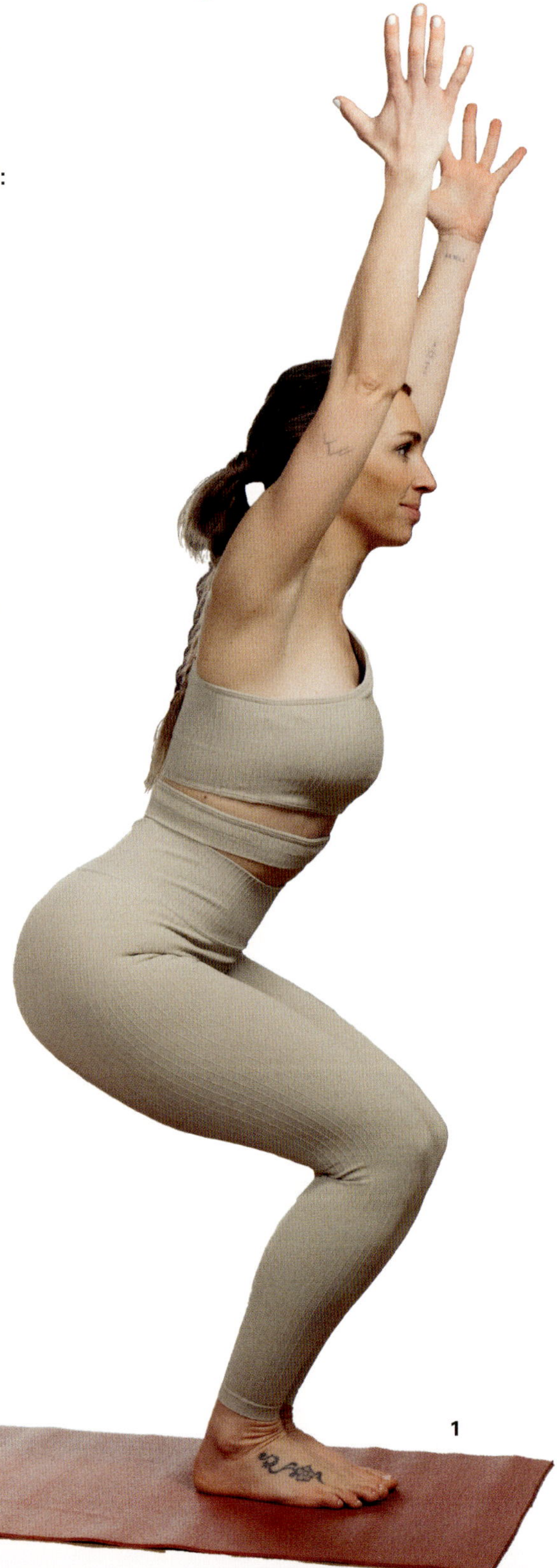

1

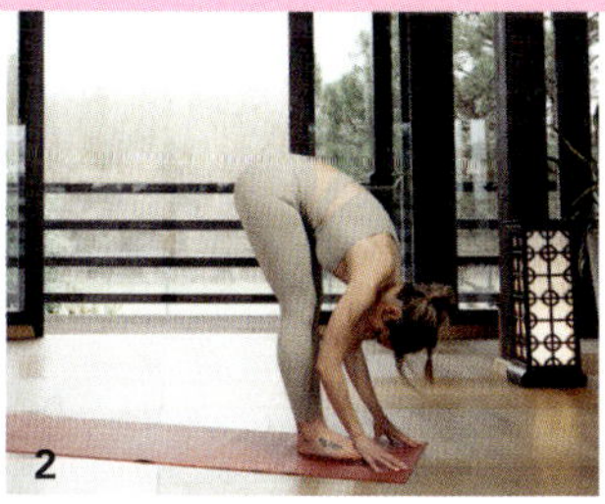
2

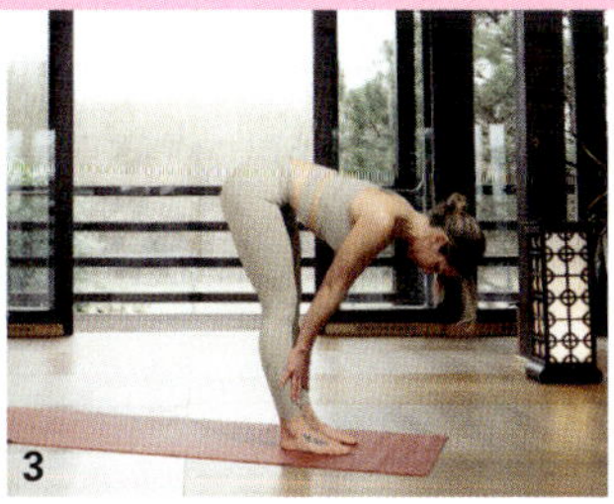
3

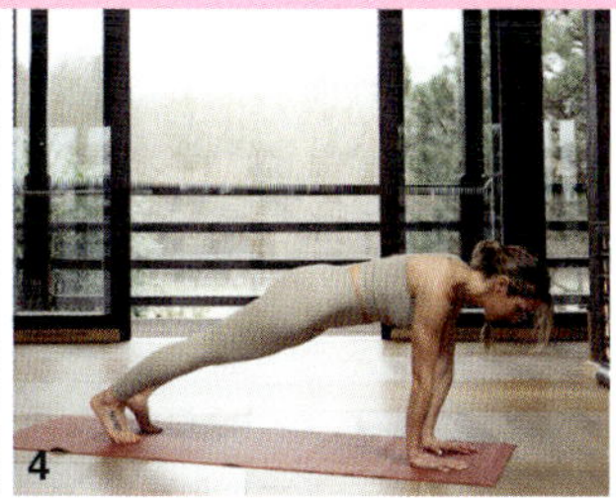
4

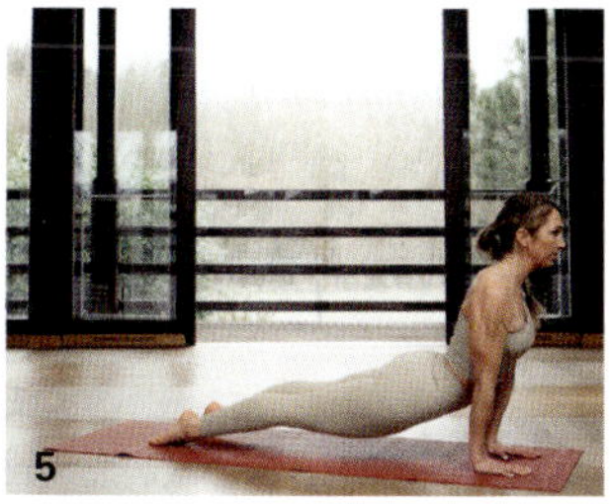
5

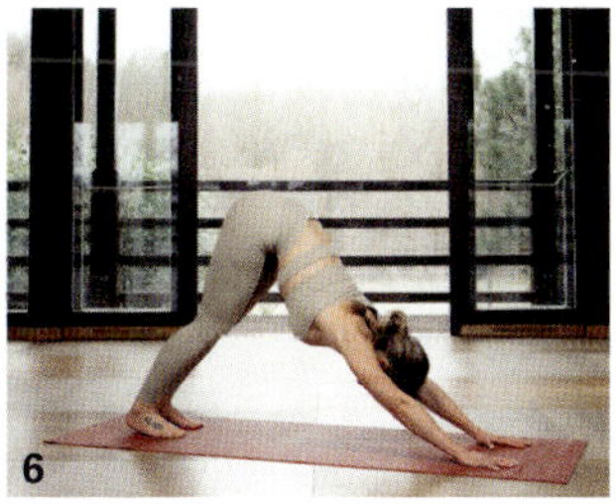
6

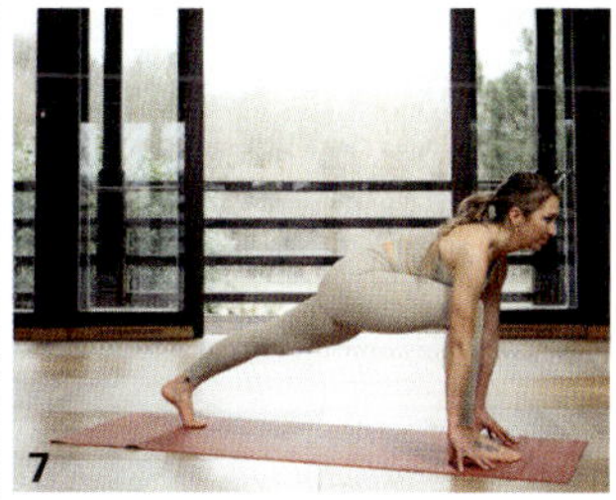
7

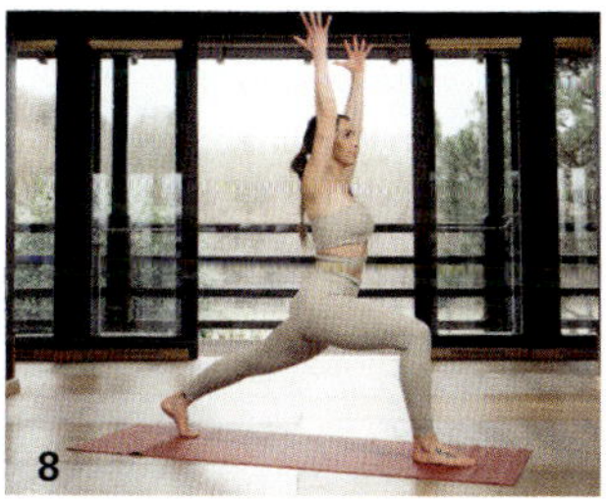
8

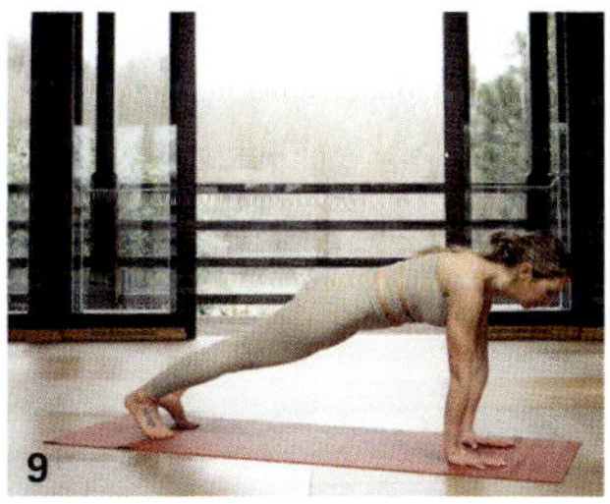
9

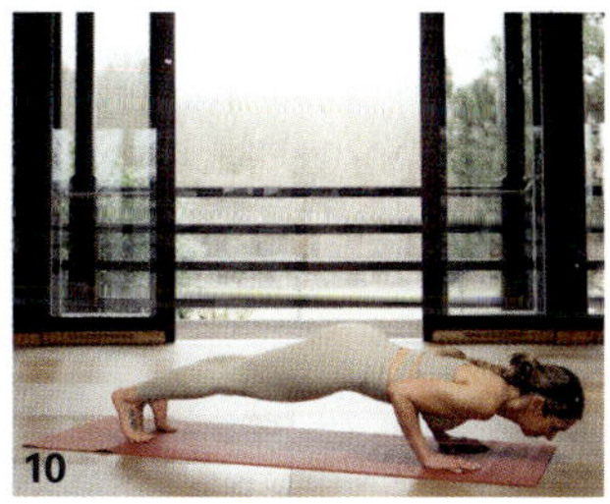
10

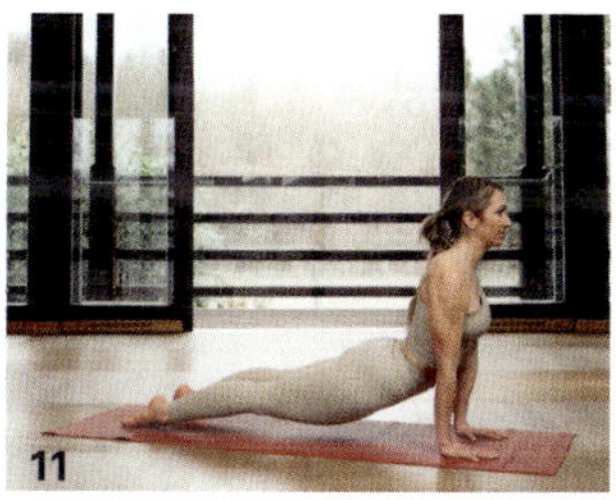
11

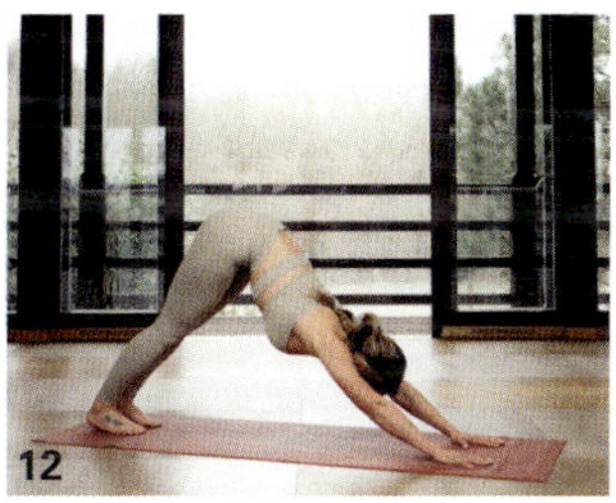
12

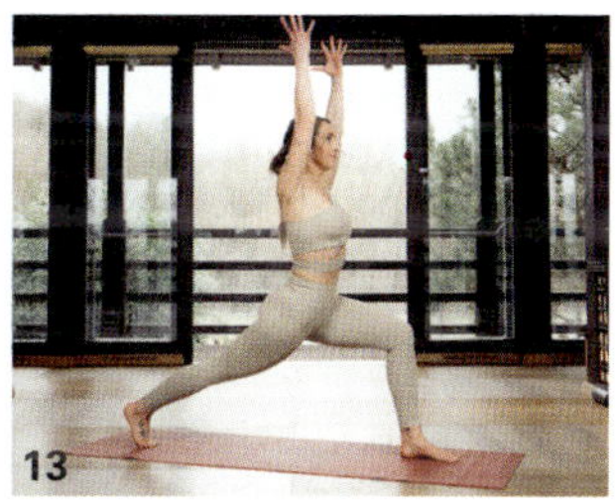
13

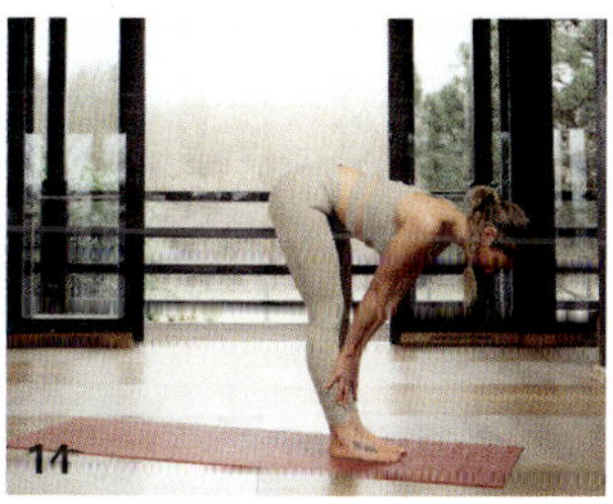
14

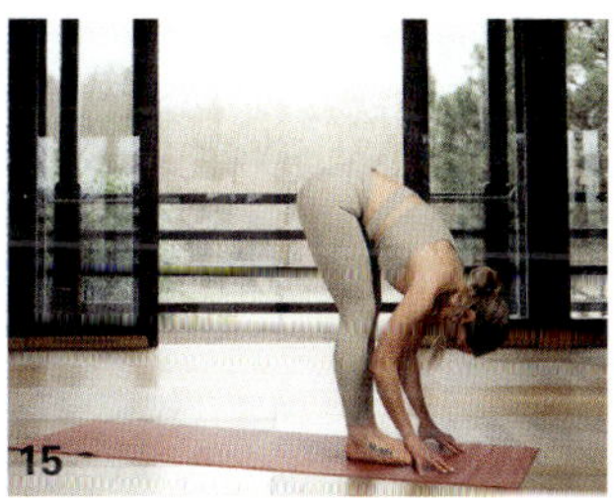
15

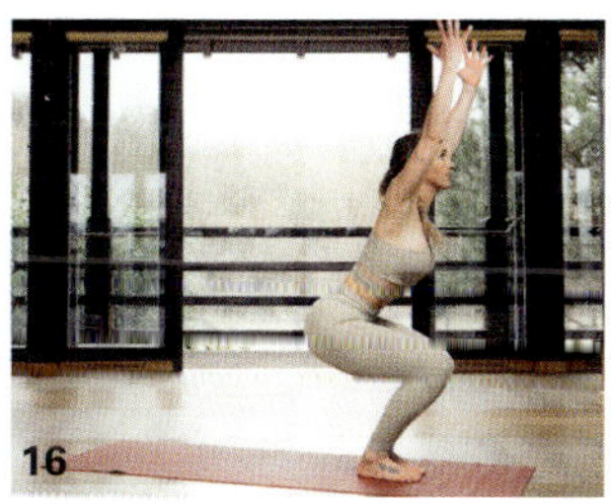
16

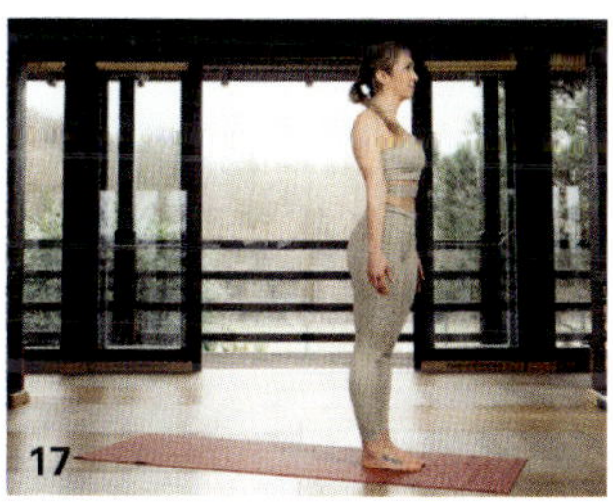
17

Hier geht's zum Video

SONNENGRÜSSE

Sonnengruß Variante

Als Goodie in diesem Buch für alle eine kreative Variante des Sonnengrußes, die auch für Schwangere geeignet ist:

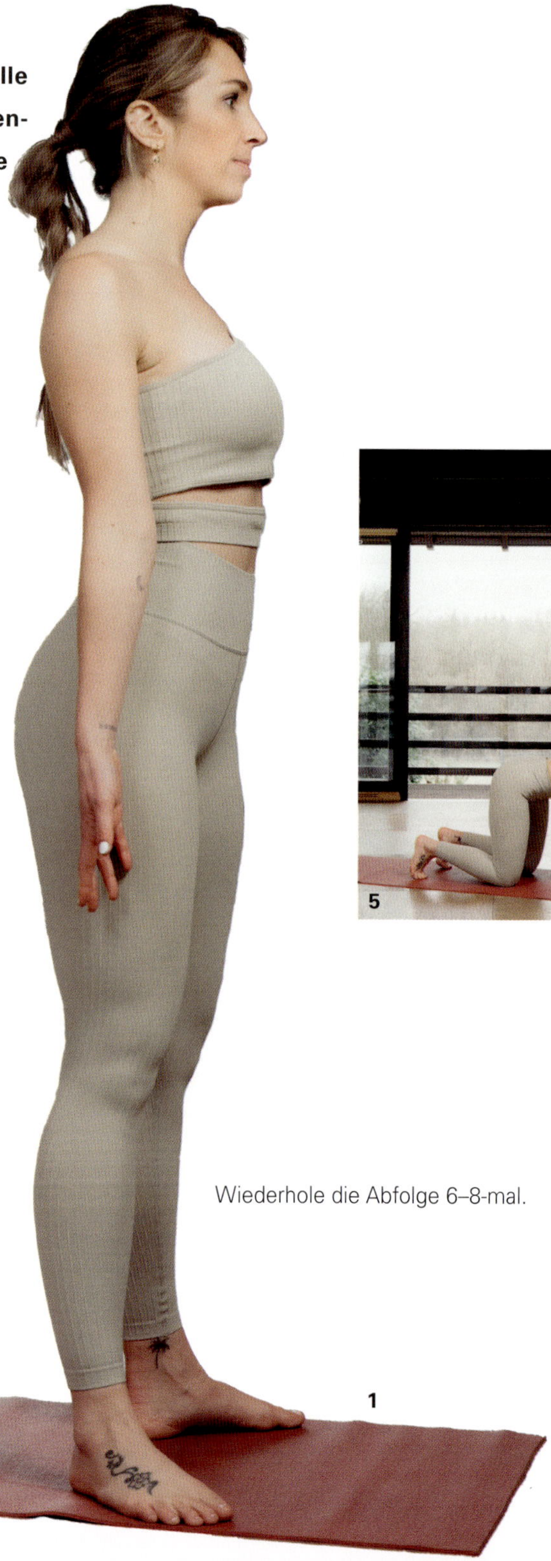

1

- Starte in der Berghaltung im Stand. Die Beine diesmal breiter – etwa mattenbreit.
  Nimm einatmend die Arme gestreckt nach oben und gehe ausatmend in den Yogi-Squat. Die Ellbogen drücken hier gegen deine Knie, und die Knie drücken gegen die Ellbogen. Baue hier Spannung und Druck auf (1, 2, 3).
- Öffne einatmend die Hände, wobei die Ellbogen auf den Knien bleiben. Die Handflächen zeigen nach vorn. Mit der Ausatmung führst du die Handflächen zueinander und rundest deinen Rücken. Die nächste Einatmung bringt dich in den Vierfüßlerstand (4, 5).
- Komme bei Ausatmen in die Liegestützposition, halte deinen Bauch dabei fest. Schiebe dich anschließend zurück in den Herabschauenden Hund, lasse die Knie gebeugt und deine Beine breit. Steige nach vorn, atme ein, atme aus und gehe in den Yogi-Squat (6, 7, 8, 9).
- Drücke dich beim Einatmen hoch in den Stand, nimm beim Ausatmen die Berghaltung (Stand) ein (10, 11).

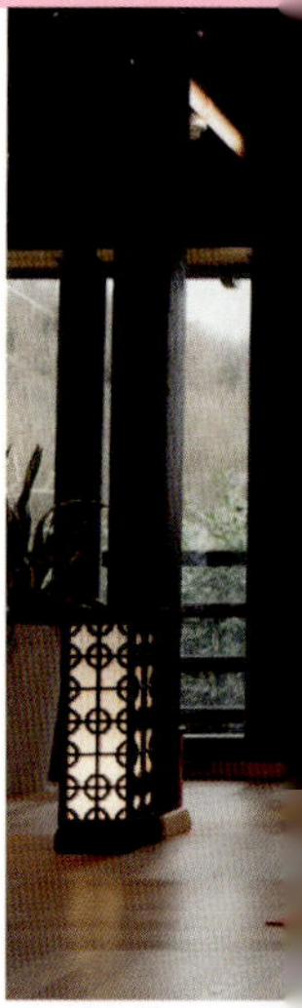

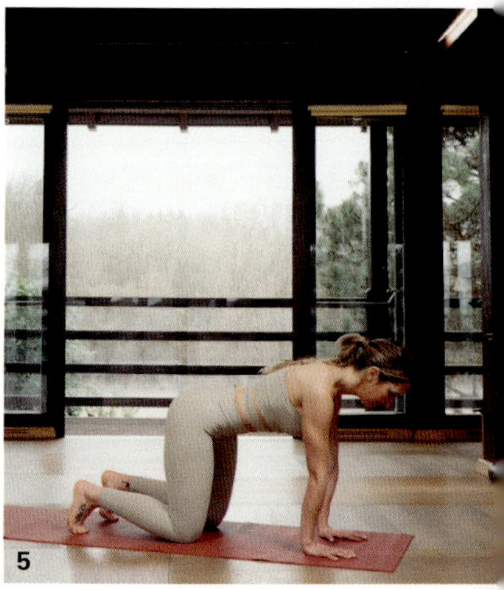

5

Wiederhole die Abfolge 6–8-mal.

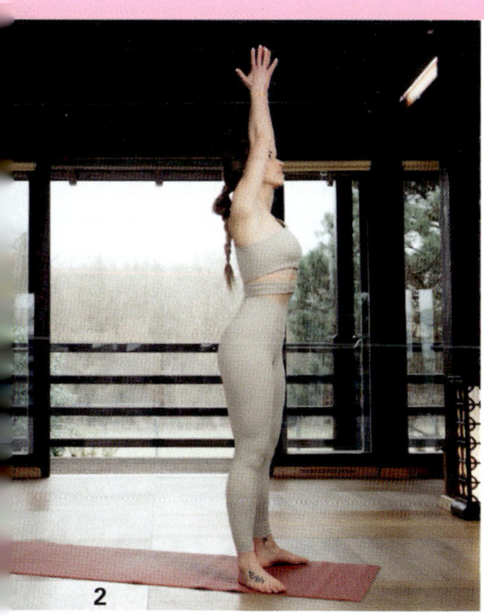

2

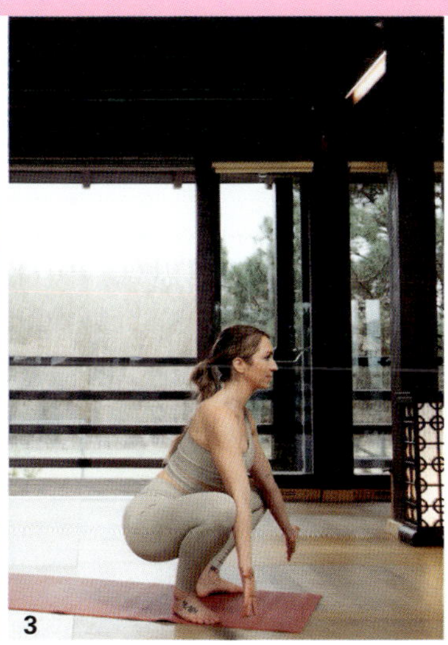

3

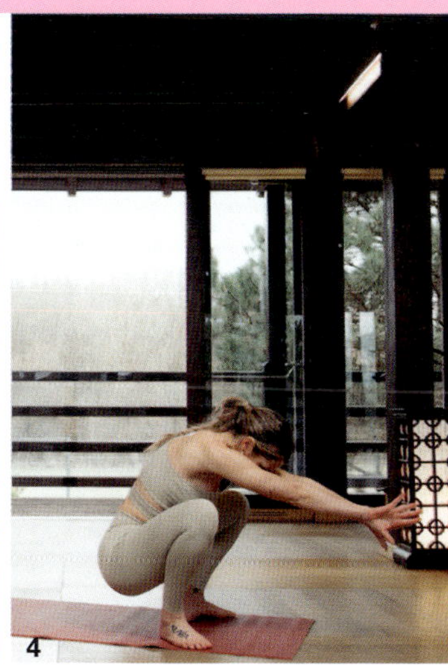

4

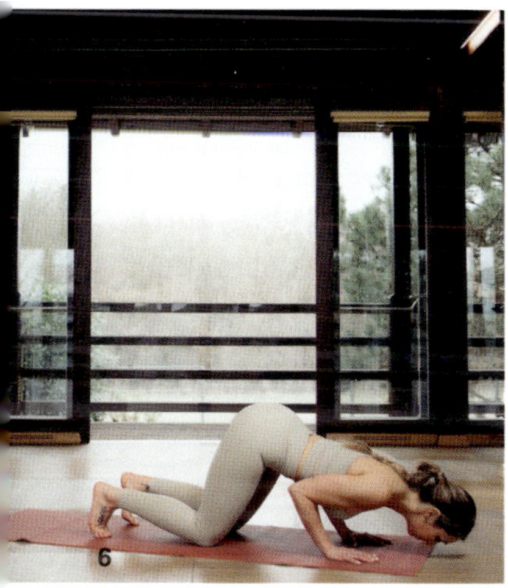

6

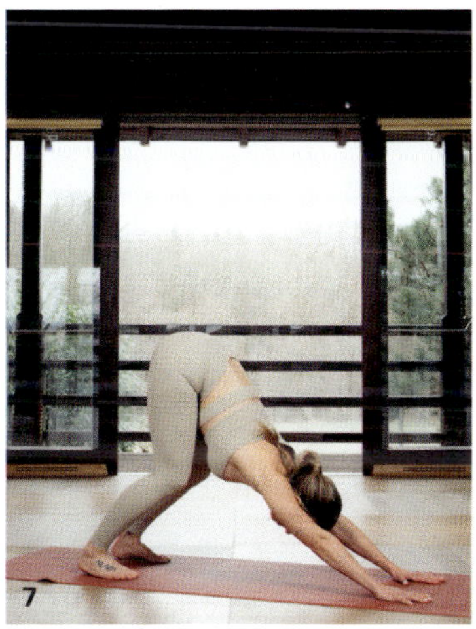

7

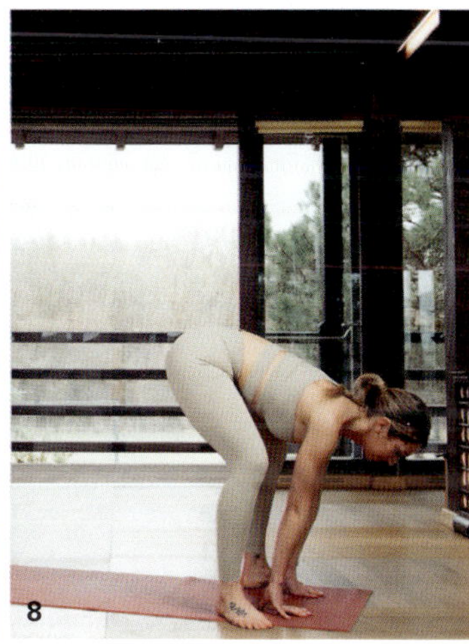

8

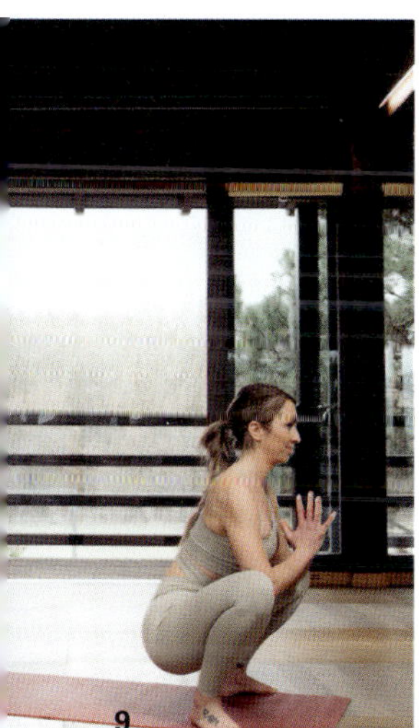

9

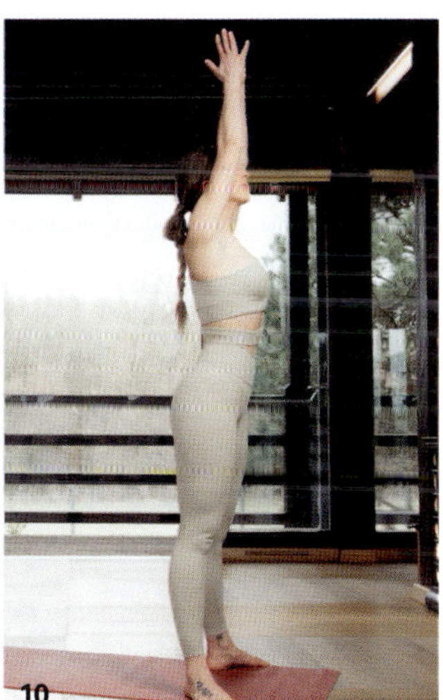

10

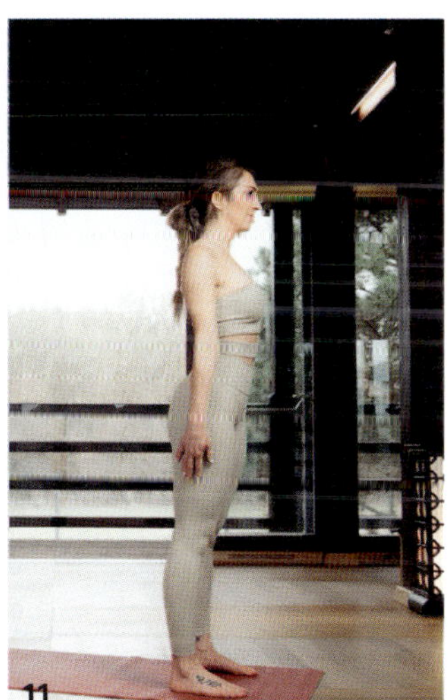

11

Hier geht's zum Video

EINSCHUB

Mobility Challenge

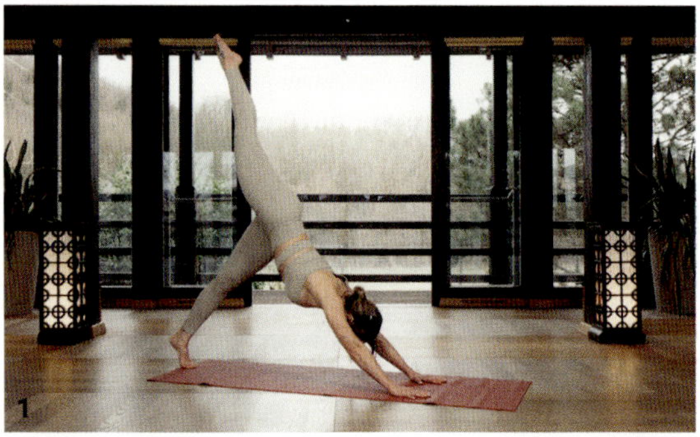

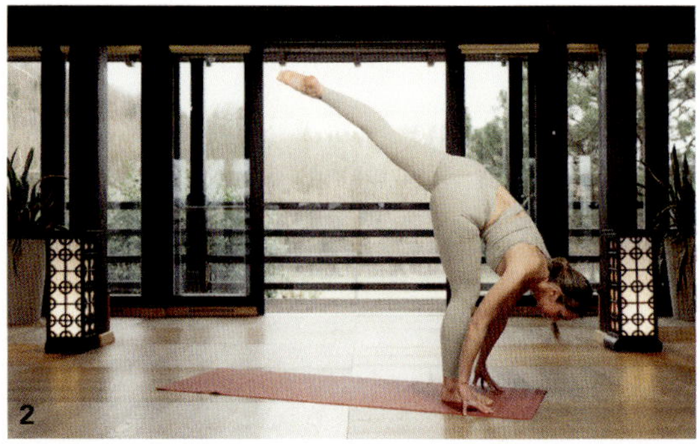

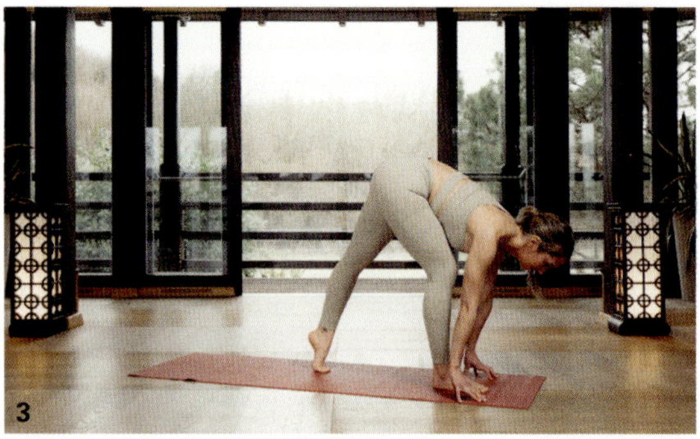

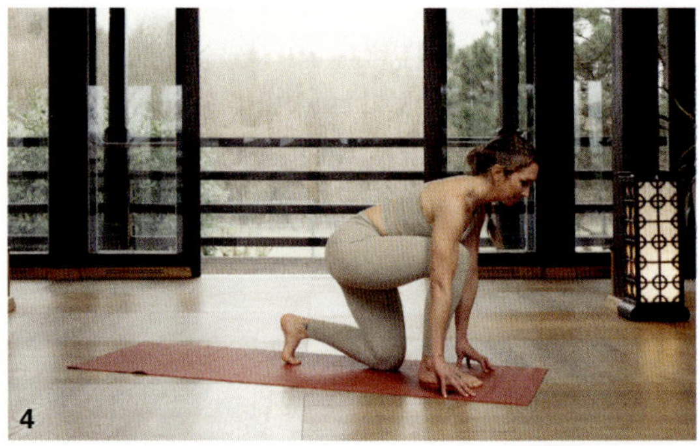

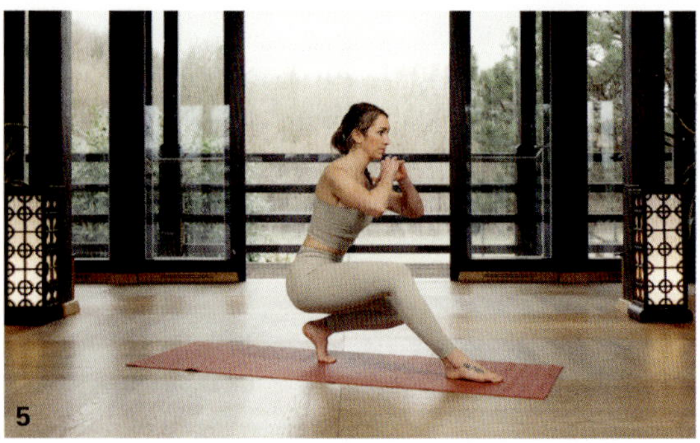

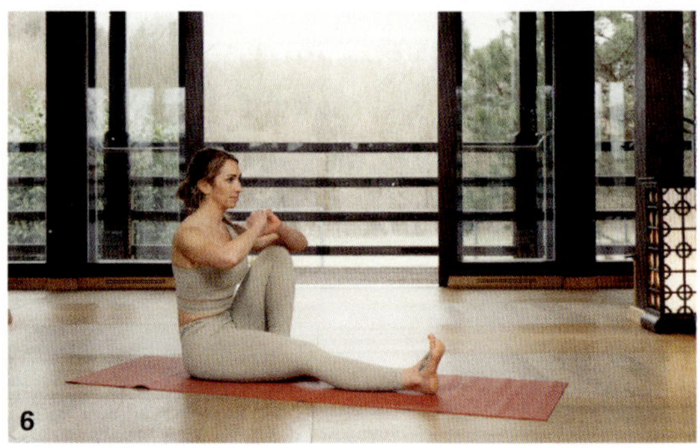

- Beginne im Herabschauenden Hund und setze den rechten Fuß nach vorn. Hebe das linke Bein hoch in den Standing Split und setze es anschließend – nicht weit entfernt –auf das Knie und dann auf die Fersen. Beuge das vordere Bein, klappe den Fuß um und setze dich kontrolliert nach hinten ab (1, 2, 3, 4, 5, 6).
- Rechtes Bein gestreckt, linkes gebeugt und aufgestellt. Klappe das gebeugte Bein und lege das Knie ab (7).

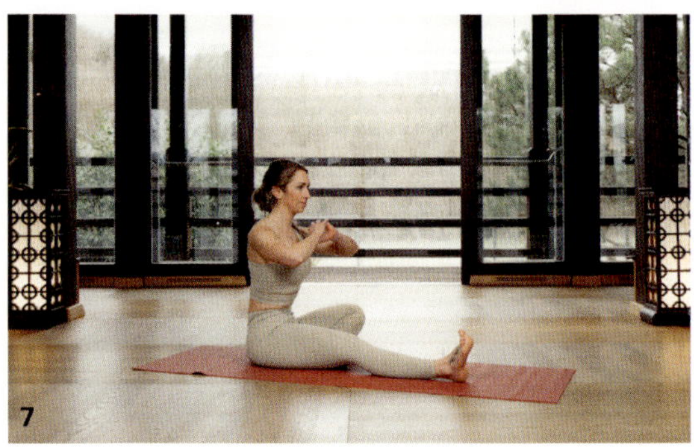

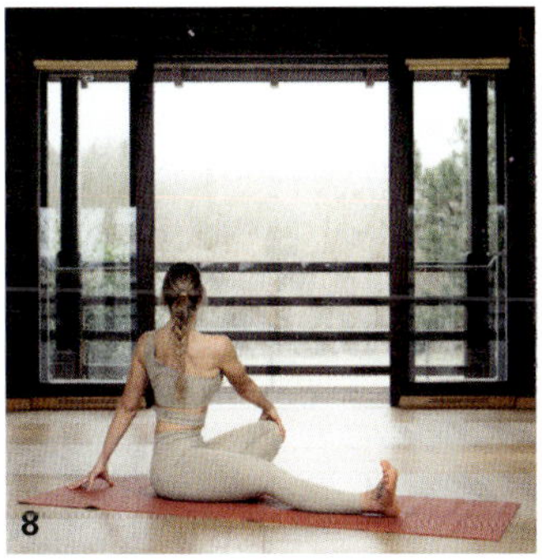
8

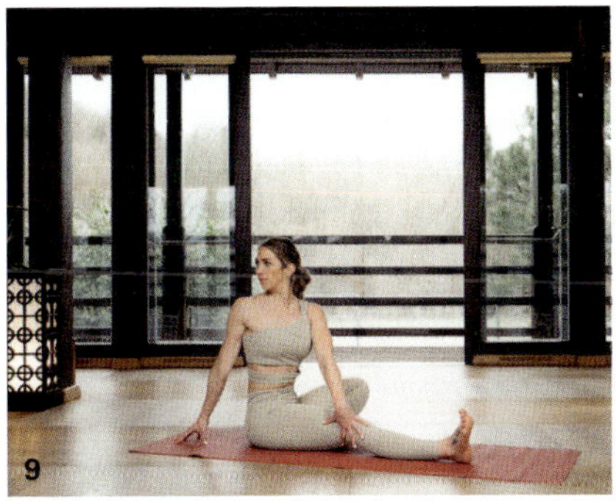
9

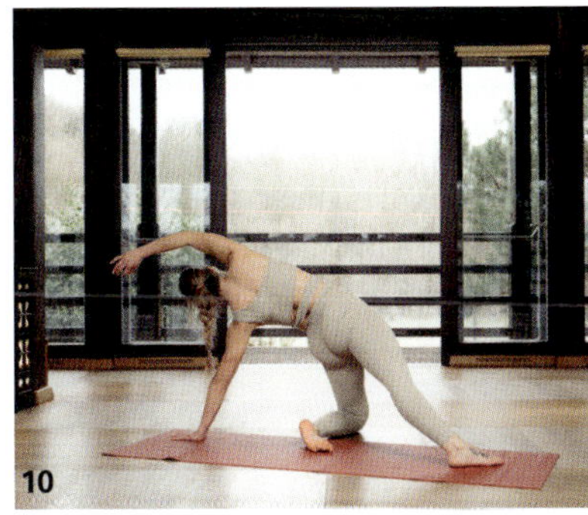
10

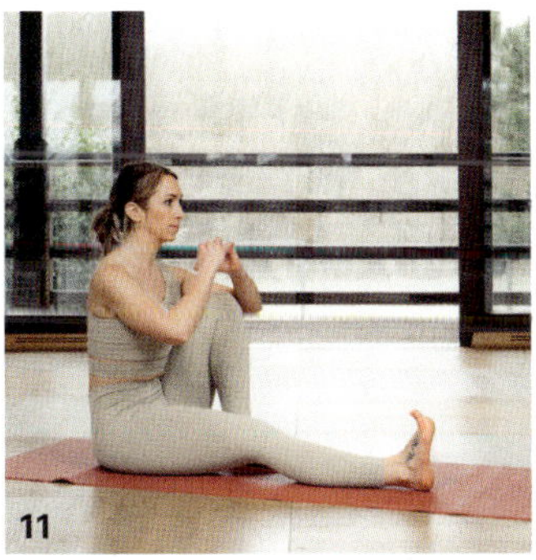
11

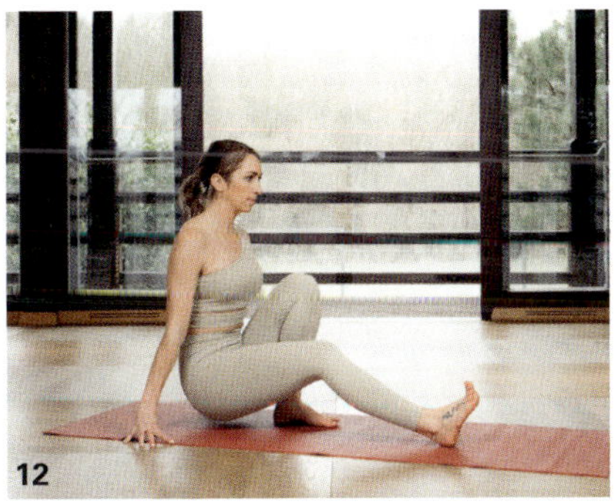
12

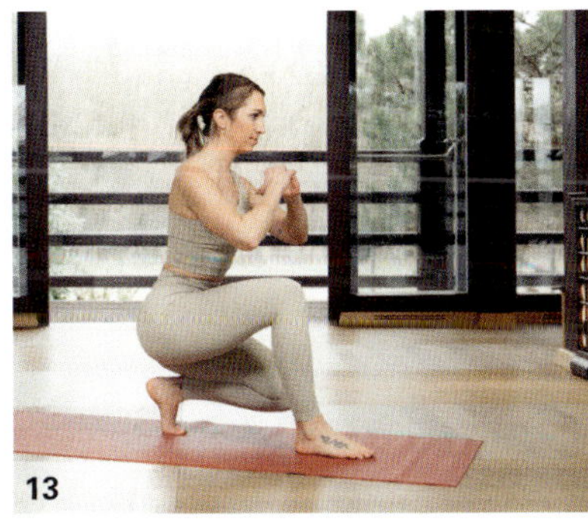
13

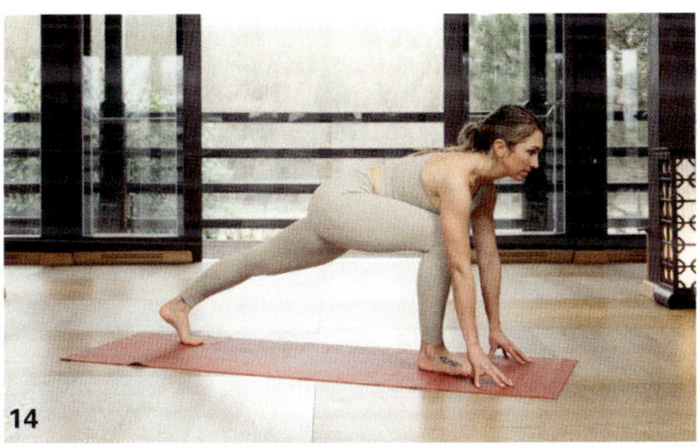
14

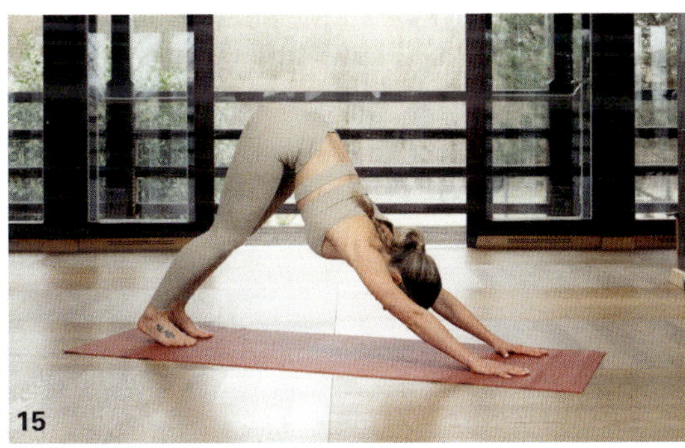
15

- Atme ein und hebe die Arme nach oben. Mit der Ausatmung drehe dich zunächst über das gebeugte Bein und dann über das gestreckte Bein zur Seite. Atme erneut ein und führe die Arme wieder nach oben, während du mit der Ausatmung den Oberkörper zum gebeugten Bein drehst. Gleichzeitig hebe die Hüfte an – Sidestretch (8, 9, 10).
- Komme den gleichen Weg wieder zurück, die Hände können dabei unterstützend auf den Boden platziert werden (11, 12, 13, 14, 15).

Hier geht's zum Video

EINSCHUB

Flow mit Avatar

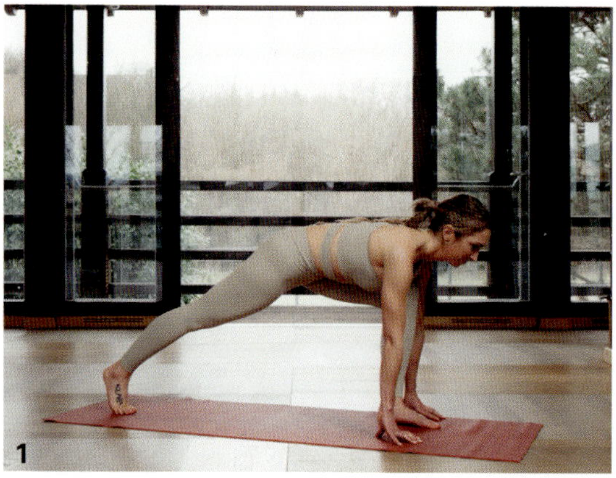

1

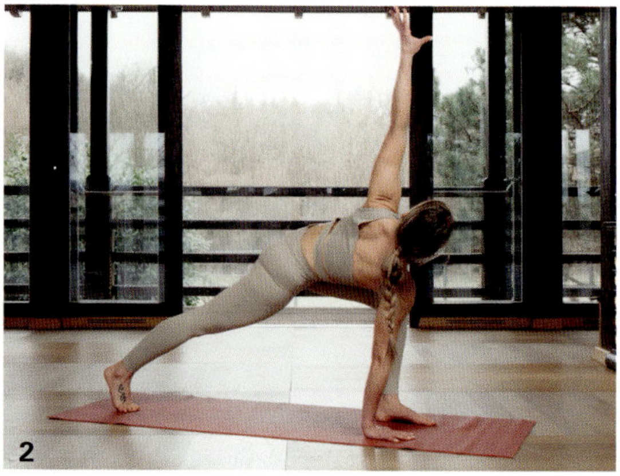

2

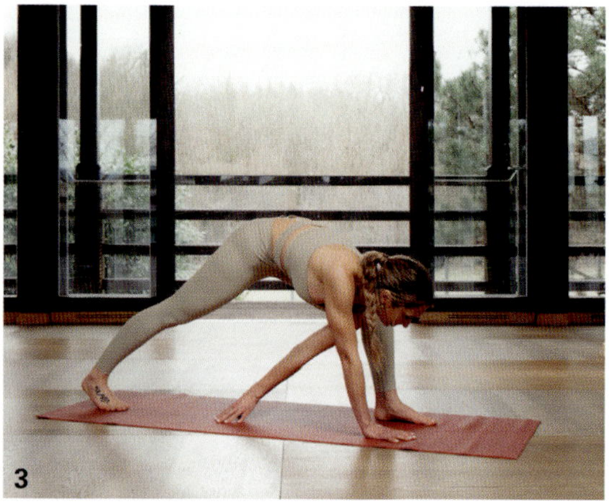

3

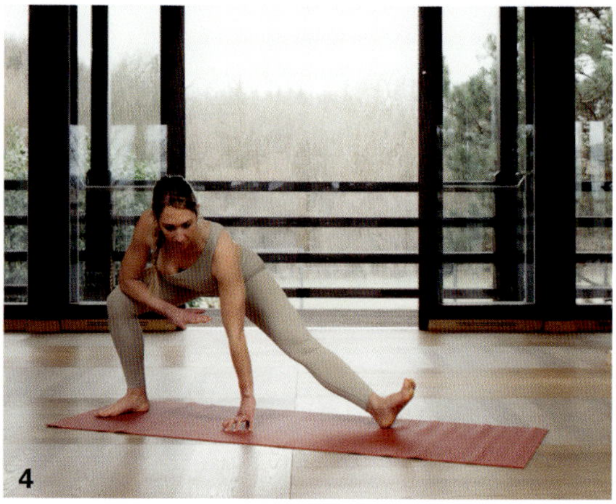

4

- Führe den Sonnengruß A bis zum Herabschauenden Hund aus und steige dann mit dem rechten Fuß nach vorne (zur besseren Ansicht ist auf den Bilder die Seite gewechselt; linke Seite). Löse die rechte Hand und greife mit ihr in die Mitte (1, 2, 3). Drehe den hinteren Fuß auf und gehe in den Avatar (4). Dabei dabei kannst du entscheiden, ob du zwei Levels tiefer gehst oder nicht (5).

- Kehre auf dem gleichen Weg zurück. Setze bewusst das linke Knie am Boden ab (6).

- Senke die linke Hand tief und führe einen Twist durch. Ziehe die linke Ferse zum Gesäß und greife mit der rechten Hand entweder den hinteren Rücken oder den Fuß (7).

- Setze beide Hände an die Innenseite des rechten Fußes vorn ab, bleibe oben oder gehe auf die Unterarme (8, 9, 10).

Hier geht's zum Video

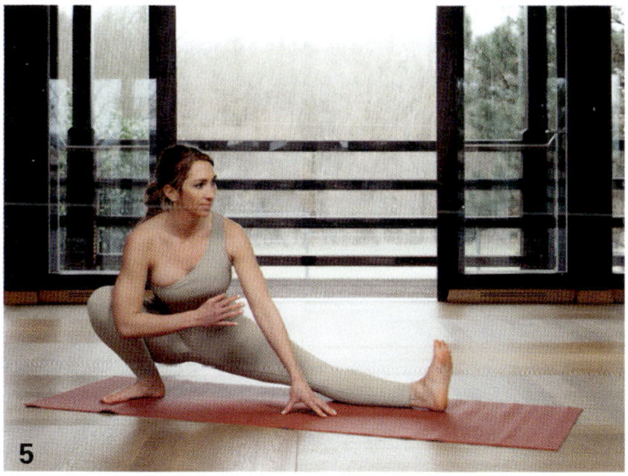
5

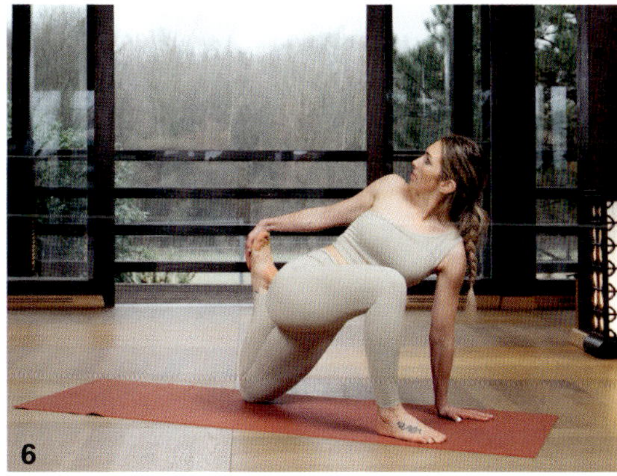
6

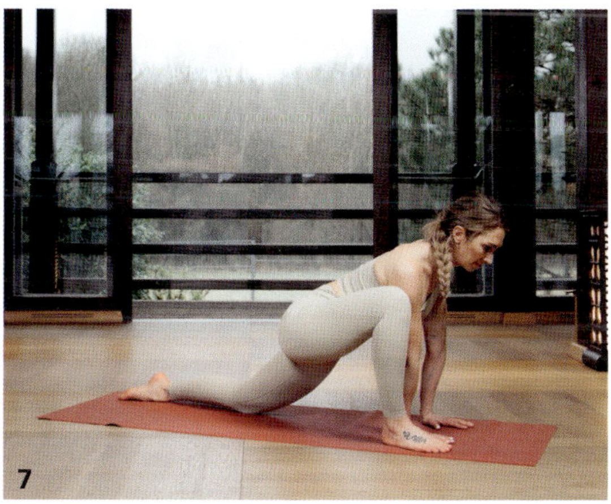
7

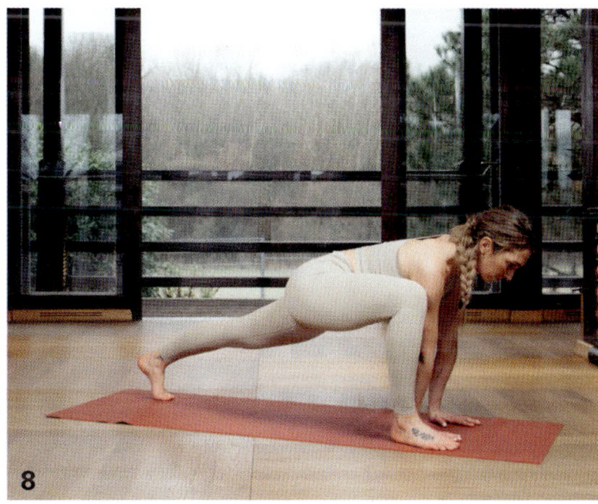
8

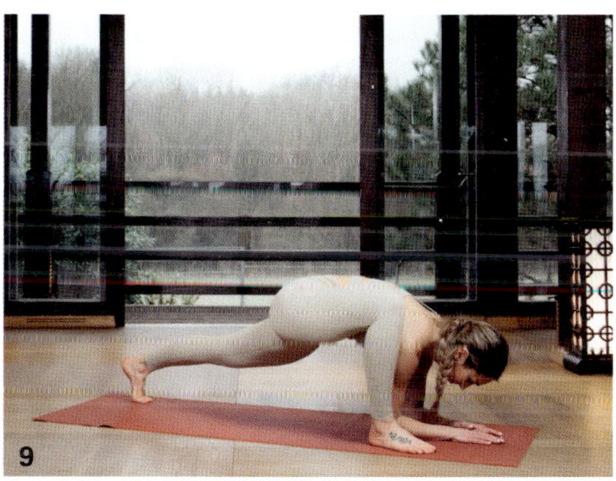
9

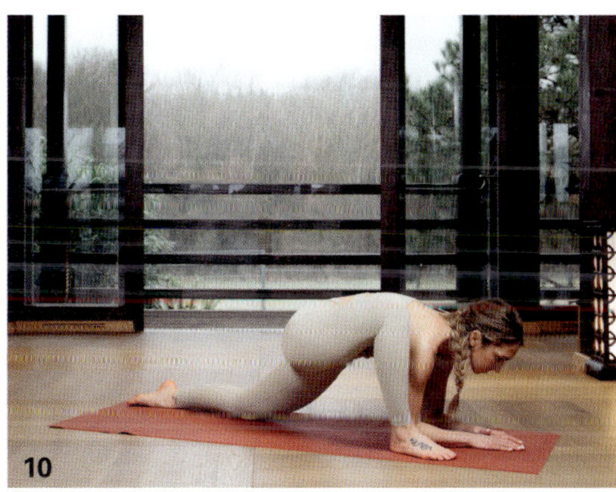
10

FLOW 1

Stützkombination

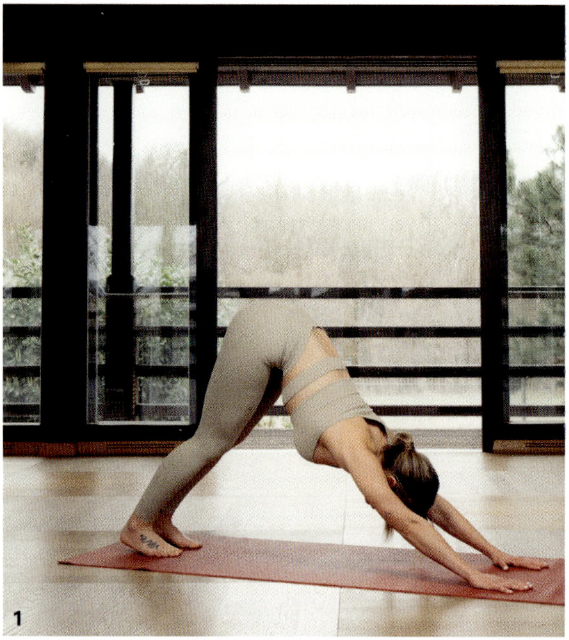

1

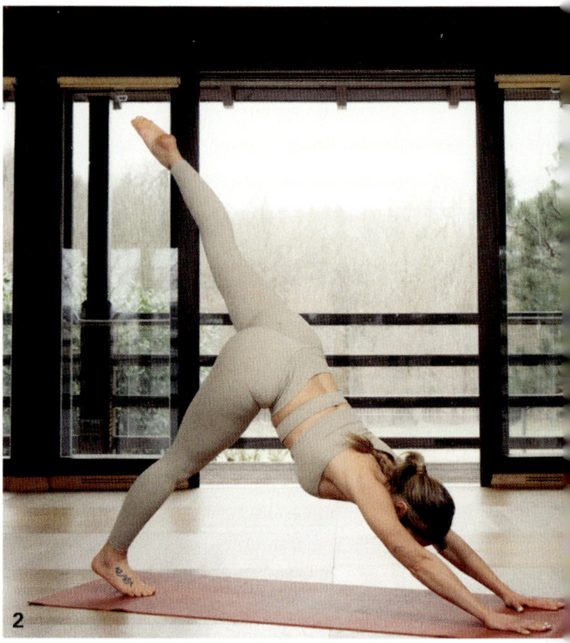

2

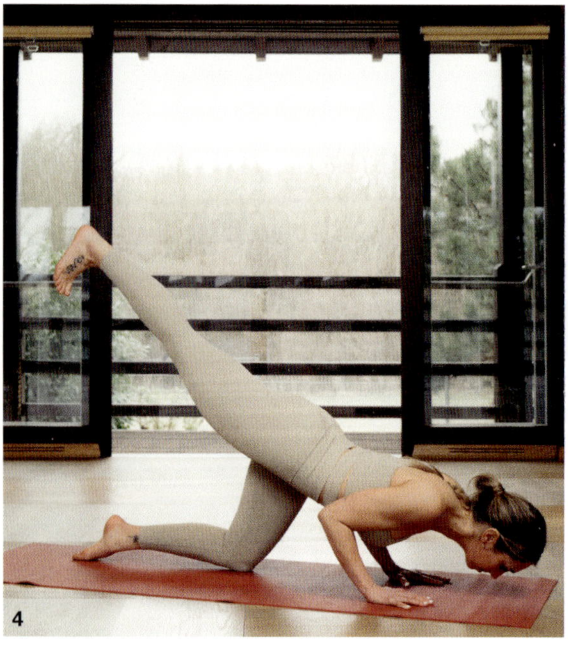

4

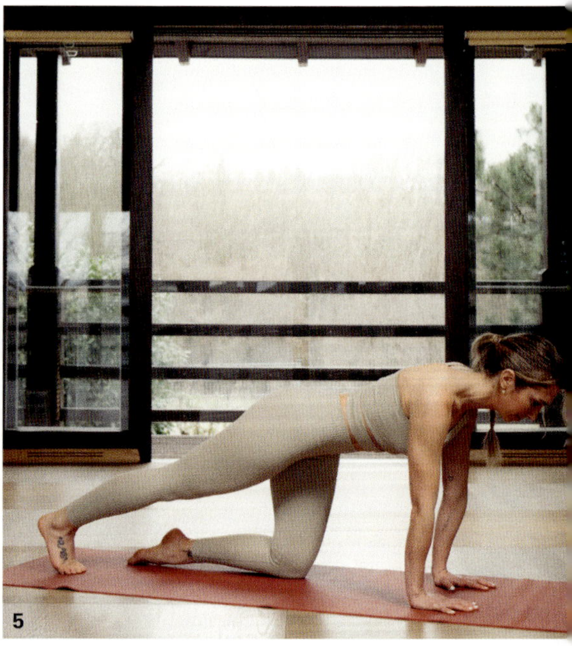

5

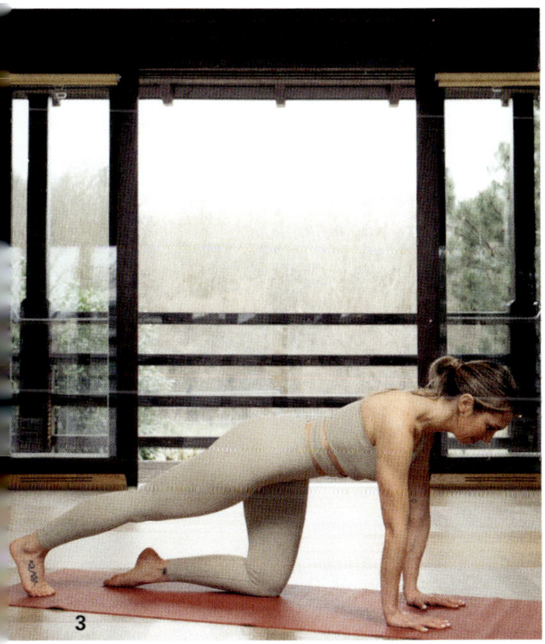

3

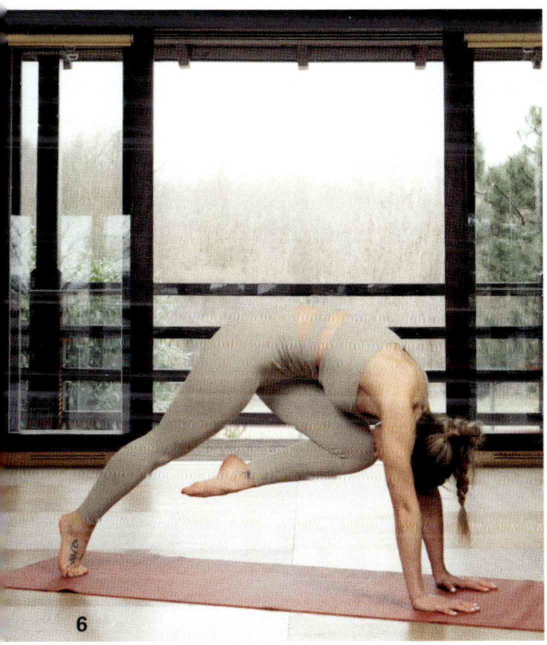

6

- Stützkombination
  (Starte im Herabschauenden Hund und nimm dein linkes Bein nach oben (1, 2).)
- Setze dein rechtes Knie sanft auf den Boden (3).
- Hebe gleichzeitig dein linkes Bein gestreckt nach oben und führe eine enge Liegestütze aus (4).
- Setze dein gestrecktes Bein nach hinten ab (5).
- Ziehe mit der Ausatmung dein gebeugtes Bein zur Nasenspitze, während du deinen Rücken rund machst (6).
- Setze dein gebeugtes Knie sanft auf den Boden ab. Wiederhole diese Stützvariantion 6–8-mal und komm dann wieder in den Herabschauenden Hund zurück.

Siehe Ergänzung letzter Punkt oben.

NINAS COACHING-TIPP

Stelle dir bei der engen Liegestütze vor, du hast ein Magazin (wie Women's Health) unter deinen Achseln eingeklemmt. Deine Ellbogen bleiben nah am Körper und bewegen sich während der Übung entlang der Körperseiten. Dadurch wird die Brustmuskulatur intensiver angesprochen.

FLOW 1

Rockstar-Pose/Flow mit Wild Thing

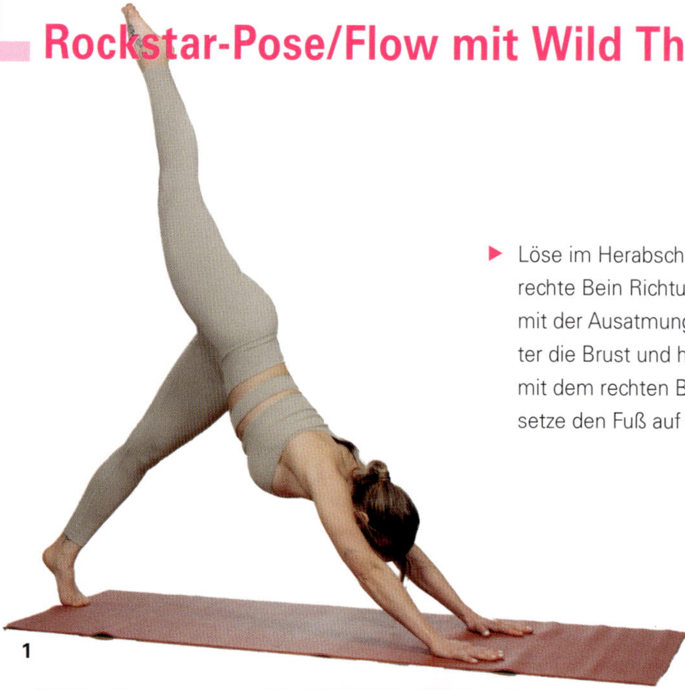

1

- Löse im Herabschauenden Hund erst das rechte Bein Richtung Decke. Atme ein, ziehe mit der Ausatmung dein Knie schwebend unter die Brust und halte diese Position. Steige mit dem rechten Bein über dein linkes und setze den Fuß auf dem Boden ab (1, 2, 3).

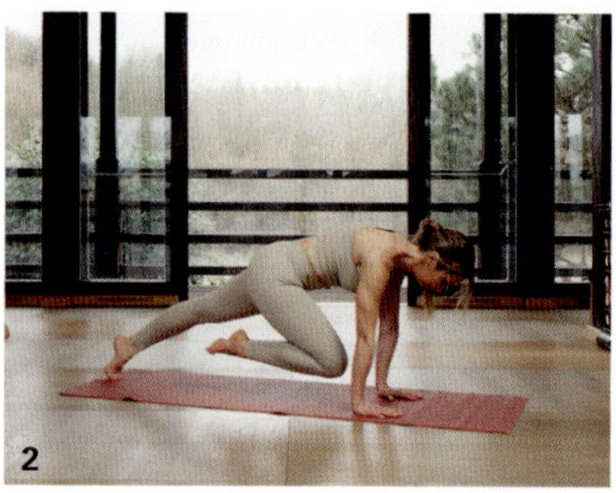

2

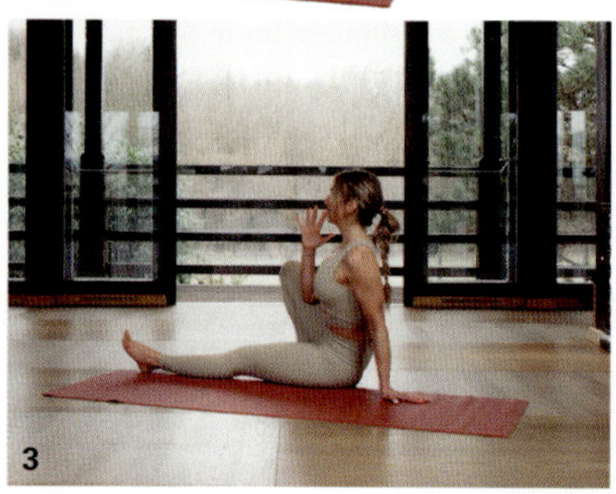

3

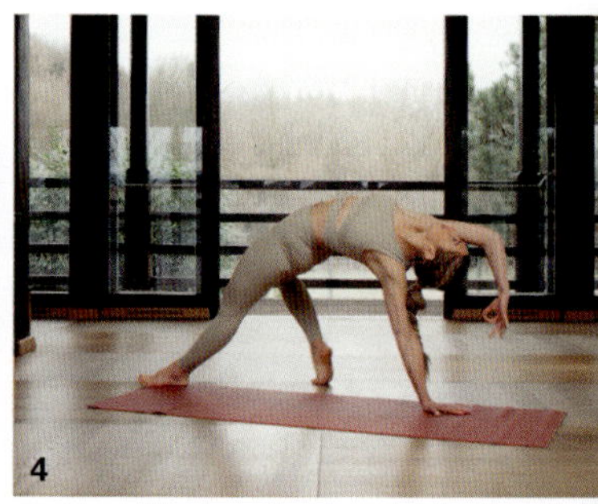

4

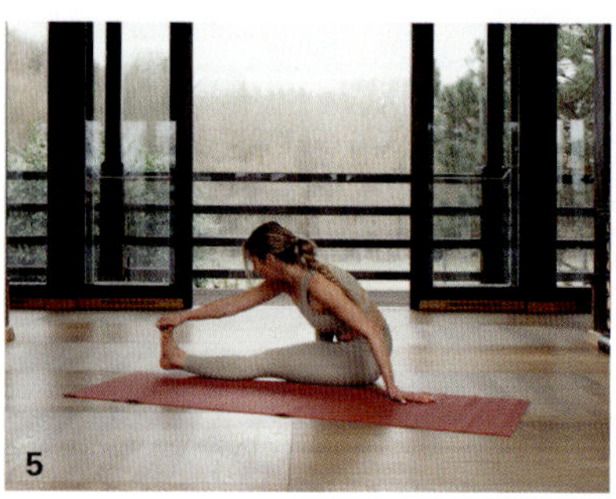

5

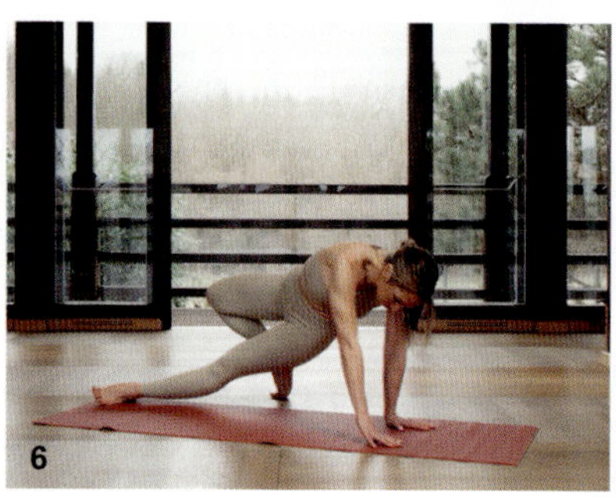

6

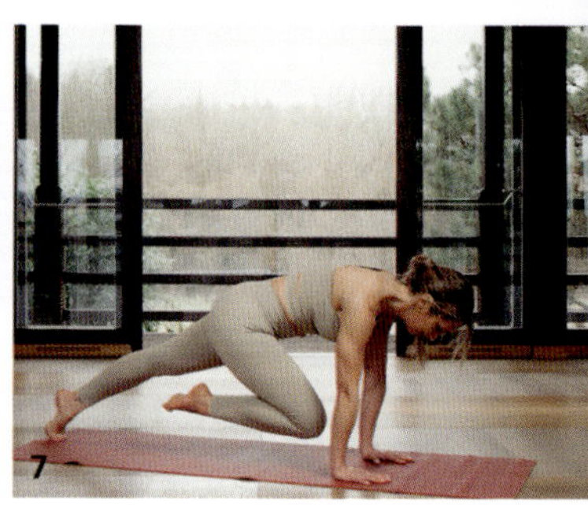

7

Hier geht's zum Video

- Schiebe dann die Hüfte Richtung Decke hoch und komme in die Rockstar-Pose. Fühle diese Asana, die Konzentration und innere Stärke erfordert, um die Pose mit Leichtigkeit und Anmut auszuführen. Setze anschließend den Po wieder ab und führe deine rechte Hand zum gestreckten Bein. Komme dann auf dem gleichen Weg wieder zurück in den Dreibeinigen Hund (4, 5, 6, 7).

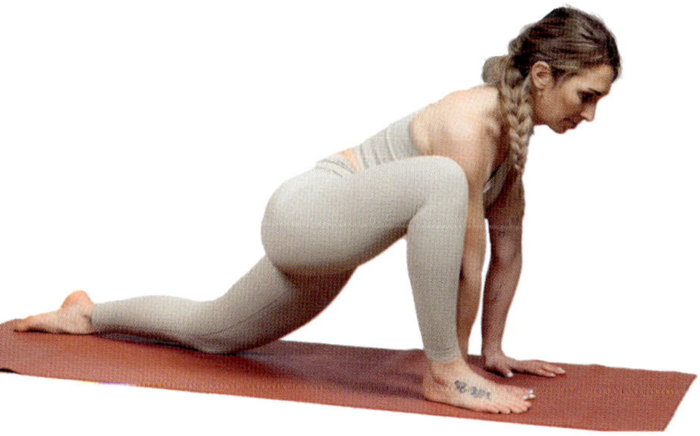

8

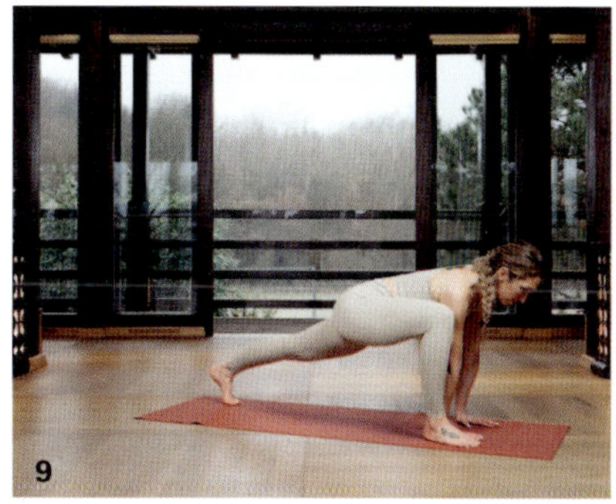

9

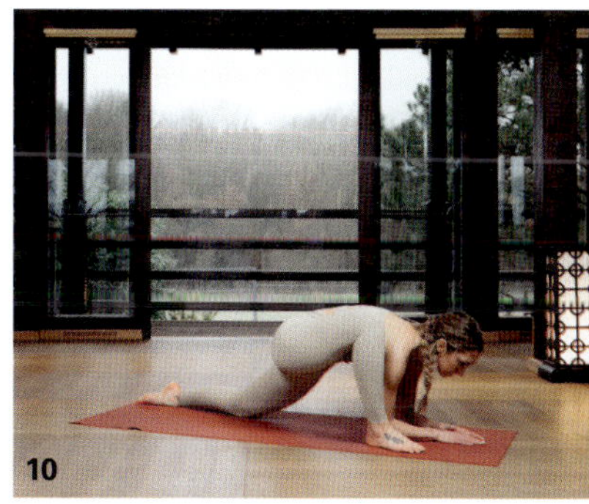

10

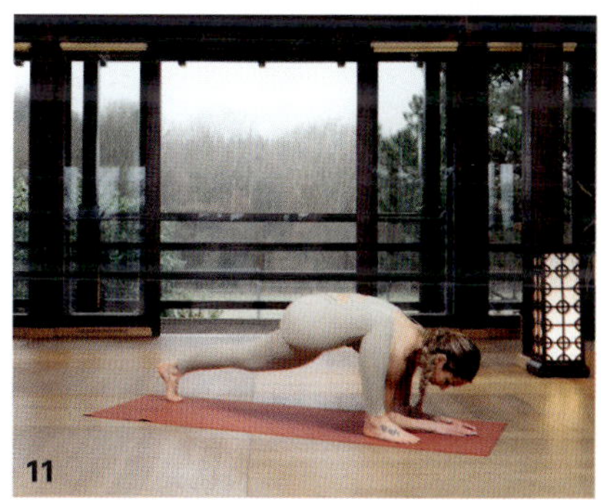

11

Stelle anschließend den rechten Fuß nach vorne ab und komme in die Lunge-Pose, um deine Hüfte zu dehnen. Entweder legst du das hintere Knie ab oder hältst es schwebend. Die Hände aufgestellt oder auf deinen Unterarmen gestützt, um die Dehnung zu intensivieren (8, 9, 10, 11).

Bleibe in dieser Position oder lege das Knie ab. Greife mit deinem gegenüberliegenden Arm den hinteren Fuß, so genießt du auch die Dehnung an deiner Oberschenkelvorderseite. Gleichzeitig kannst du das Knie des gebeugten Beins nach außen kippen, um die Dehnung in der Hüfte zu halten (12).

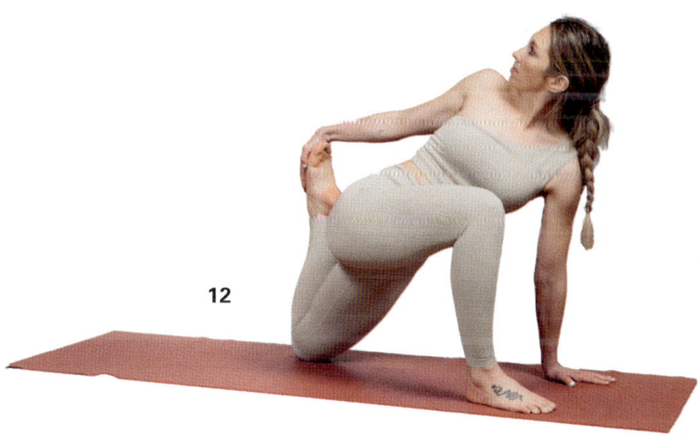

12

NINAS COACHING-TIPP

Du kannst bei dieser Asana auch deinen Yoga-Block nutzen und dich darauf abstützen.

FLOW 1

Krieger 1-Kombination

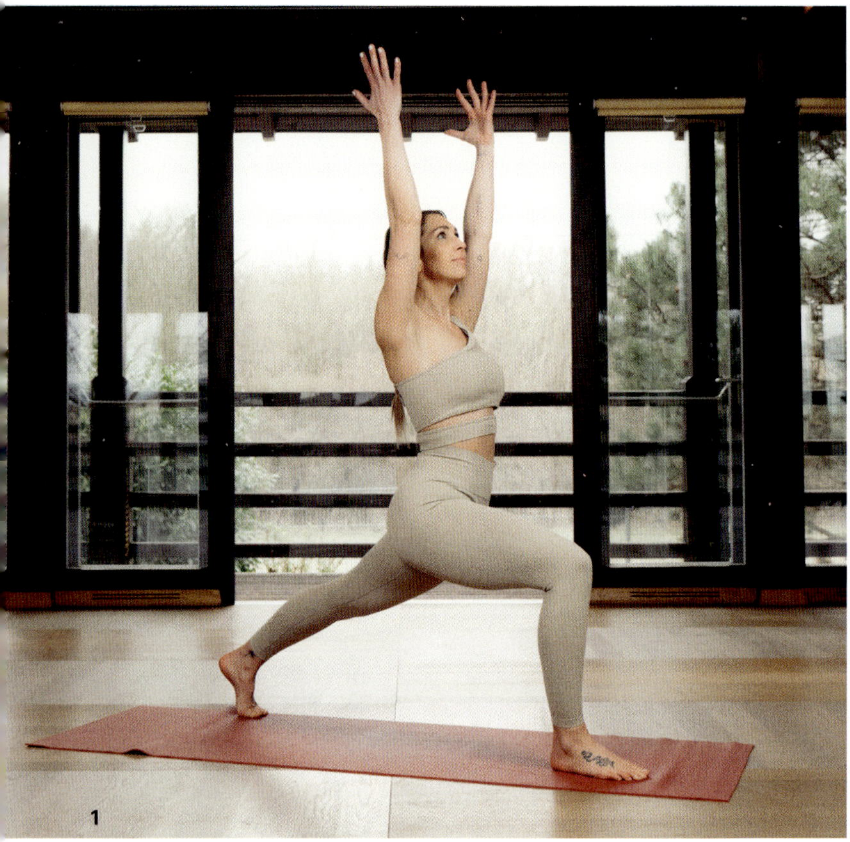

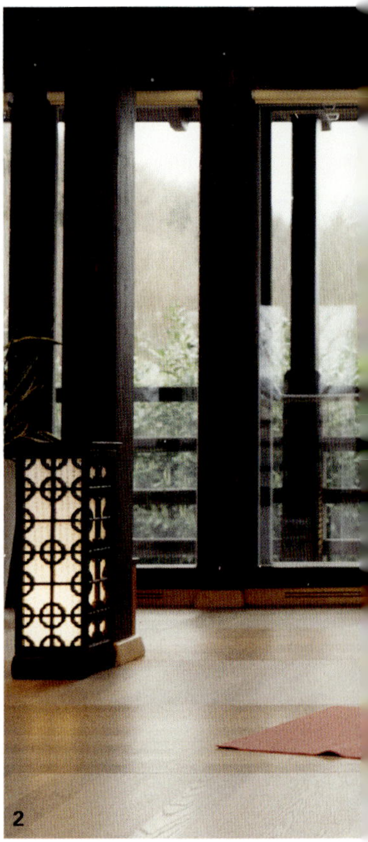

Krieger 1-Kombi
Komme dann direkt vom Herabschauenden Hund in den Krieger 1.

- Stelle dein rechtes Bein mit einem großen Schritt nach vorne zwischen deine Hände, sodass du in einem tiefen Ausfallschritt stehst. Dein hinteres Bein bleibt gestreckt und fest auf dem Boden verankert (1).
- Mit einer tiefen Einatmung streckst du deine Arme kraftvoll nach oben in Richtung Himmel. Spüre, wie du dich in die Länge ziehst und deine Brust sich öffnet. Diese Bewegung fördert nicht nur deine Körperhaltung, sondern stärkt auch die Muskulatur im Rücken und in den Schultern.
- Mit der Ausatmung senkst du die Arme und umarmst sanft dein gebeugtes vorderes Bein. Achte darauf, das Gewicht gleichmäßig zu verteilen, sodass nicht die gesamte Last auf deinem vorderen Bein ruht.

NINAS COACHING-TIPP

Achte im Krieger 1 besonders auf eine stolze, aufrechte Haltung. Solltest du das Gefühl haben, ins Hohlkreuz zu fallen, beuge leicht dein hinteres Knie. Dies hilft dir, das Becken zu stabilisieren und den Rücken zu entlasten.

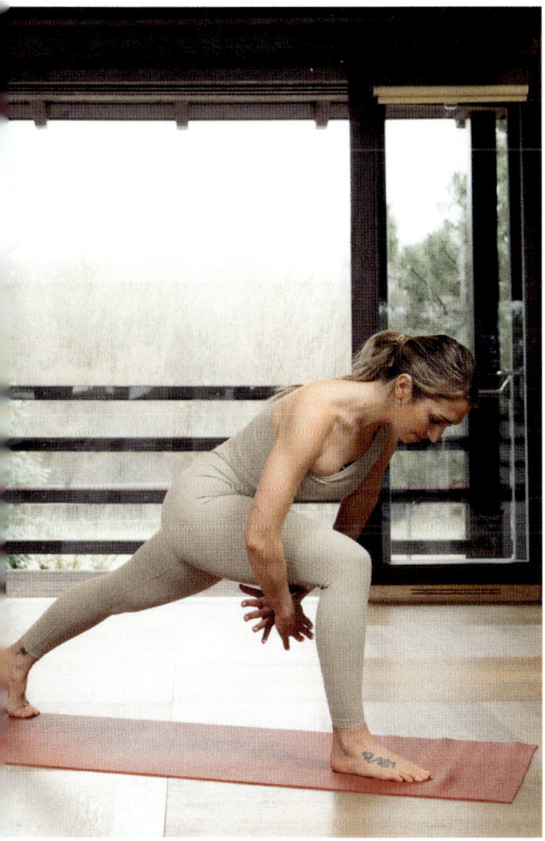

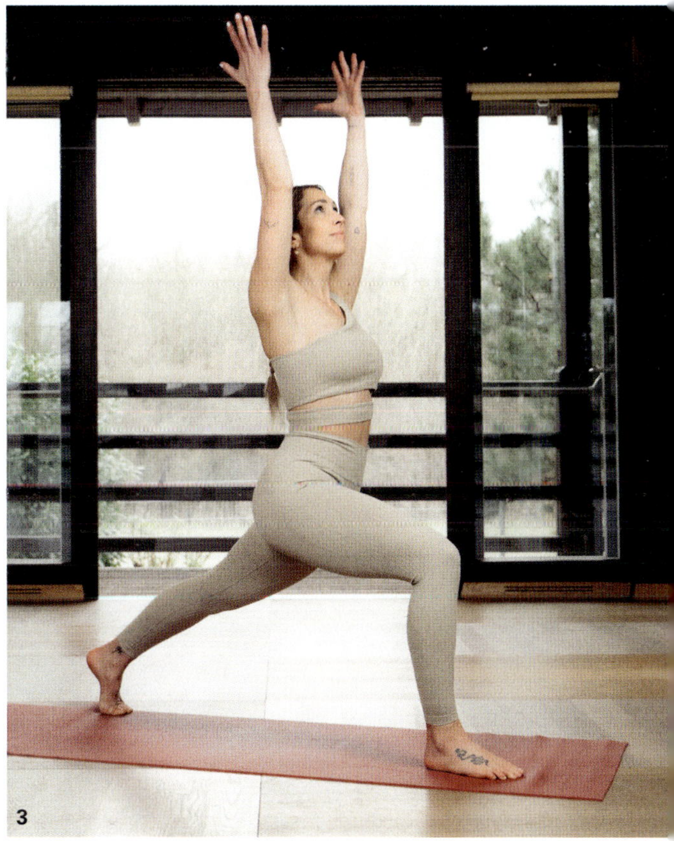

3

Dies verleiht dir Stabilität und hilft, dich fest und verwurzelt auf dem Boden zu halten. Mit der Einatmung streckst du deine Arme wieder nach oben (2, 3).

Mache das mindestens 3 mal.

ZIEL

Der Krieger 1 (Virabhadrasana I) ist eine kraftvolle Yoga-Haltung, die Stärke, Ausdauer und Flexibilität fördert. Sie stärkt die Bein- und Gesäßmuskulatur, öffnet die Hüften und den Brustkorb und verbessert die Balance und Körperhaltung. Diese Asana hilft auch dabei, den Geist zu fokussieren, innere Entschlossenheit zu entwickeln und ein Gefühl der Verwurzelung zu schaffen. Mit der Kombination aus Dehnung und Kräftigung in dieser Übung erlebst du sowohl körperliche als auch mentale Stabilität, was dich in deiner Yoga-Praxis und im Alltag unterstützt.

NINAS COACHING-TIPP

Um die Position zu intensivieren, strecke dein hinteres Bein noch stärker und ziehe die Ferse aktiv Richtung Boden. Dadurch öffnest du die Hüften und dehnst die hintere Beinmuskulatur, was zu mehr Flexibilität und Stabilität führt.

FLOW 1

Krieger 1-Kombination *Fortsetzung*

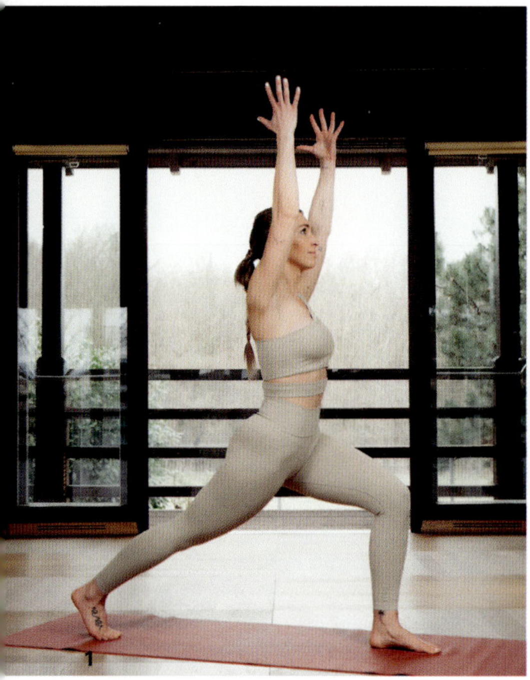
1

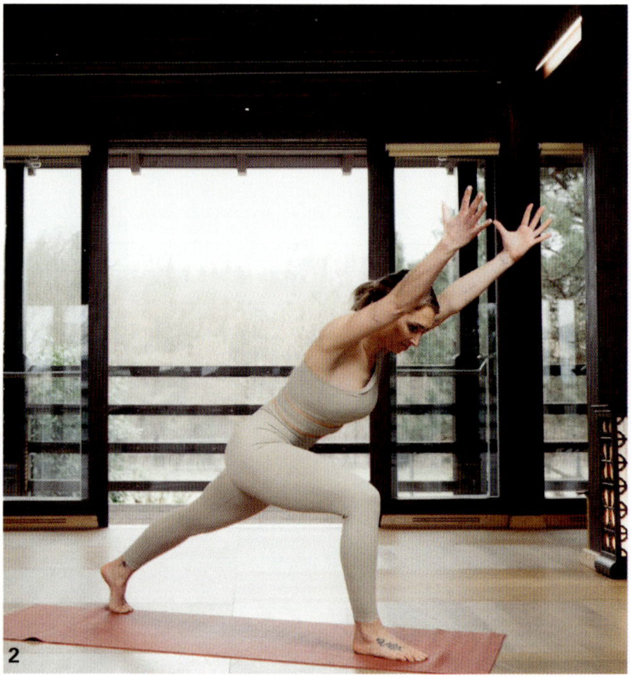
2

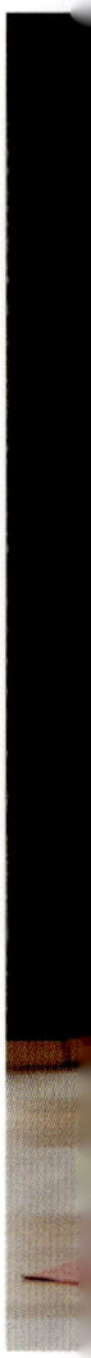

Krieger 1-Ausfallschritt-Kombination

- Beuge dich vom Krieger 1 aus nach vorn, sodass dein Oberkörper eine Verlängerung deines hinteren Beins bildet. Hebe dein hinteres Bein an und komme somit in den Krieger 3, in deine Standwaage (1, 2, 3).
- Stelle dein rechtes Bein nicht mehr so weit zurück. Halte deine Arme in U-Form tief und beuge beide Beine – Lunge/Ausfallschritt. Mache drei kleine, federnde Bewegungen – Bounce (4).
- Strecke deinen linken Fuß nach vorn und winkle dann das Bein an. Kreuze dein linkes Bein über das rechte, um in den halben Lotus-/Tempelsitz zu kommen. Bringe deine Arme in die Namaste-Position und hocke tief (5, 6).

Stehe auf und wiederhole die Sequenz.

NINA'S COACHING TIPP

Halte deinen Blick auf einen festen Punkt vor dir gerichtet, um die Balance zu wahren. Diese Haltung stärkt nicht nur deine Beinmuskulatur, sondern fördert auch die Konzentration und das Gleichgewicht.

ZIEL

Diese Übungsabfolge ist eine kraftvolle Kombination, die den gesamten Körper fordert. Sie stärkt die Beinmuskulatur, verbessert das Gleichgewicht und fördert die Flexibilität in den Hüften und der Wirbelsäule. Durch die dynamischen Bewegungen wird zudem die Koordination geschult und die Tiefenmuskulatur aktiviert. Die abschließende Trikonasana-Position dehnt die Körperseiten und bringt eine wohltuende Balance nach der intensiven Sequenz. Diese Kombination ist ideal, um sowohl physische Kraft als auch innere Ruhe zu kultivieren.

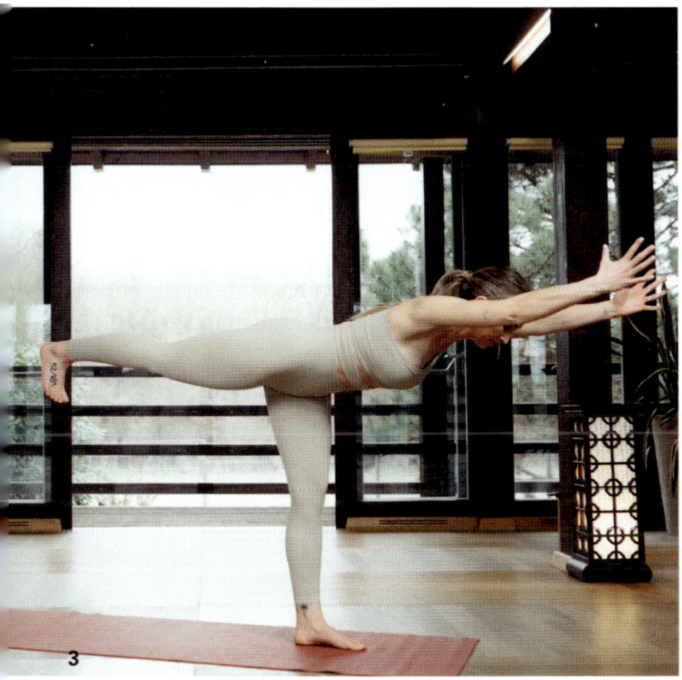
3

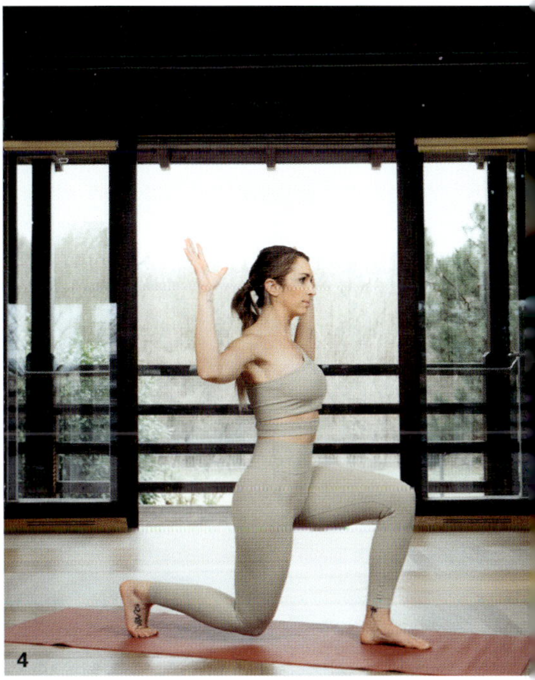
4

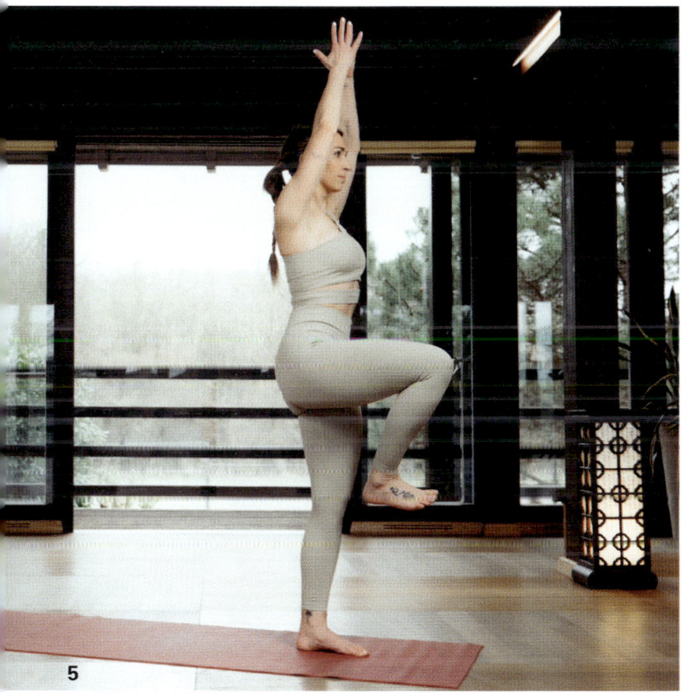
5

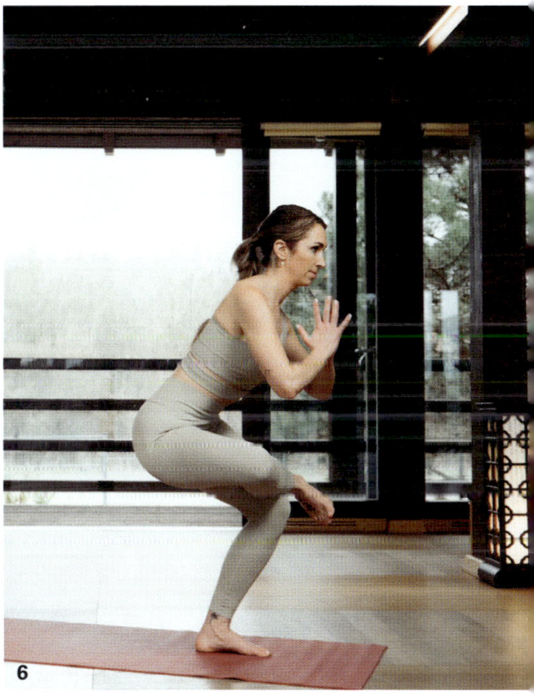
6

FLOW 1
Dreieck

Komme nach 6–8 Wiederholungen vom Stand in das **Dreieck (Trikonasana)**

Ausführung:

- Die Beine sind weit geöffnet, der vordere Fuß zeigt zur kurzen Mattenseite, der hintere zur langen. Die Oberschenkel sind angespannt.

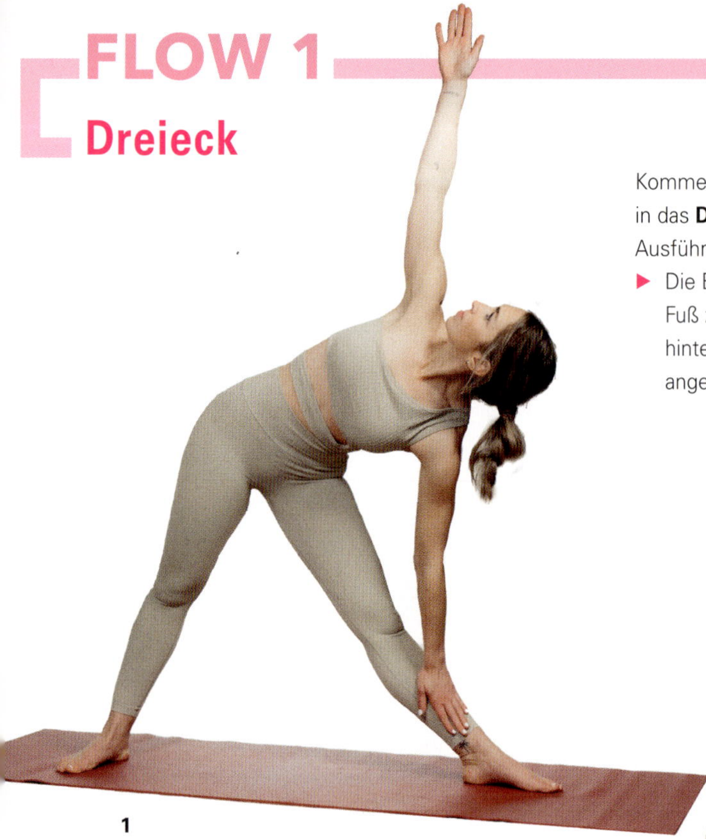

1

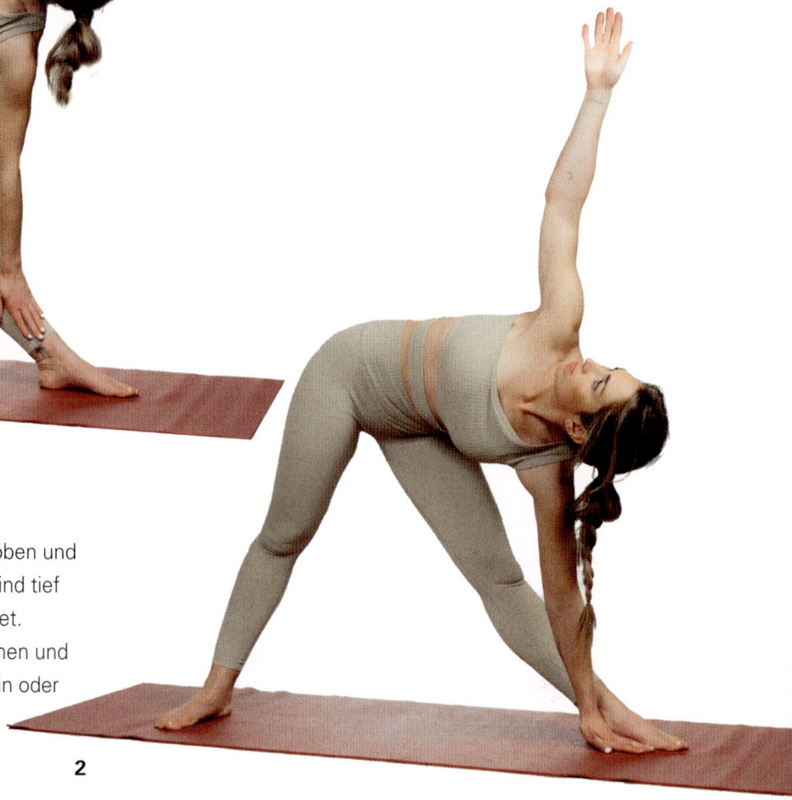

2

- Bei der Einatmung die Arme nach oben und unten ausstrecken. Die Schultern sind tief und fixiert, der Brustkorb ist geöffnet.
- Bei der Ausatmung das Becken öffnen und die untere Hand auf dem Schienbein oder dem Boden abstützen (1, 2).
- Bringe den ganzen Körper auf eine Ebene. Dein Blick richtet sich Richtung Hand nach oben. Sollte dies für den Nacken zu viel sein, richte den Blick zum Boden in Richtung Matte.

NINAS COACHING-TIPP

Nimm dir einen Yoga-Block zur Unterstützung.

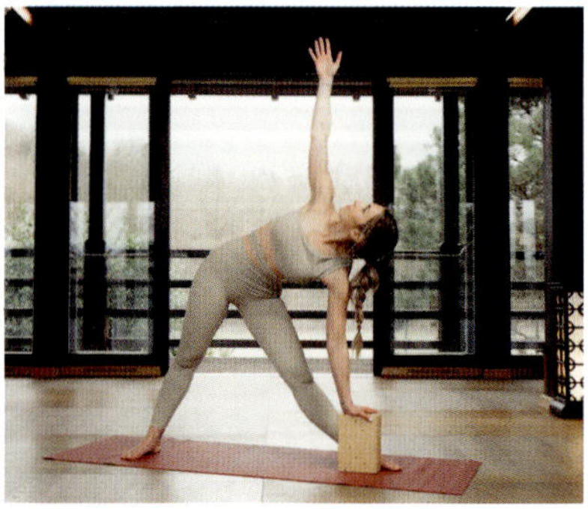

Hier geht's zum Video

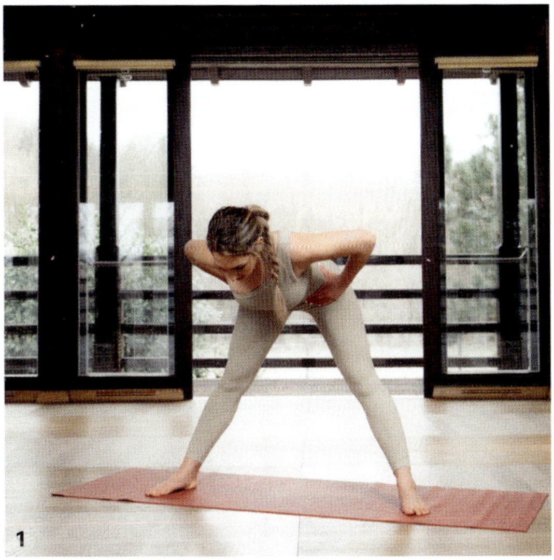

1

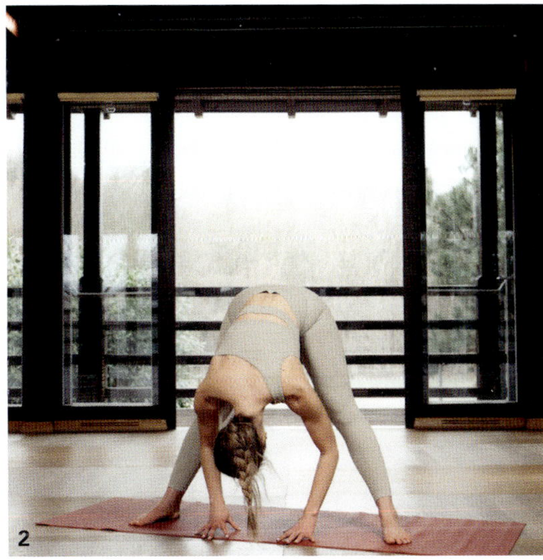

2

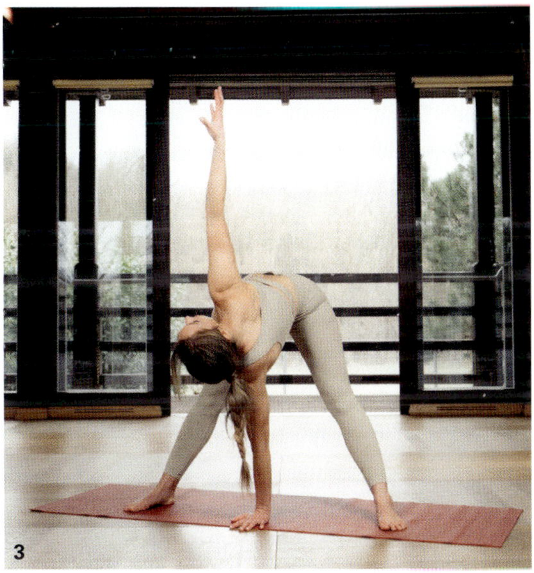

3

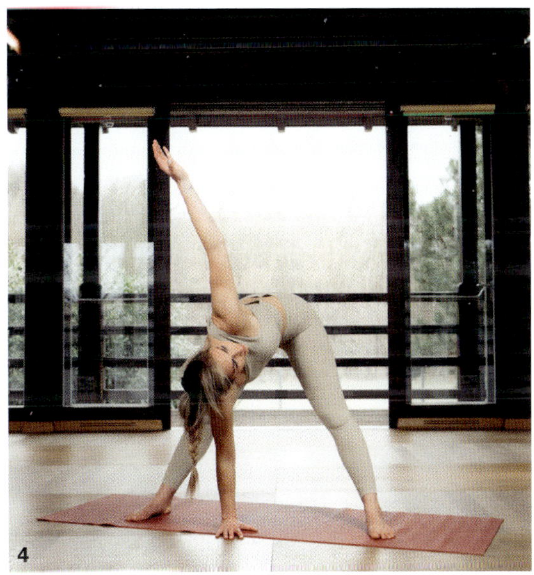

4

Breite Vorbeuge

- Stelle dich nach dem Dreieck in eine breite Vorbeuge, wobei beide Füße nun zur langen Mattenseite ausgerichtet sind. Nimm die Hände an die Hüfte und lehne dich mit einem gerade Rücken nach vorne (1).
- Tauche dann ganz nach unten ein, sodass deine Hände den Boden berühren. Auch hierbei kann ein Yoga-Block unterstützend helfen (2). Atme ein. Drehe dich mit der Ausatmung zu einer Seite auf und halte die Hüfte dabei parallel (3).
- Komm einatmend wieder in die Mitte nach unten. Ausatmend zur anderen Seite aufdrehen (4).

Wiederhole dies 3–4-mal.

FLOW 1

Der Baum – Vrksasana

Von der Breiten Vorbeuge fließen wir weiter: Stelle den Fuß wieder zur kurzen Mattenseite auf und löse das hintere Bein gebeugt nach vorn. Komme aus dieser Position in die klassische Yoga-Übung »Baum«. Bringe dein schwebendes Bein an deinen Fuß, dein Schienbein oder – als fortgeschrittene Yogi – an deinen Oberschenkel. Achtung: keinesfalls aufs Kniegelenk! Halte die Hüften parallel. Finde das Gleichgewicht und atme gleichmäßig. Als Zentrierung nimm die Hände in Anjali Mudra/Gebetshaltung vor dem Herzen (1–6).

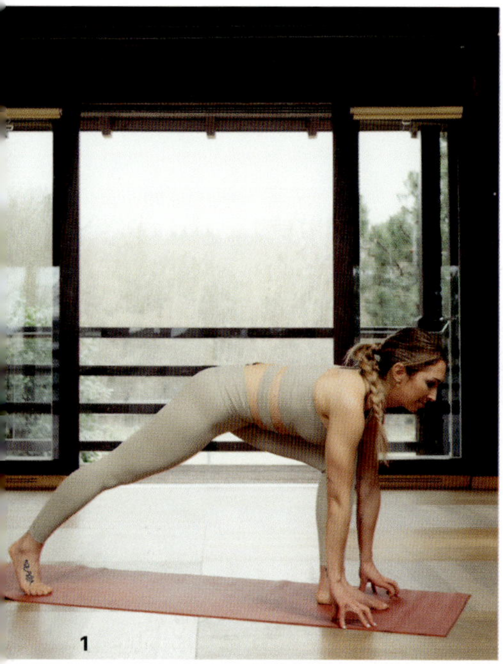
1

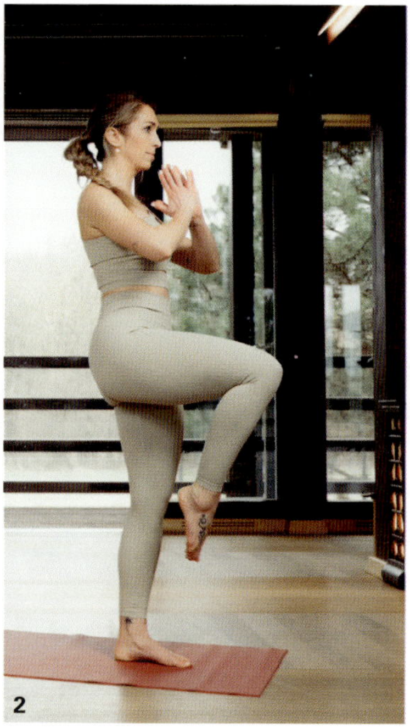
2

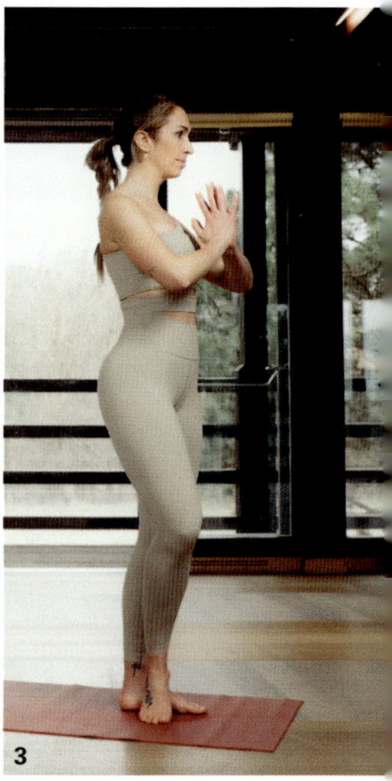
3

ZIEL

Warum der Baum so viel Kraft hat:

- Die Übung fördert das Gleichgewicht und die Konzentration, indem sie den Geist beruhigt.
- Der Baum symbolisiert Zentrierung und innere Ruhe, was stimulierend für das Gehirn ist.
- Er verbessert die Standfestigkeit, indem sie eine Verbindung zur Erde herstellt und gleichzeitig den Körper zum Himmel streckt.
- Er kräftigt die Beinmuskeln und die Kniegelenke, während sie auch Schultern und Arme stärkt.

Hier möchte ich zur Erinnerung unsere Gründe für Power-Yoga auf Seite 12, Punkt 2, »Körperbewusstsein und Reaktionszeit (propriozeptives Training)«, erneut aufgreifen. Die Asana »Baum« (Vrksasana) ist besonders gut für propriozeptives Training geeignet, da sie folgende Vorteile bietet:

Balanceförderung: Durch das ständige Anpassen der Position wird das Gleichgewicht verbessert und die Körperwahrnehmung geschult.

Tiefensensibilität: Die Position aktiviert Rezeptoren in Gelenken und Muskeln, die für die Wahrnehmung der Körperlage verantwortlich sind.

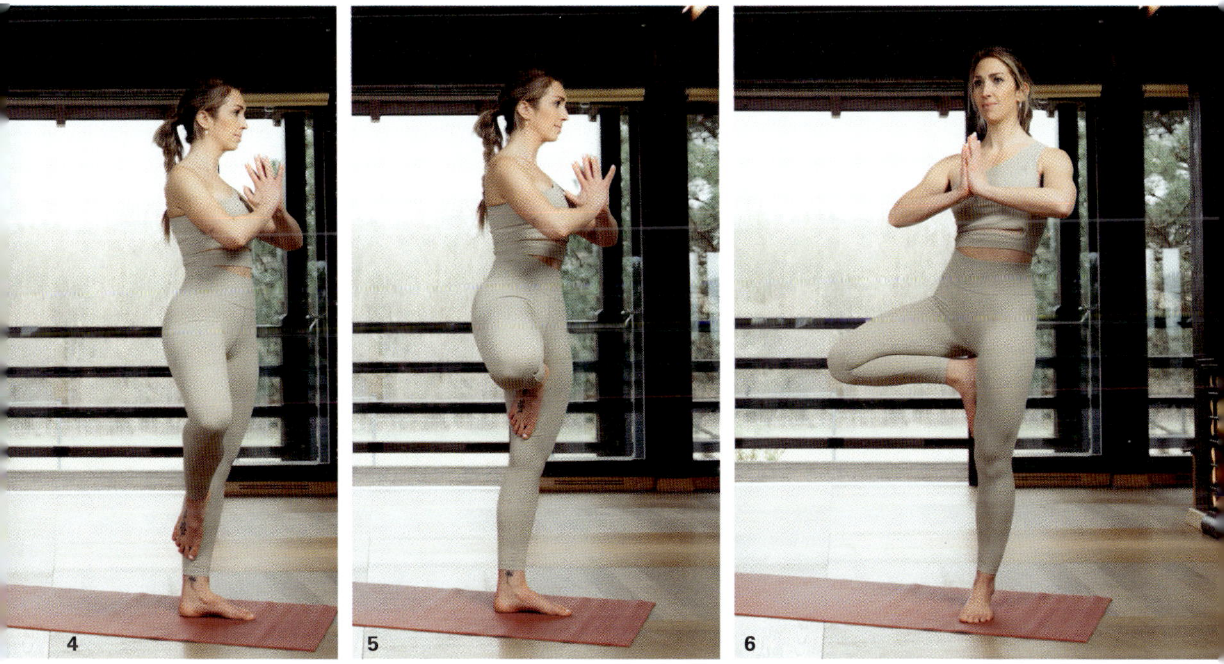

4 5 6

Stabilität: Die Übung stärkt die kleinen Stabilisierungsmuskeln im Bein und Rumpf, was die allgemeine Körperstabilität verbessert.
Konzentration: Das Halten der Position erfordert mentale Fokussierung, was die Balance und das Körperbewusstsein fördert.
Koordination: Die Koordination verschiedener Körperteile während der Übung verbessert die allgemeine motorische Kontrolle.
Durch gezielte Herausforderungen und Anpassungen wird das Körperbewusstsein und die Balance verbessert.

Nun führen wir den Seitenwechsel durch …

Challenge

Schließe die Augen, nachdem du dein Gleichgewicht gefunden hast, und versuche, die Position für 10 Sekunden zu halten, ohne den Fokuspunkt vor dir als Orientierung zu nutzen.

EINSCHUB

Seitenwechsel 1/2 Vinyasa

Seitenwechsel – ½ Vinyasa

- Komme wieder in den Krieger 1. Steige kontrolliert nach hinten. Gehe von hier aus in den Herabschauenden Hund. Die Finger sind weit gespreizt, die Handflächen drücken aktiv in den Boden, während du die Hüften nach oben schiebst und die Fersen in Richtung Boden sinken lässt. Halte diese Pose für drei tiefe Atemzüge, spüre die Streckung und die Öffnung entlang deiner Wirbelsäule (1, 2).

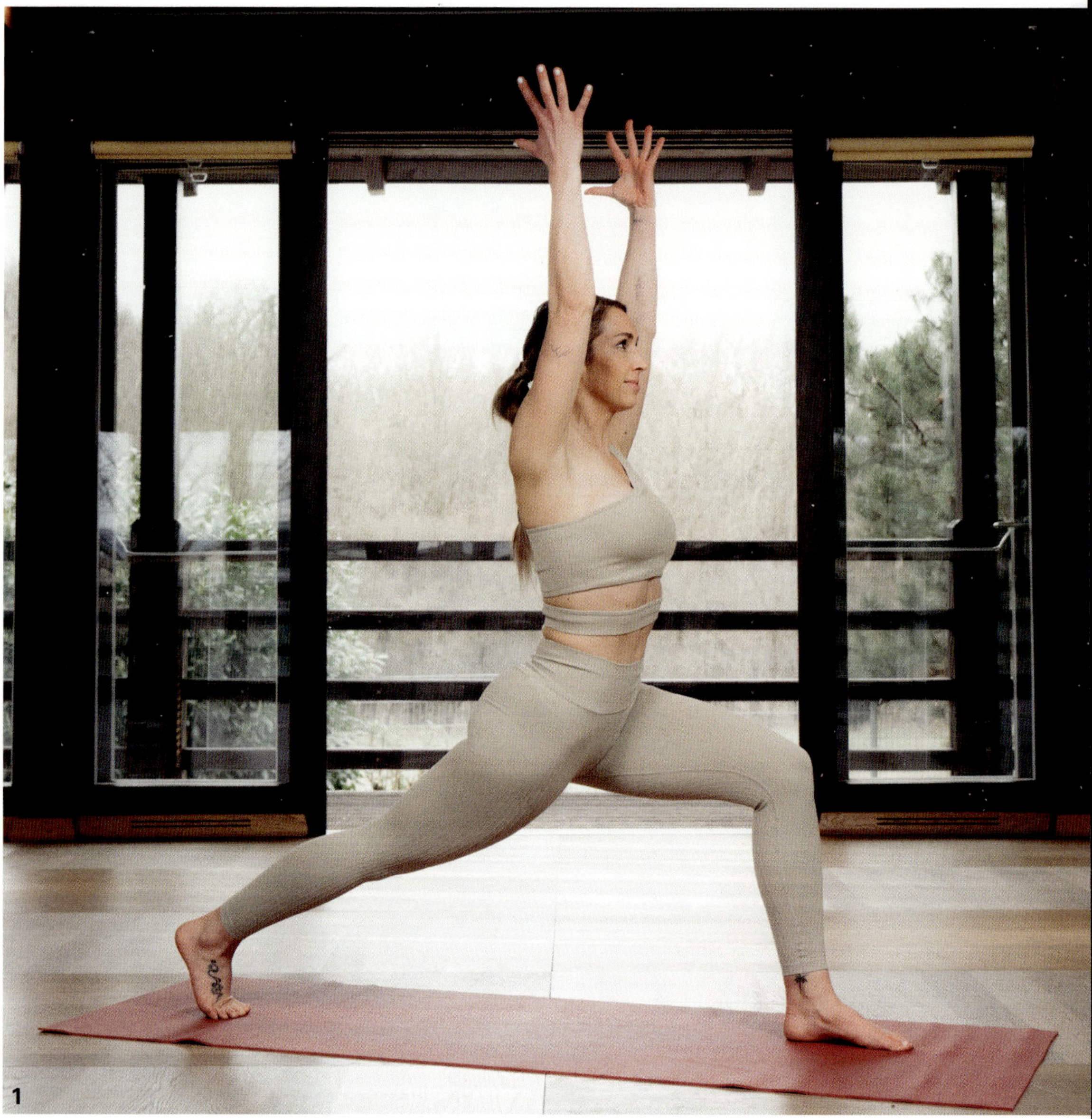

1

NINA'S COACHING TIPP

Der Seitenwechsel ist ein wichtiger Bestandteil eines jeden Warm-ups und Flows. Führe den Seitenwechsel immer aus, starte rechts und wechsle auf links. Das ist essenziell, um die Balance aufrecht zu erhalten beziehungsweise zu erzeugen. Hier ist der Seitenwechsel am Beispiel des FLOW 1 dargestellt.

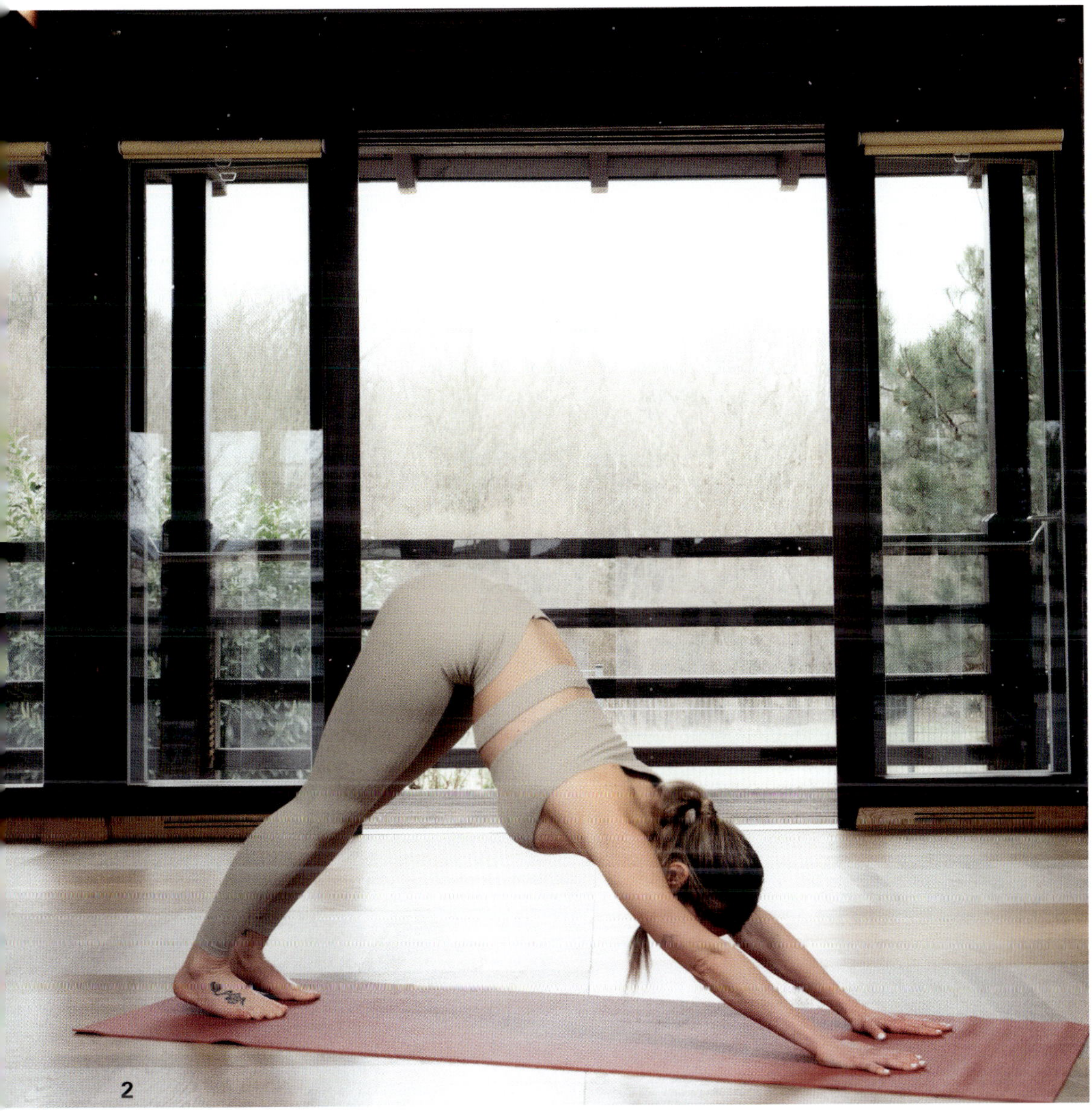

2

EINSCHUB

Seitenwechsel 1/2 Vinyasa *Fortsetzung*

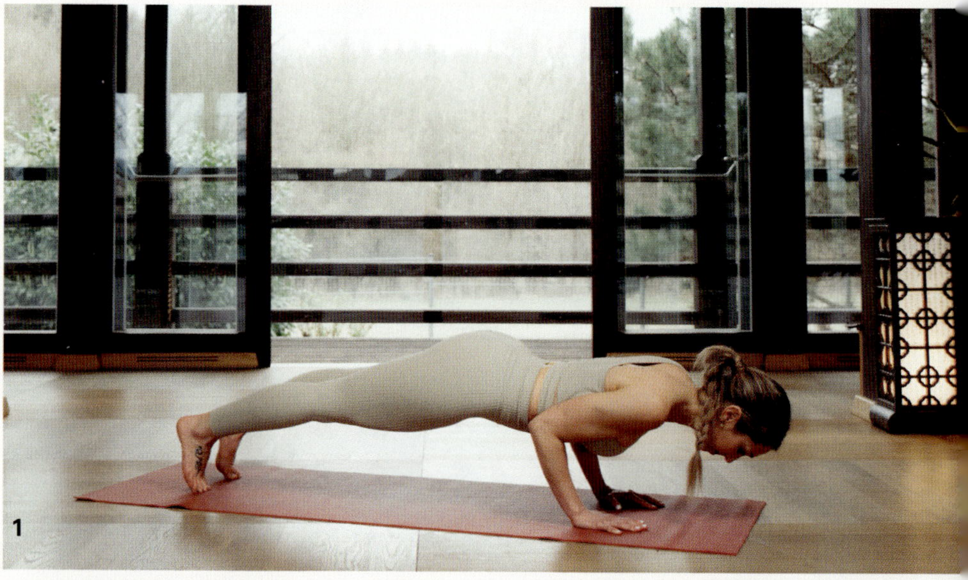

1

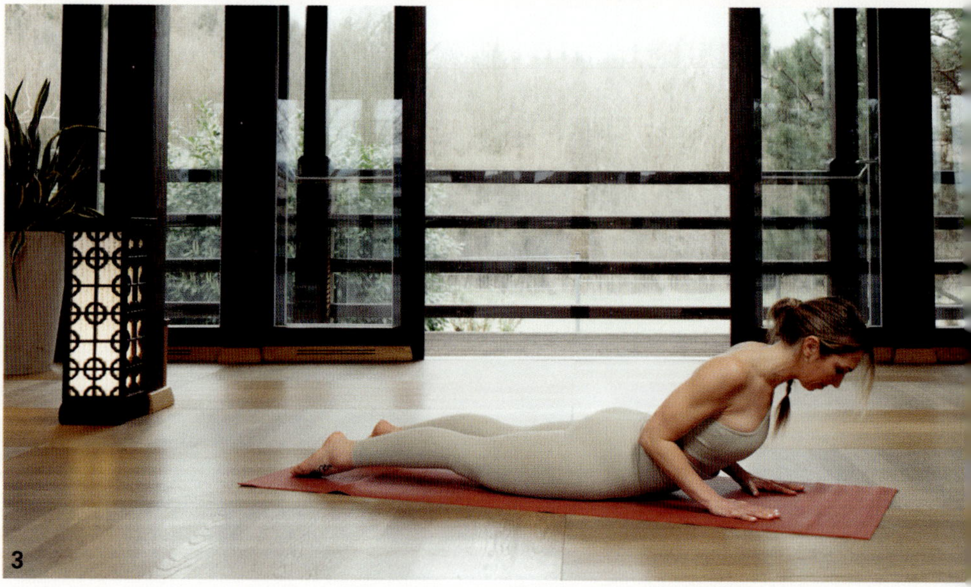

3

▶ Danach geht`s in die Plank-/Brettposition. Mit der nächsten Ausatmung gehst du in die Liegestütz-Sequenz. Du kannst die Knie absenken, dann ist es leichter. Du kennst das jetzt schon. Oder du gehst ohne Unterstützung der Knie in die Liegestütze, das ist schwerer. Tauche auf in den Heraufschauenden Hund (Fortge-

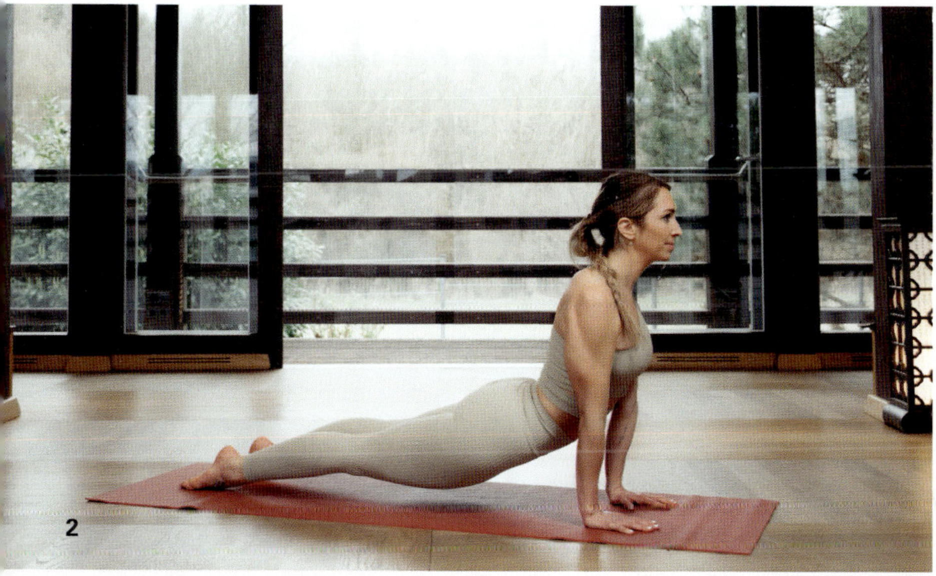

2

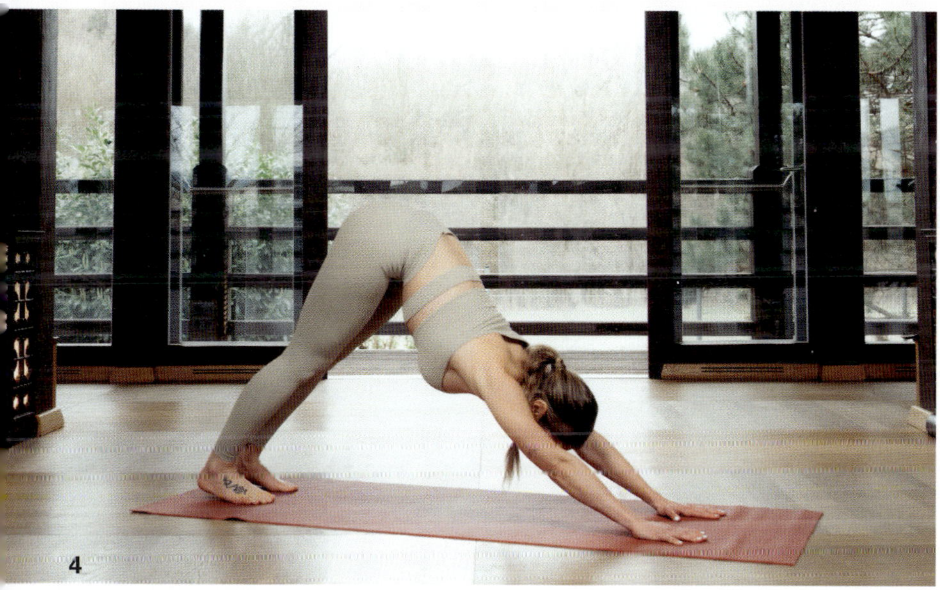

4

schrittene) oder komm in die Kleine Kobra (Einsteiger). Atme ein. Gehe mit der Ausatmung zurück in den Herabschauenden Hund (1, 2, 3, 4).

Nun folgt alles zur anderen Seite: Stützvariation, Krieger 1-Kombination, K1-Ausfallschritte, Dreieck, Breite Vorbeuge, Baumposition.

FLOW 2

Stützkombination

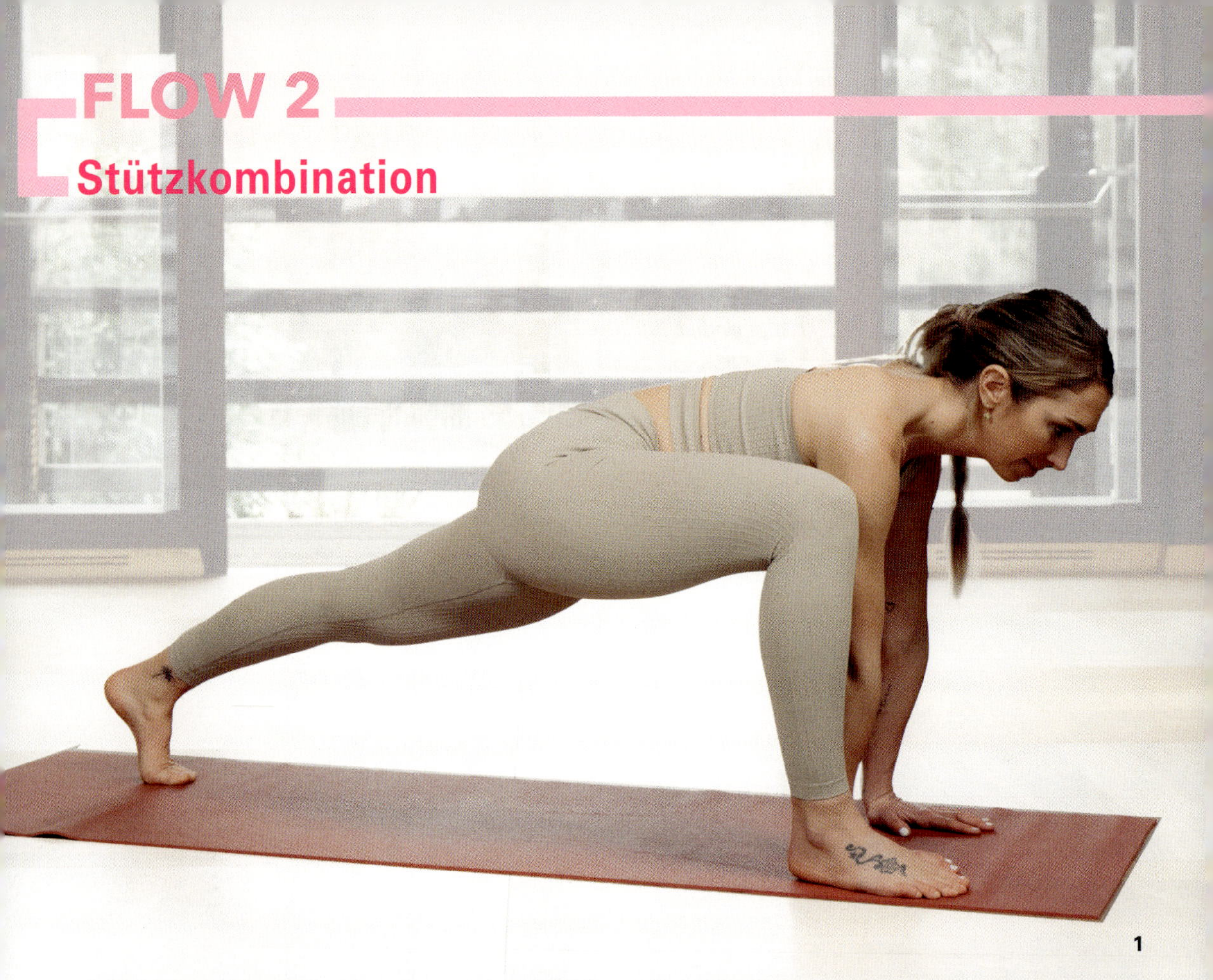

1

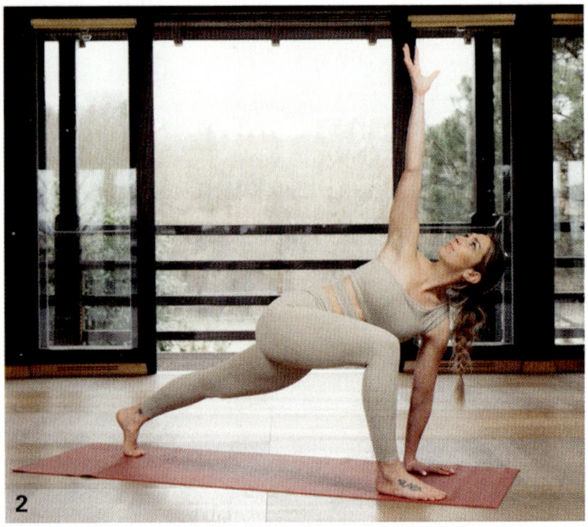

2

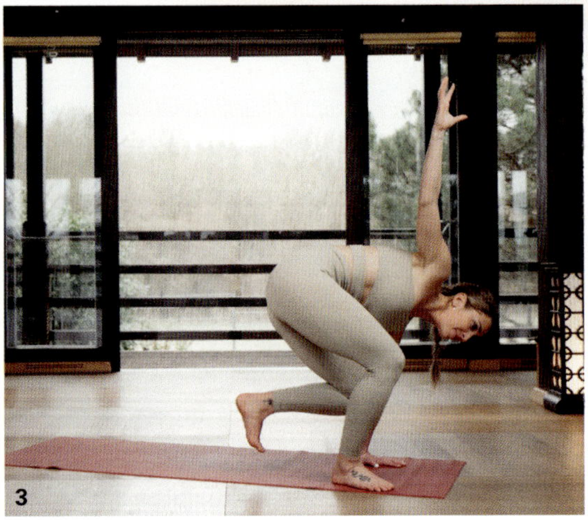

3

- Beginne mit dem rechten Fuß nach vorne zu steigen – Lunge-Pose. Drehe die rechte Hand nach oben. Die gedrehte Hand ist immer auf der Seite des gebeugten Beins, das nach vorn geht (1, 2).

Jetzt wird es ein wenig tricky, aber an dieser Stützübung wächst du und entwickelst richtig viel Kraft!

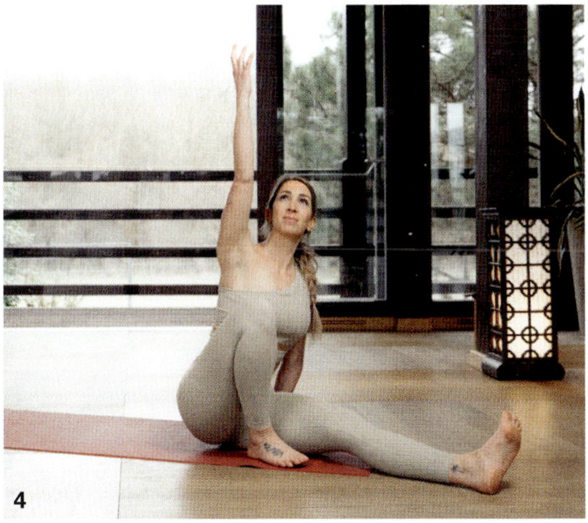

4

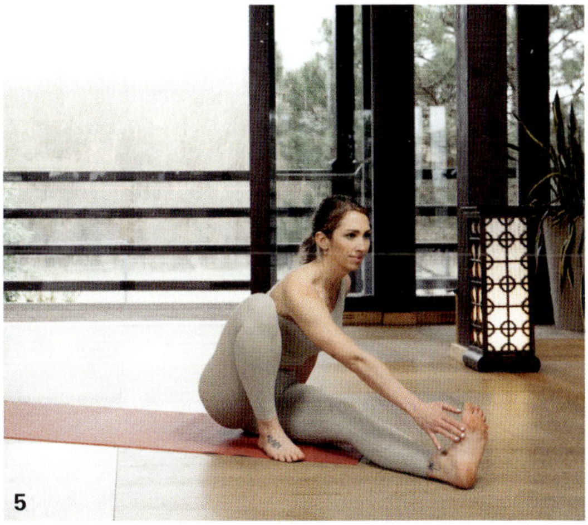

5

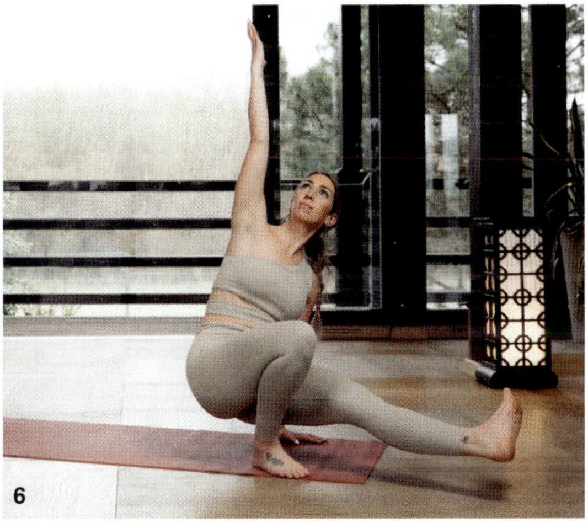

6

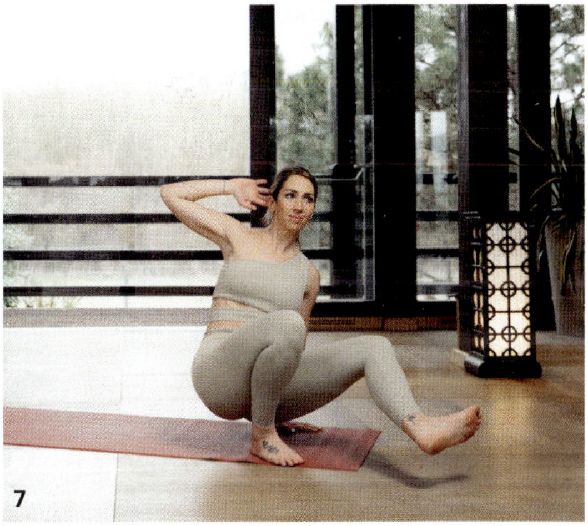

7

- Der hintere Fuß steigt durch. Beim ersten Mal kannst du auch den Po absetzen (3, 4).
- Berühre mit der nach oben gestreckten Hand das gestreckte Bein (5).
- Hebe dann den Po an (falls nicht schon gemacht) und führe 3-mal eine Crunch-Bewegung durch (6, 7, 8).

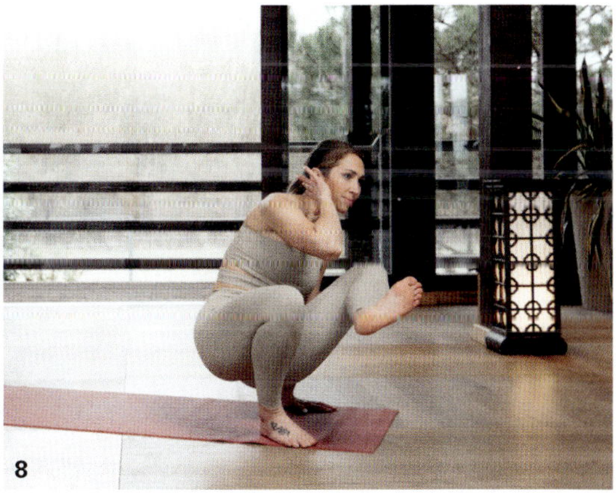

8

FLOW 2

Stützkombination *Fortsetzung*

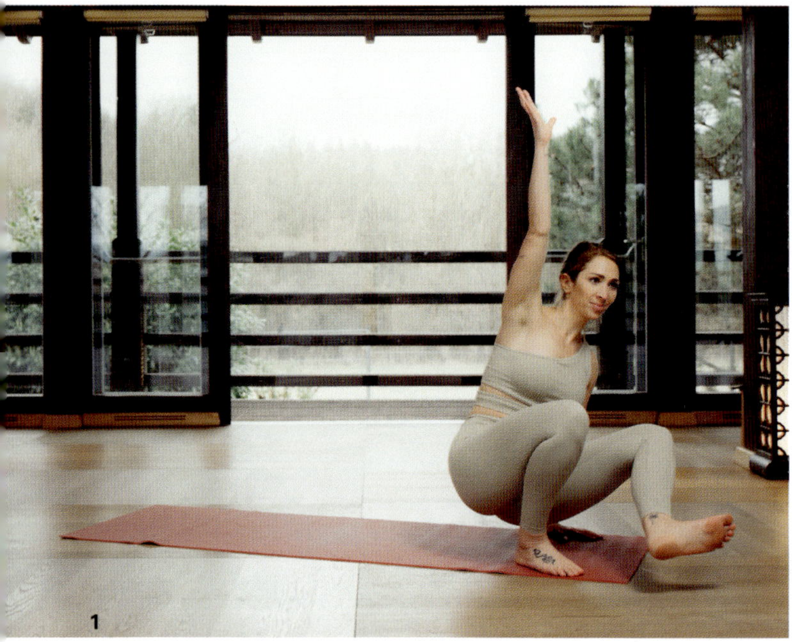

1

- Der gleiche Weg, den du zur Position genommen hast, führt dich auch wieder zurück in die Ausgangsposition (1, 2, 3).

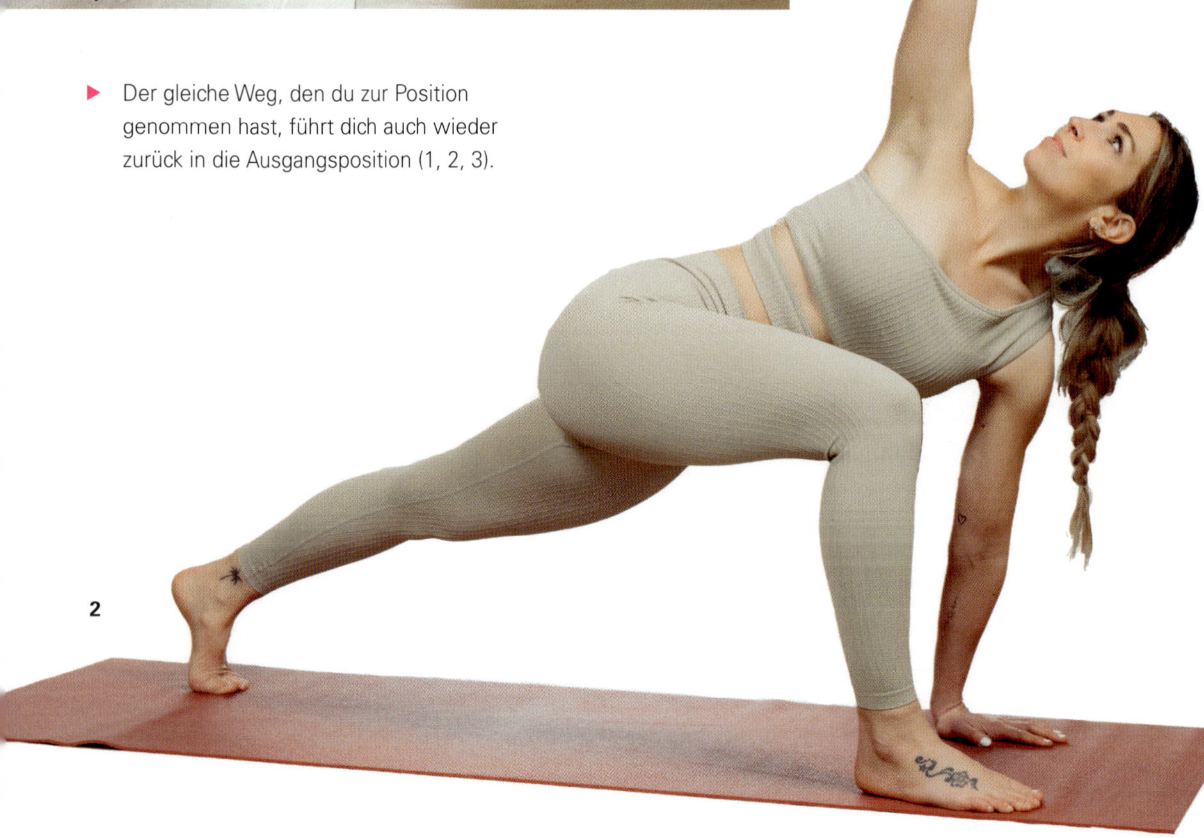

2

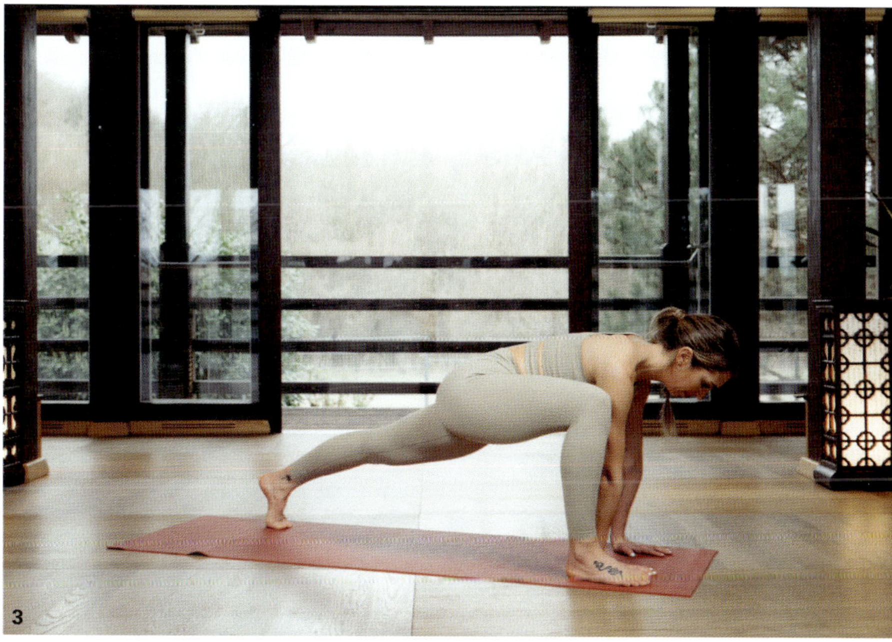

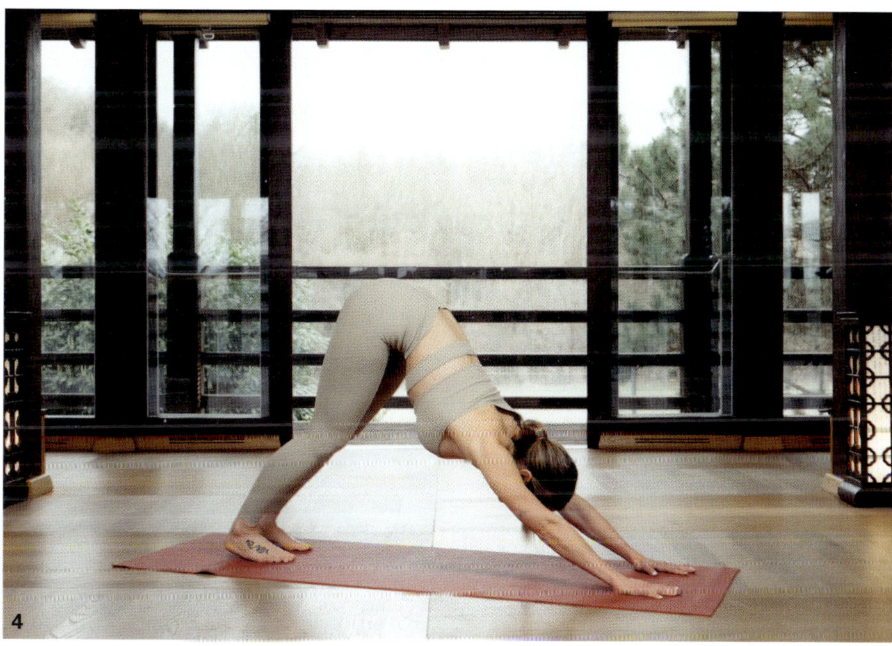

- Abschließend in den Herabschauenden Hund (4).

Hier geht's zum Video

FLOW 2

Krieger 2 mit Kombination Pfeil und Bogen

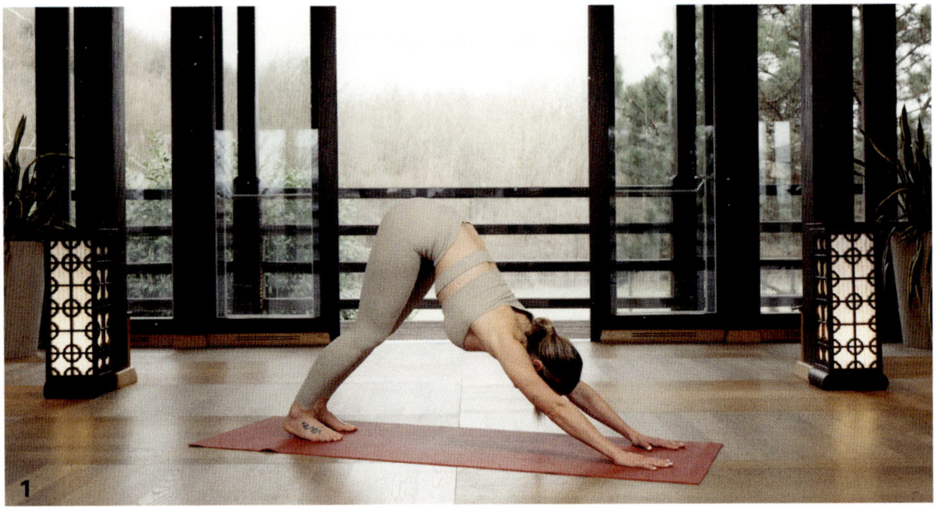

1

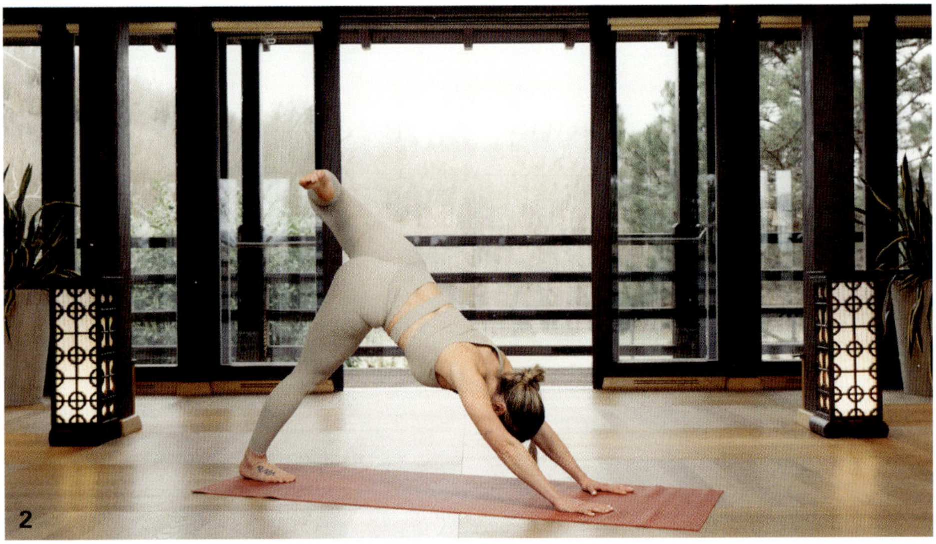

2

- Beginne im Herabschauenden Hund, indem du das Bein zuerst Richtung Decke hebst – ich nenne das in meinen Kursen gerne »Bein Lift-up«. Öffne dann die Hüfte, indem du dein Bein beugst, und lasse dann dein Knie kreisen (1, 2).

Mache die Kreisbewegung 4–5-mal und gib deinem Bindegewebe rund um die Hüfte Zeit, weich zu werden. Steige dann mit dem schwebenden Bein nach vorne. Vorderer Fuß wird gebeugt und zeigt zur kurzen Mattenseite, der hintere Fuß dreht zur lange Mattenseite und streckt. Hand, Hand in einer Linie (Schulterhöhe) (3).

Steige dann mit deinem gebeugten Bein nach vorn und komme in den Krieger 2 (3).

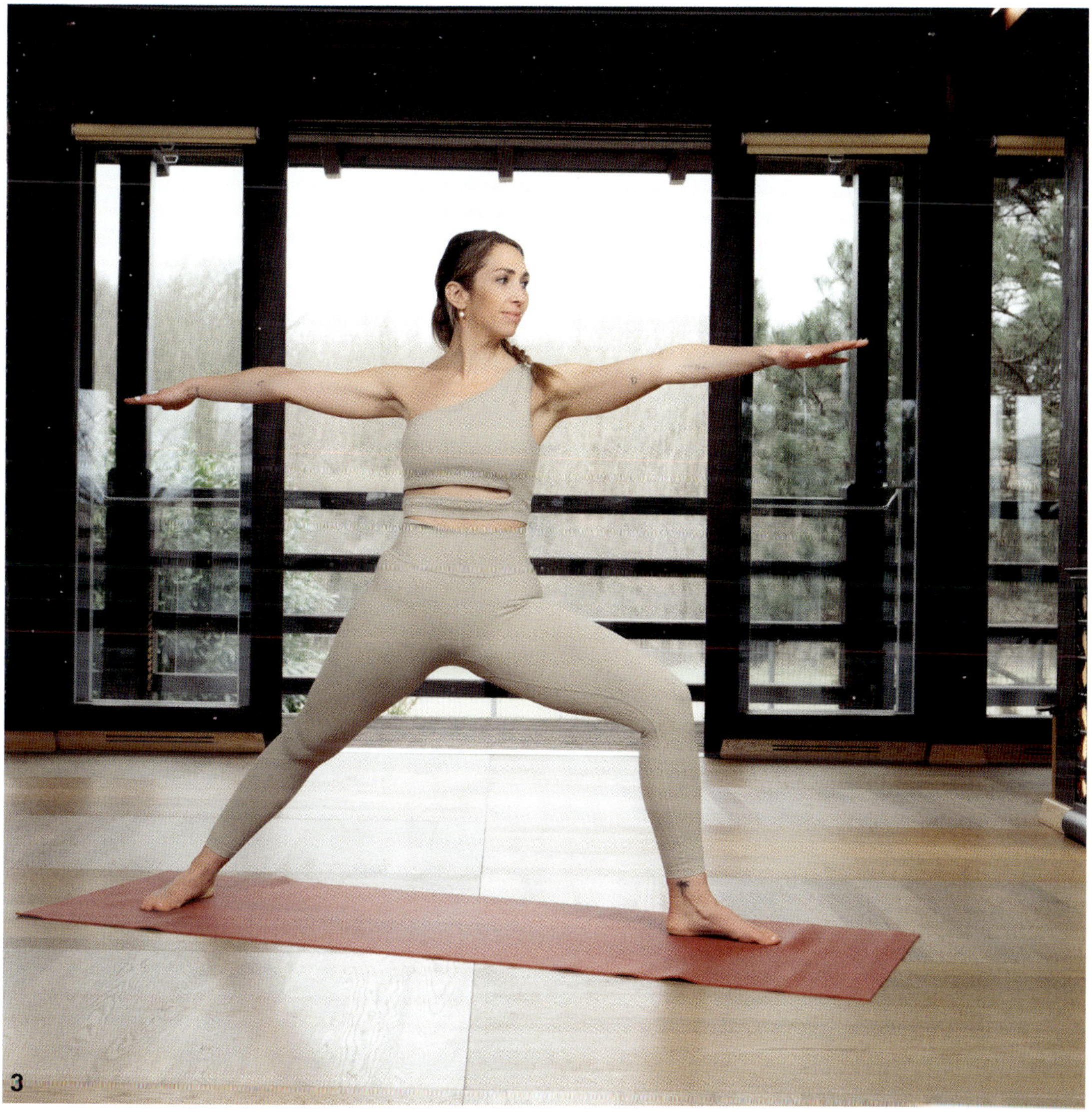

3

NOTIZ VON COACH NINA FÜR DIE RICHTIGE AUSFÜHRUNG VON KRIEGER 2

Halte das hintere Bein lang und gestreckt. Das vordere Bein bildet einen 90-Grad-Winkel im Kniegelenk, wobei Oberschenkel, Knie und Fuß eine Linie bilden. Stelle sicher, dass Ferse und Außenkante des vorderen Fußes fest am Boden sind, das Bein gestreckt ist und das vordere Knie nach außen zeigt. Ziehe das Steißbein leicht in Richtung Boden, um eine leichte Beckenkippung zu erreichen. Verteile das Gewicht gleichmäßig auf beide Beine. Drehe Brustkorb und Hüfte gleichermaßen zur geöffneten Seite. Arme sind in einer Linie.

FLOW 2

Krieger 2 mit Kombination Pfeil und Bogen *Fortsetzung*

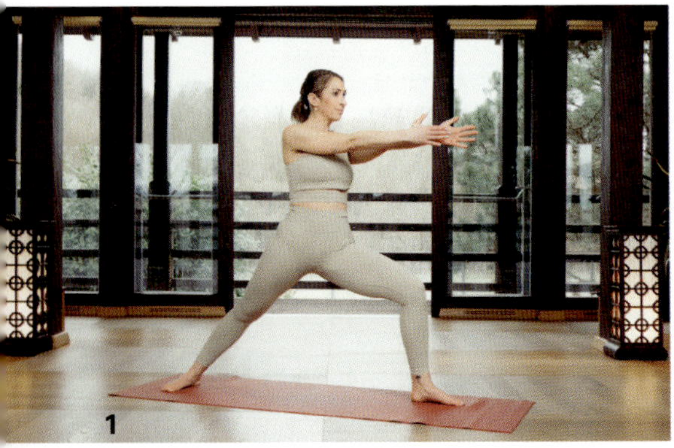
1

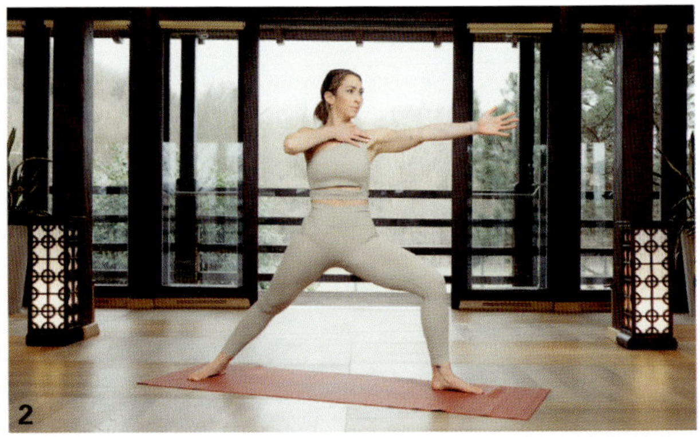
2

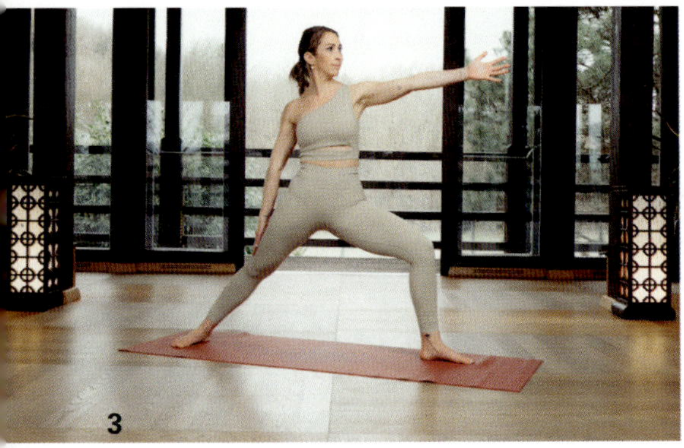
3

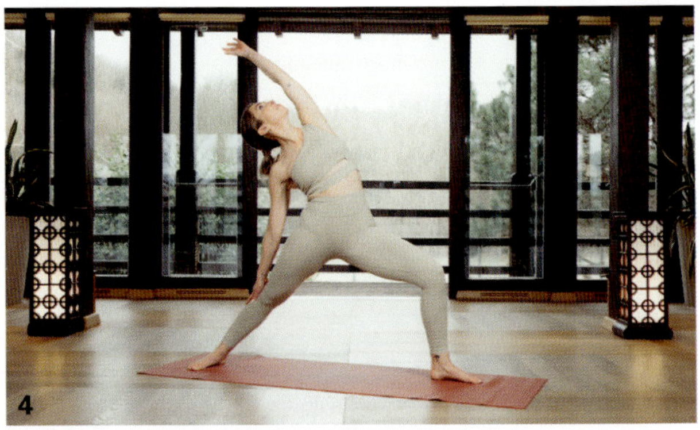
4

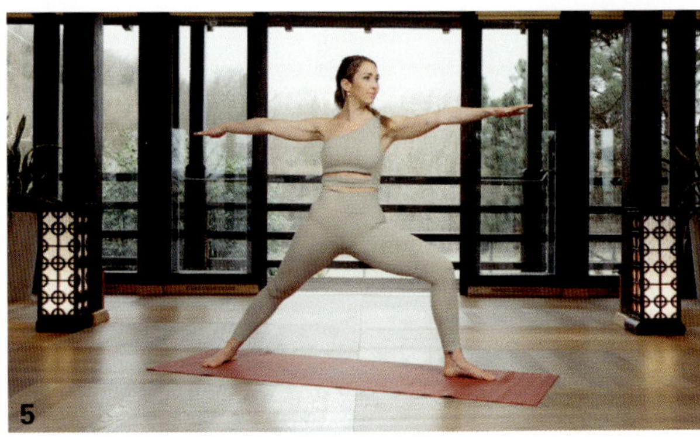
5

Von der Ausgangsposition des Kriegers 2:

- Bogen-Spannung: Ziehe die hintere Hand nach vorne, als würdest du einen Bogen spannen. Führe die Hand von der Brust zurück nach hinten, sodass du eine kraftvolle Armbewegung wie durch Wasser ausführst (1, 2).
- Übergang in den Friedvollen Krieger: Bewege die hintere Hand, um in die Pose des Friedvollen Kriegers überzugehen. Lehne dabei nur den Oberkörper nach hinten, während die Beine in der Position des Kriegers 2 bleiben (3, 4). Komme nach 4–5-Wiederholungen wieder zurück in den Krieger 2 (5).

ZIEL

Der Friedvolle Krieger steht symbolisch für die Balance von Stärke und Sanftmut, Aktivität und Entspannung. Er lehrt uns, dass wahre Kraft aus einem ruhigen und friedvollen Geist entsteht. Indem man sich in die Haltung des Friedvollen Kriegers begibt, wird man daran erinnert, inmitten der Herausforderungen des Lebens inneren Frieden zu bewahren und gleichzeitig mit Entschlossenheit und Integrität zu handeln.

Komme von hier in den **Gestreckten Seitlichen Winkel – Utthita Parsvakonasana**

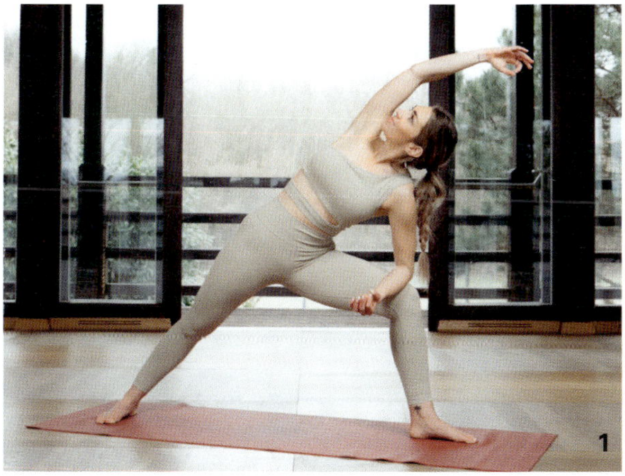

1

Wer mehr möchte, geht in die gebundene Variante. Führe dafür die Arme hinter deinem Rücken zusammen (4, 5).

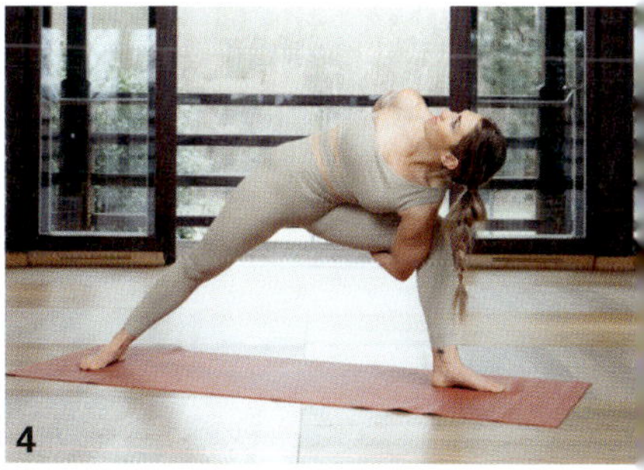

4

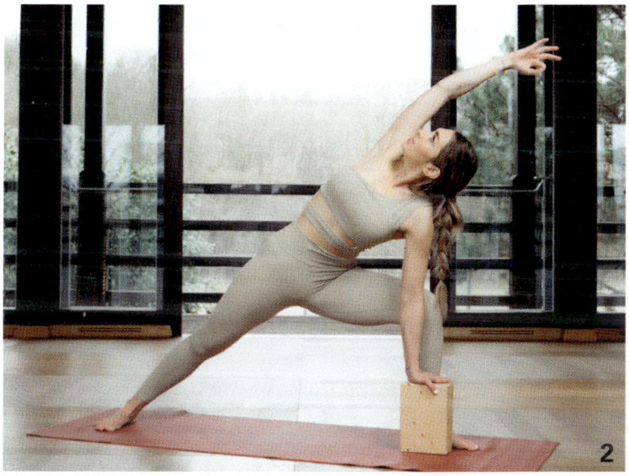

2

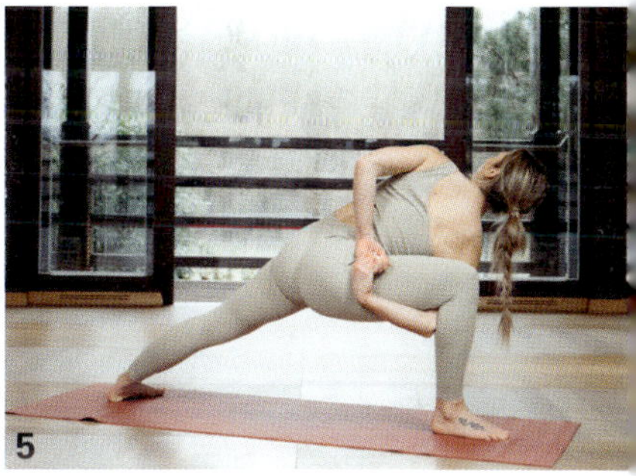

5

- Setze die linke Hand innen neben den rechten Fuß auf den Boden. Alternativ kannst du den Arm auf dem Oberschenkel ablegen oder einen Yoga-Block zur Unterstützung nehmen, während das Gesäß angespannt bleibt.
- Strecke den rechten Arm über das Ohr. Die rechte obere Schulter schieb zurück ins Gelenk, während du den Brustkorb öffnest (1, 2).
- Dein Blick folgt Richtung Decke/Himmel. Sollte dies für deinen Nacken zu viel sein, gern den Blick zur Matte senken (3).

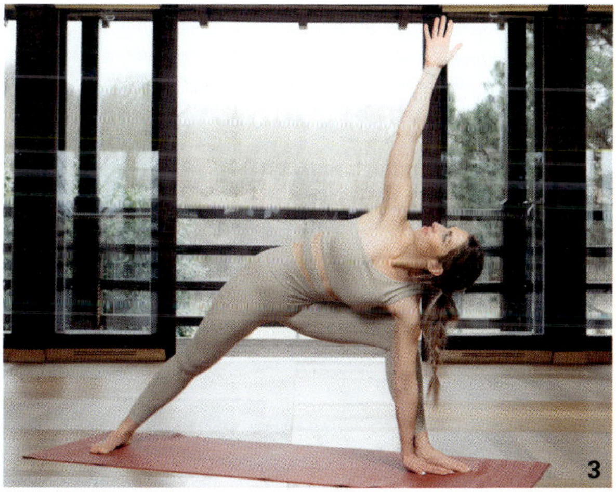

3

Hier geht's zum Video

FLOW 2

Halbmond – Ardha Chandrasana

Weiter führt der Flow in die Balance – Halbmond/Ardha Chandrasana

- Drehe zuerst den Oberkörper ein, platziere beide Hände auf den Boden und gehe in einen kleinen Standing Split. Die Fingerspitzen sind unterhalb der Schultern auf dem Boden, während du den Rücken lang streckst (1).

- Verlagere das Gewicht auf den linken Fuß und hebe langsam das rechte Bein an.
  Fokussiere deinen Blick und lege zunächst die rechte Hand auf den rechten Oberschenkel, um das Gleichgewicht zu halten. Wenn du ein stabiles Gleichgewicht hast, drehe den Oberkörper und die Hüfte auf und strecke den rechten Arm Richtung Decke (2, 3).
  Stelle sicher, dass Hände und Schultern eine Linie bilden. Nimm dir hier gerne als Unterstützung einen Yoga-Block (4).

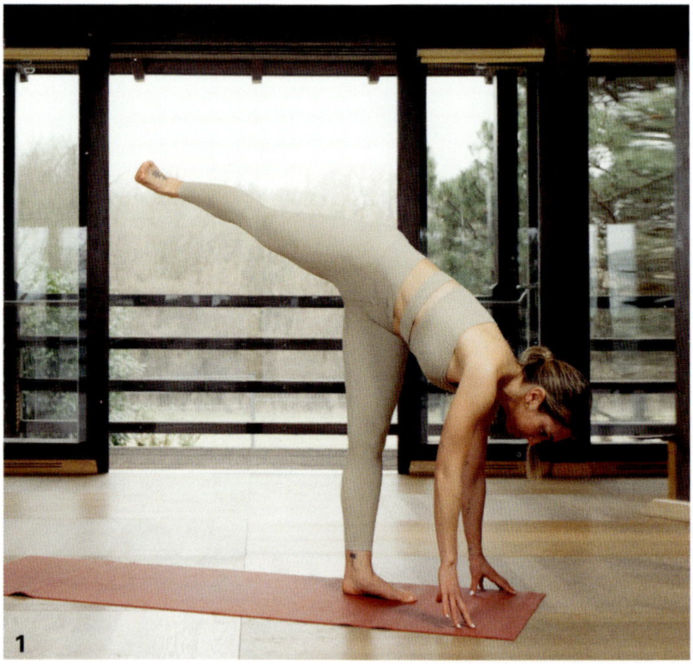

1

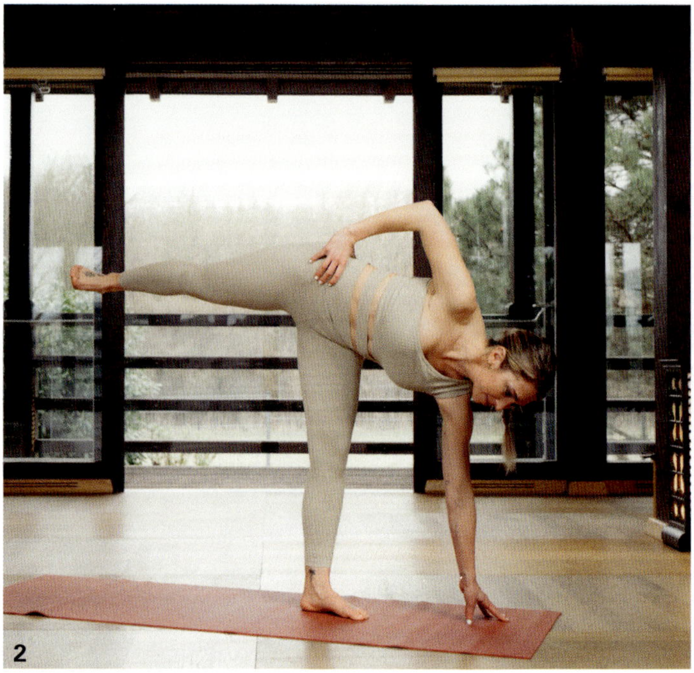

2

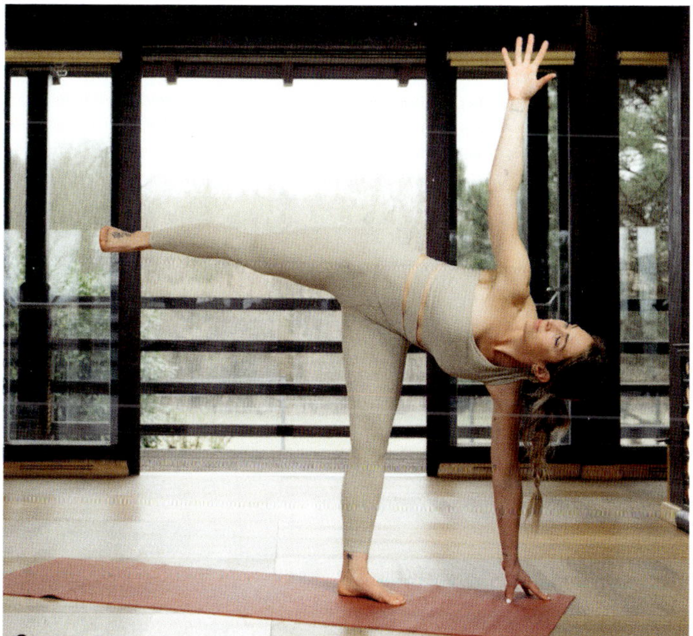
3

NINAS COACHING-TIPP

Mir hilft es oft, die Hände in ein Mudra zu bringen – eine Handgeste. In Balanceübungen bringe ich Zeigefinger und Daumen zusammen. Das hilft mir, mich zu fokussieren (siehe Bild 4).

Wer mehr möchte, greift sich das schwebende Bein (5).

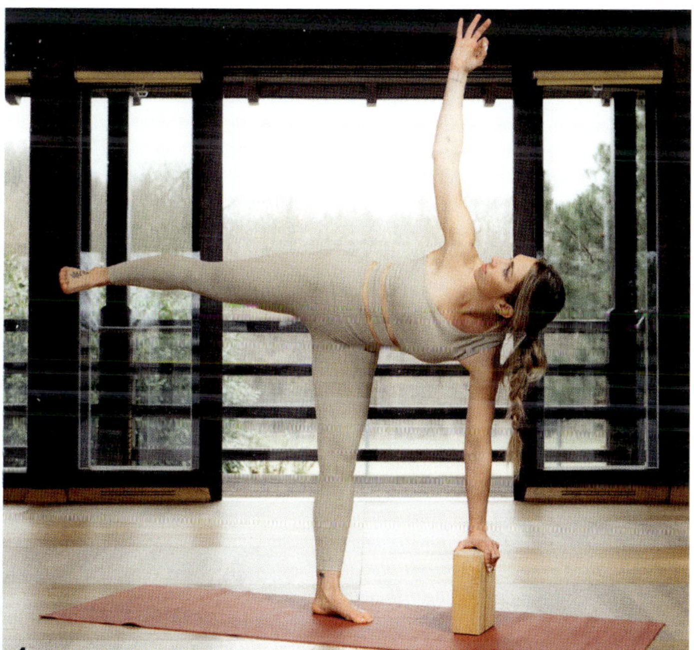
4

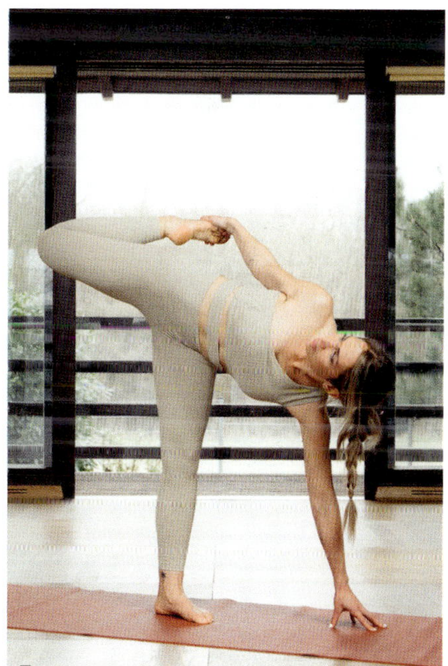
5

FLOW 2

Stuhltwist – Utkatasana

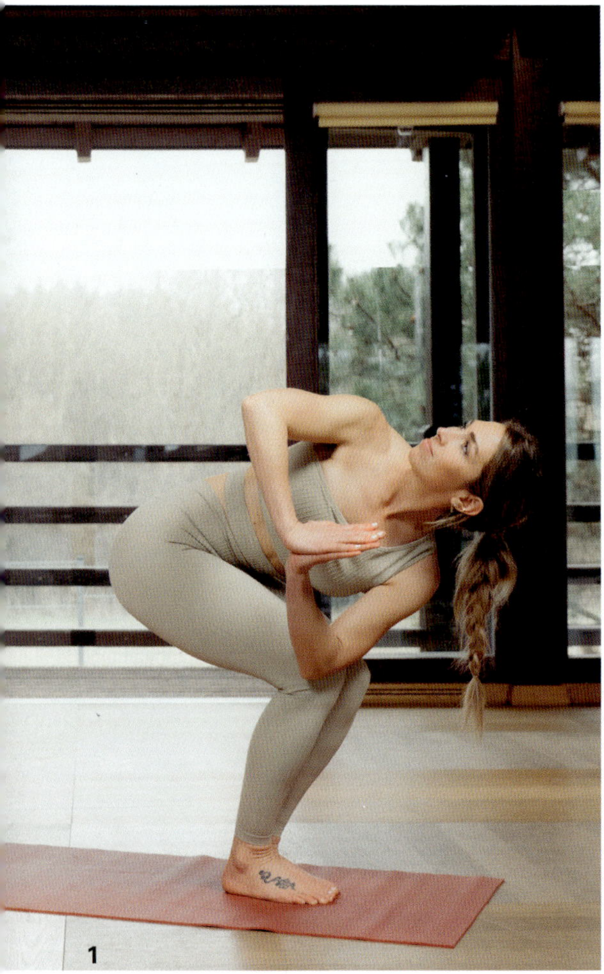

1

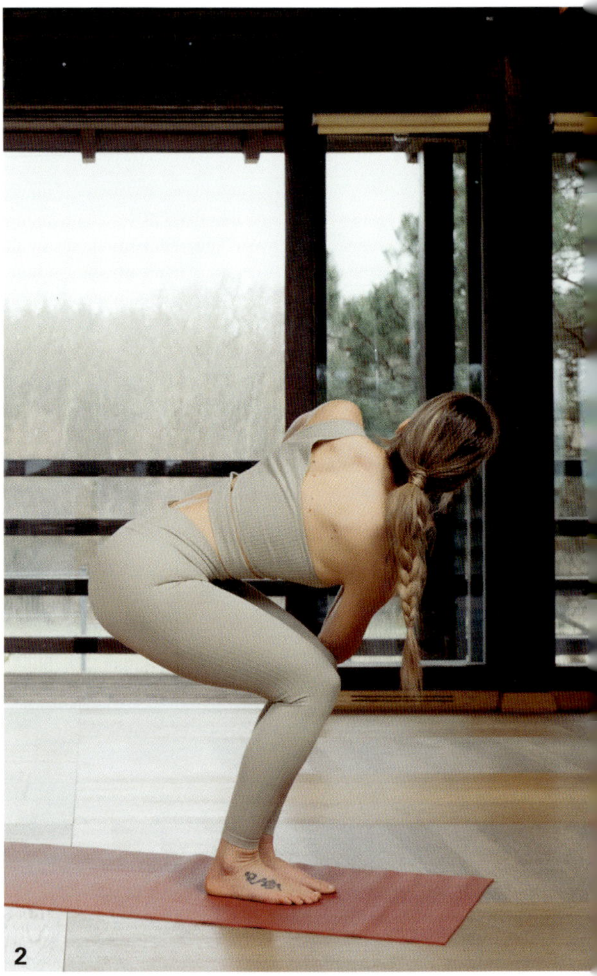

2

- Setze nun das schwebende Bein ab und komme kurz in die Vorbeuge, um dich auszubalancieren. Richte dich dann in die Hochstellung/Stuhl auf. Drehe den Oberkörper bei der Ausatmung zu einer Seite auf, dein Ellbogen drückt dabei gegen dein Knie, beide Knie bleiben parallel (1, 2). Einatmend in die Mitte, ausatmend zur Seite. Wiederhole das 4–6-mal.

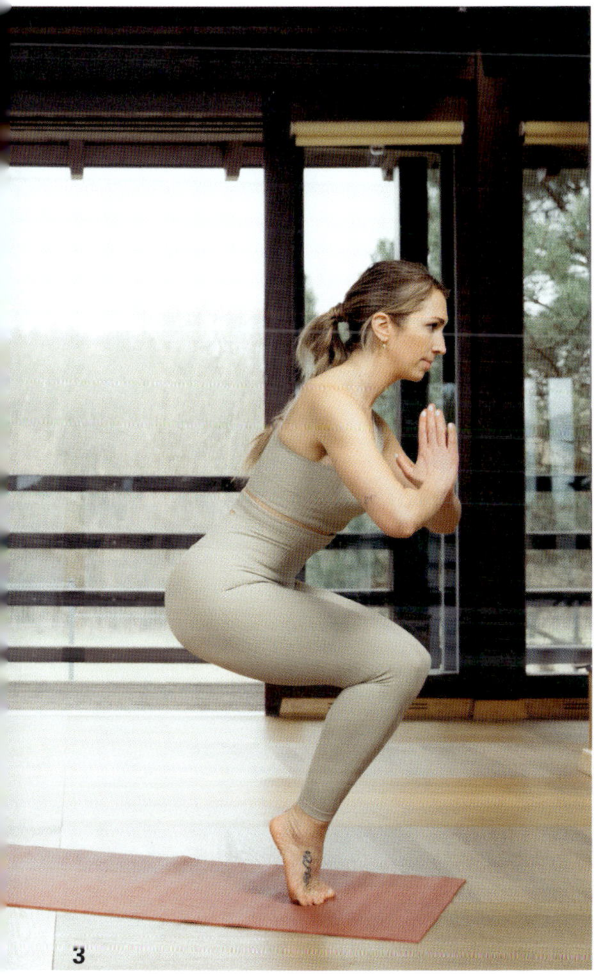

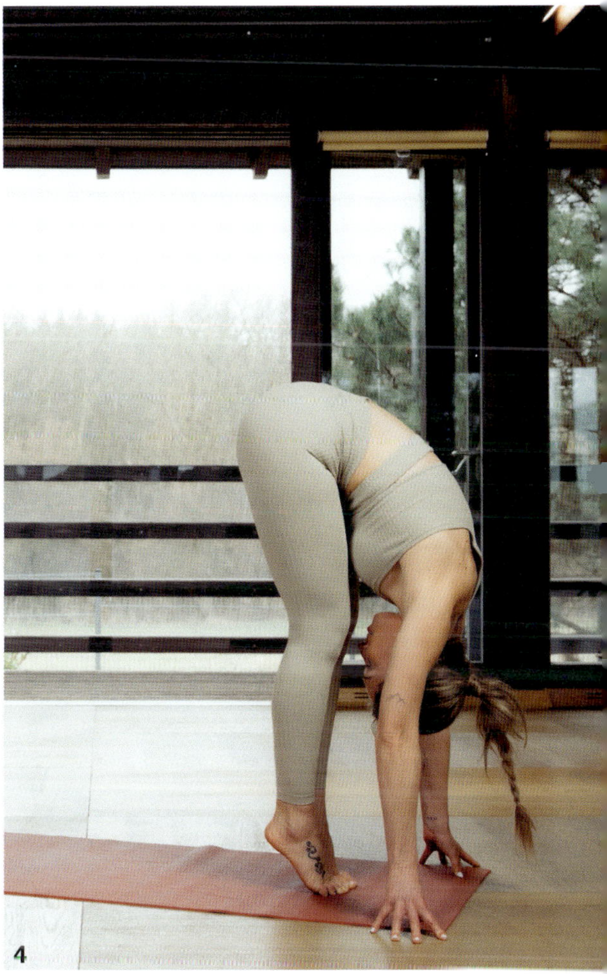

- Hebe anschließend deine Ferse an und komme in die Vorbeuge mit gehobenen Fersen (3, 4).

ZIEL

Diese Variation ist ein zentrales Element im Power-Yoga und kann zusätzlich die Flexibilität in den Sprunggelenken und Waden verbessern.

FLOW 2

Breite Vorbeuge

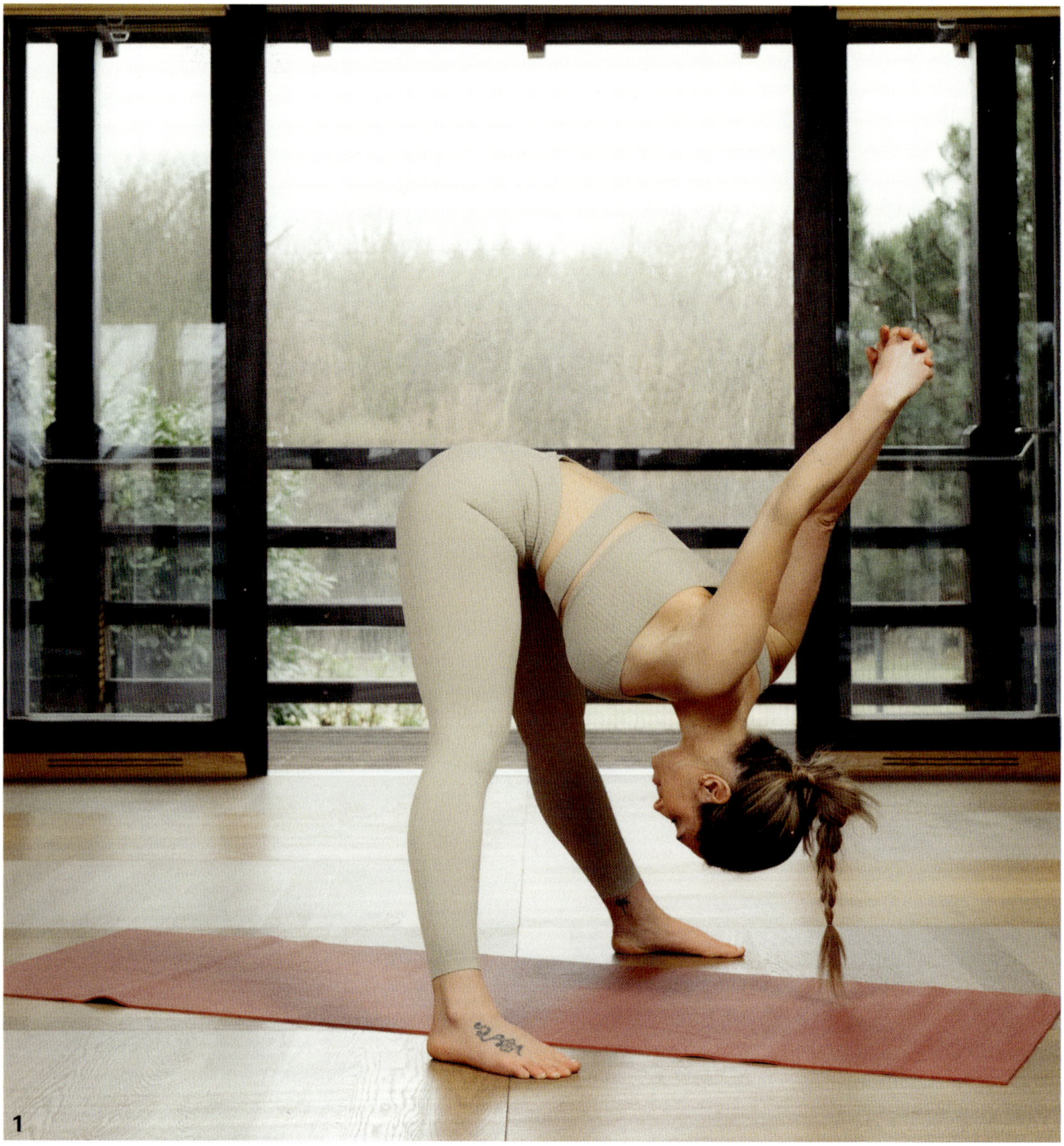

1

- Stelle ein Bein breit nach hinten und komme in die breite Vorbeuge. Nimm beide Hände in einer Räuberleiter hinter deinem Rücken zusammen und

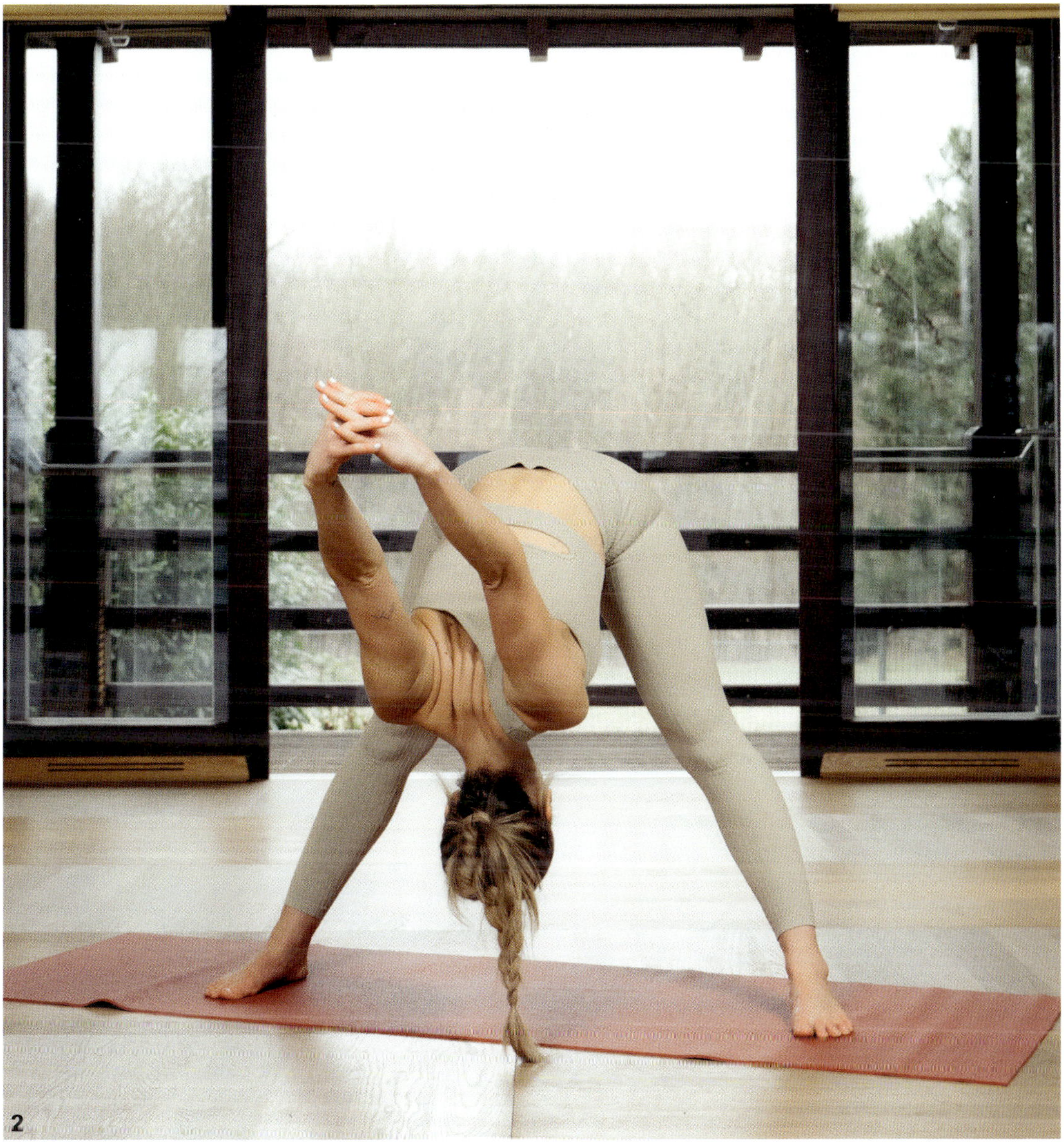

2

lehne dich erst mit geradem Rücken nach vorn, dann lass dich hängen (1, 2).

ZIEL

Die breite Vorbeuge »Prasarita Padottanasana« dehnt intensiv die Beinrückseiten und Hüften, entlastet den unteren Rücken und fördert die Flexibilität. Sie regt die Durchblutung an, stärkt den Rumpf und hat eine beruhigende Wirkung auf den Geist, wodurch sie sowohl körperliche als auch mentale Entspannung unterstützt.

FLOW 2

Tänzer – Natarajasana

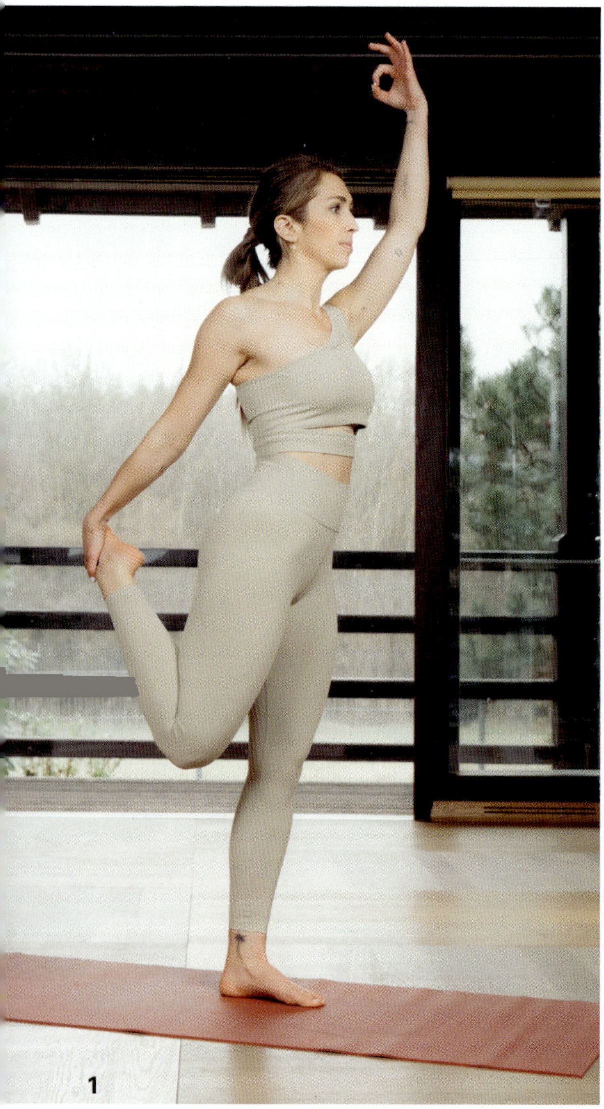

1

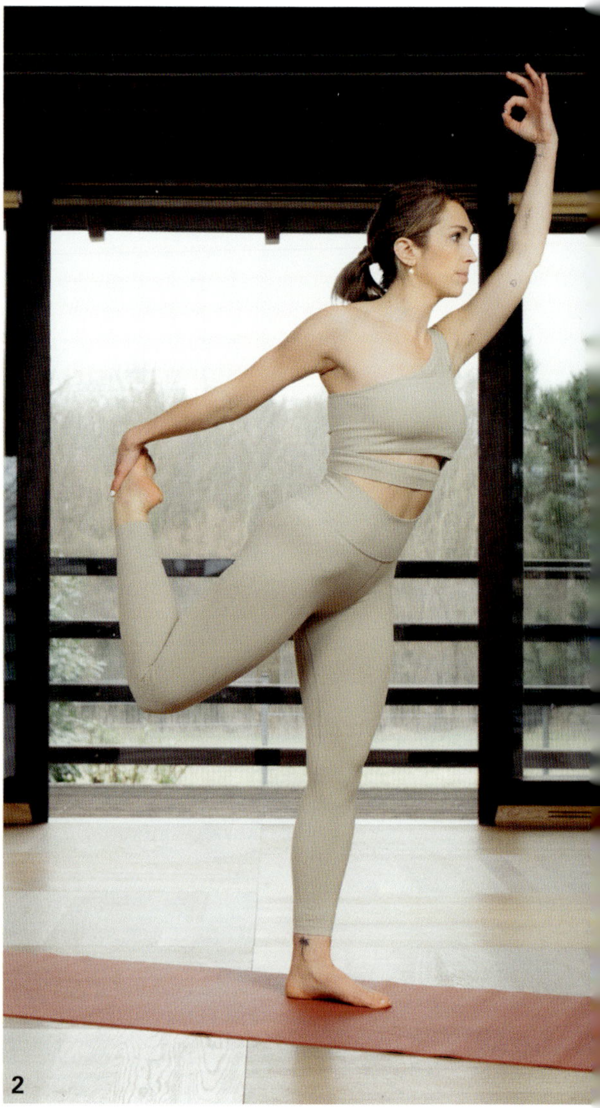

2

- Komme in den Stand, nach vorn ausgerichtet, zurück. Hebe das rechte Knie zur Brust und halte es mit deinen Händen fest. Die rechte Hand fasst den rechten Fußspann, während das rechte Knie neben das Standbeinknie gesenkt wird und der Fuß zum Gesäß gezogen wird. Dabei wird das Gesäß angespannt (1).

- Strecke beim Einatmen den linken Arm senkrecht nach oben und ziehe die linke Körperhälfte so weit wie möglich von den Zehen bis zu den Fingerspitzen in die Länge. Hebe beim Ausatmen das angewinkelte Bein langsam nach hinten oben an, während der linke Arm auf Schulterhöhe bleibt (2).

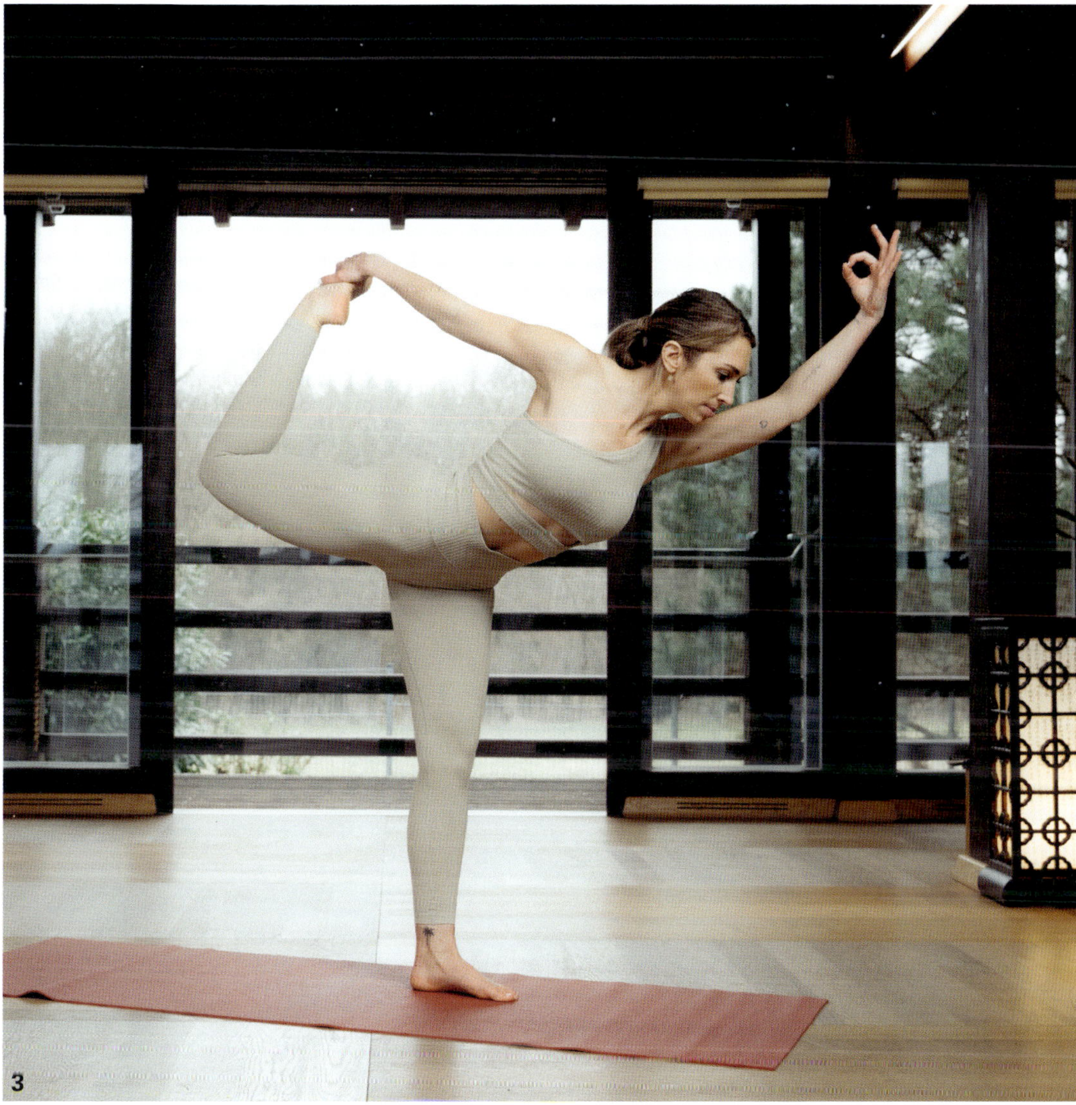

3

- Neige den Oberkörper nur leicht nach vorn, während der Fuß gegen oder in die Hand drückt. Die Brust ist geöffnet und nach vorn ausgerichtet, während das Standbein aktiv und unter Spannung bleibt (3).

NINAS COACHING-TIPP

Auf Instagram sieht man oft Tänzer, die sich weit nach vorne strecken, um spektakulär auszusehen. In der klassischen Ausführung wird die Position jedoch aufrecht gehalten.

Das ½ Vinyasa ist immer der Seitenwechsel – siehe Seite 86–89. Nun folgt alles zur anderen Seite: Stützvariation, Krieger 2 mit Kombination Pfeil und Bogen, Halbmond, Stuhltwist, Breite Vorbeuge, Tänzer.
Nach dem Seitenwechsel kommen wir zu den Boden-Asanas.

FLOW 2

VORBEREITUNG BODENASANAS

Taube dynamisch

▶ Komme nach der zweiten Seite in den Herabschauenden Hund, nimm dein rechtes Bein Lift-up und lege den gebeugten Unterschenkel fast am Boden ab, bevor du es wieder direkt nach oben bringst (etwa 3-mal), ehe du es ganz ablegst (1, 2, 3).

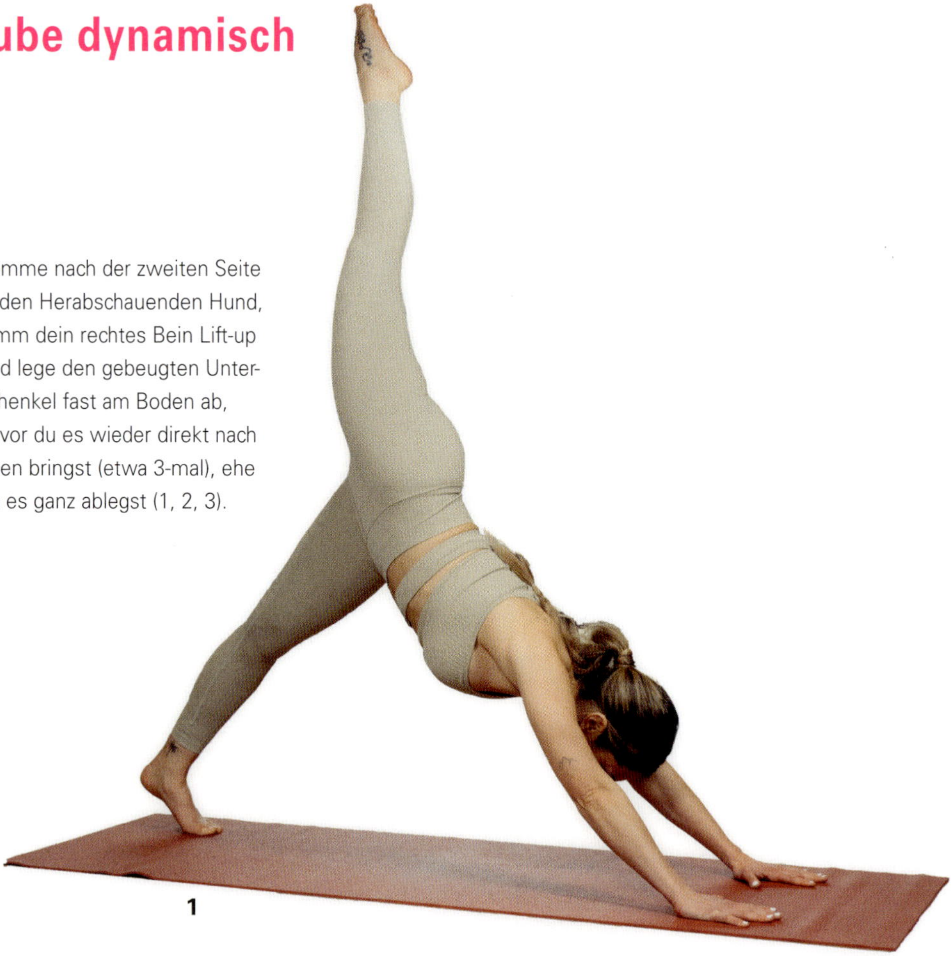

1

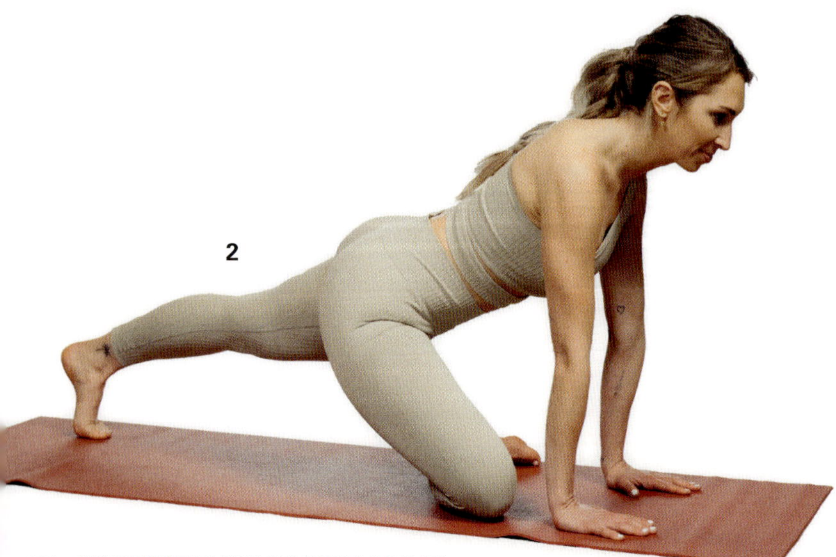

2

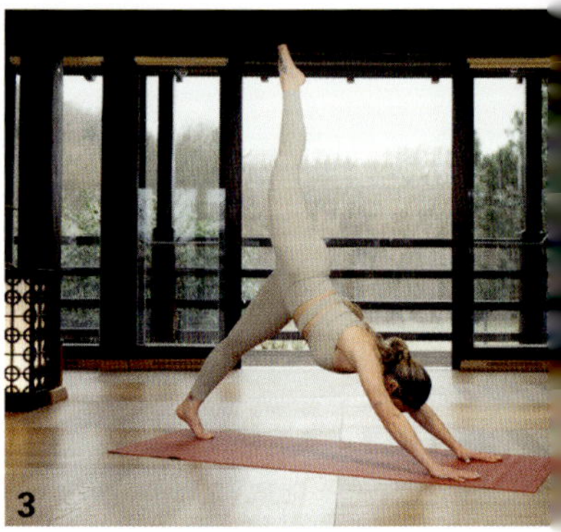

3

VORBEREITUNG BODENASANAS

Taube dynamisch

NINAS COACHING-TIPP

Oft bekomme ich die Rückmeldung: »Ich komme mit der Gesäßhälfte nicht auf den Boden.«
Macht nichts. Schiebe dir auf der Seite des vorderen Beins einfach eine Decke oder einen Block unter das Gesäß. Von hier kannst du nach und nach daran arbeiten, mit langem unteren Rücken deinen Oberkörper weiter aufzurichten und den Brustkorb zu öffnen.

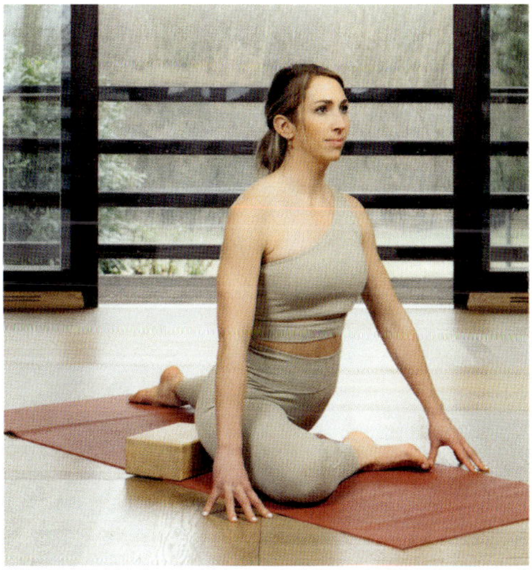

Checkliste zur korrekten Ausführung:

- Das hintere Bein liegt parallel zur Matte. Das vordere Bein kommt gerade aus der Hüfte, unabhängig vom Knie-Winkel.
- Der vordere Fuß ist angewinkelt. Der hintere Fuß ist gestreckt. Auf der Seite, auf der das Bein nicht gestreckt ist, hat das Gesäß Kontakt zum Boden. Der Oberschenkel des gestreckten Beins und die Hüfte auf der gestreckten Seite liegen flach auf dem Boden.
- Die Schultern ziehen nach unten und hinten.
- Der Blick ist geradeaus gerichtet, das Kinn parallel zum Boden (4).

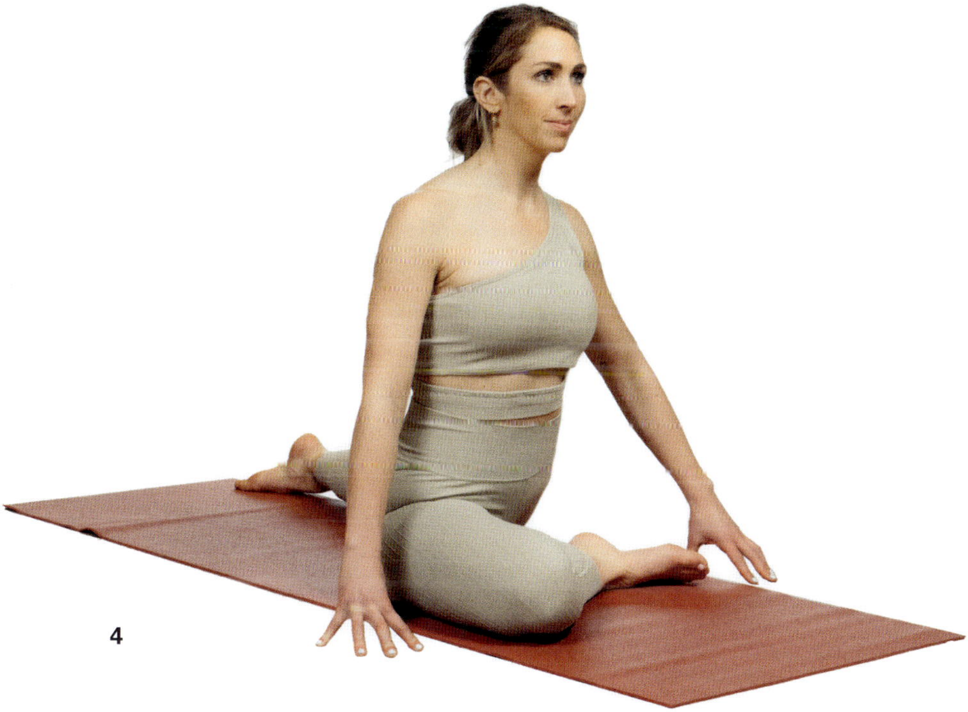

4

VORBEREITUNG BODENASANAS

Taube dynamisch *Fortsetzung*

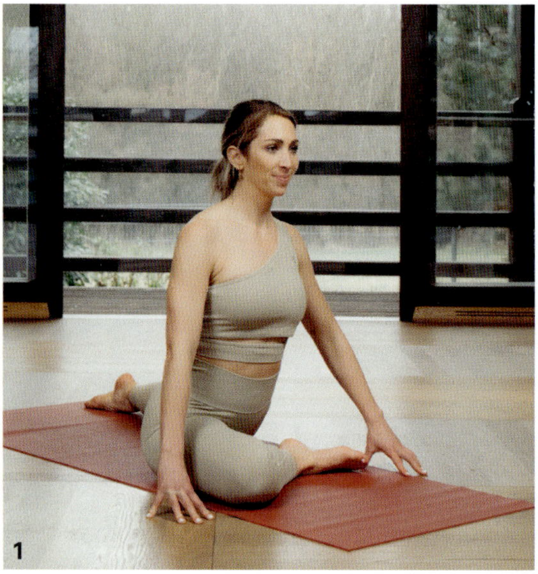

1

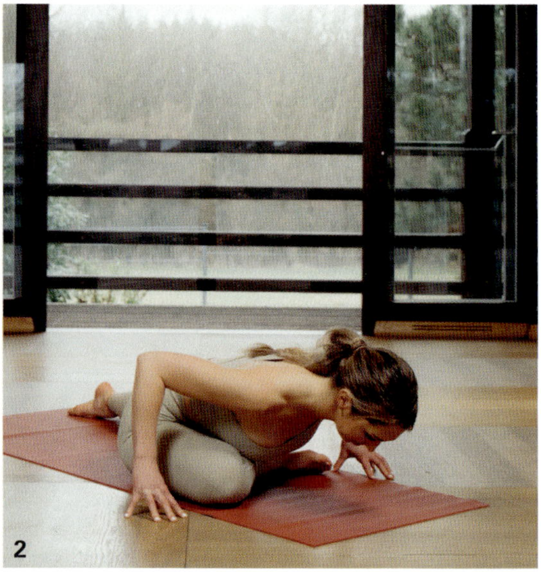

2

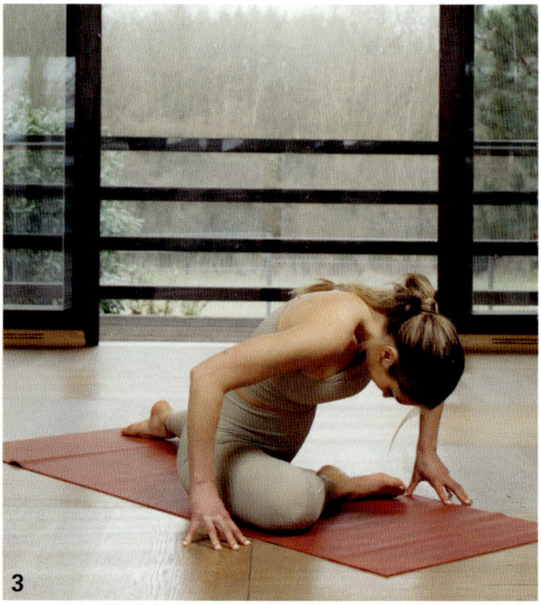

3

- Bringe dafür deine Fingerkuppen auf den Boden, außerhalb deiner Matte (1).
- Tauche bei der Einatmung mit geradem Rücken tief nach unten und runde dich mit der Ausatmung wieder auf. Wiederhole dies 3–4-mal (2, 3).

Anschließend halten wir die Taube. Wer mehr möchte, geht in die Einbeinige Königstaube.

Einbeinige Königstaube

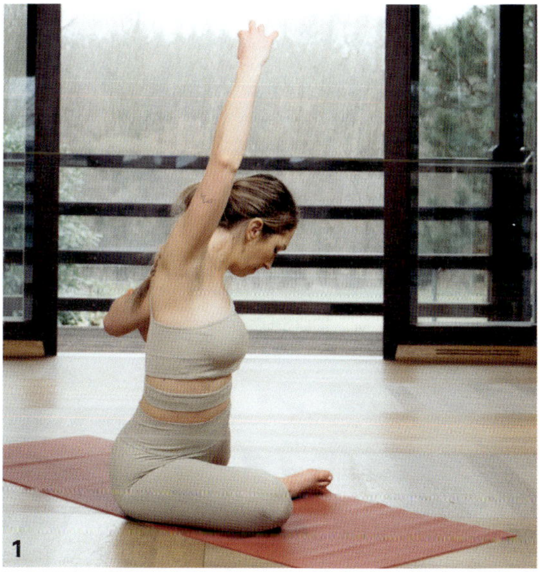

1

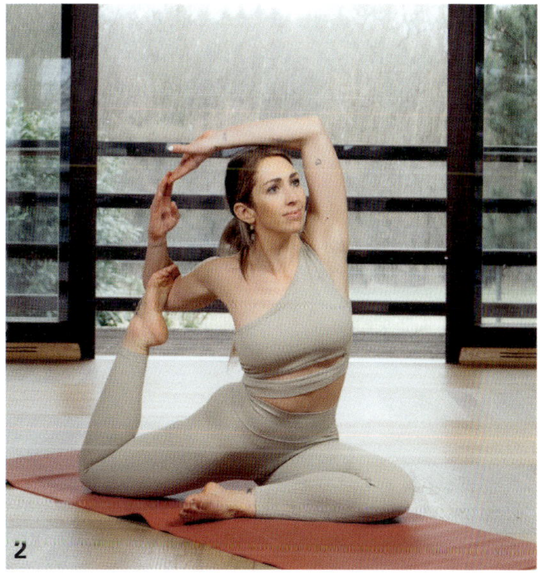

2

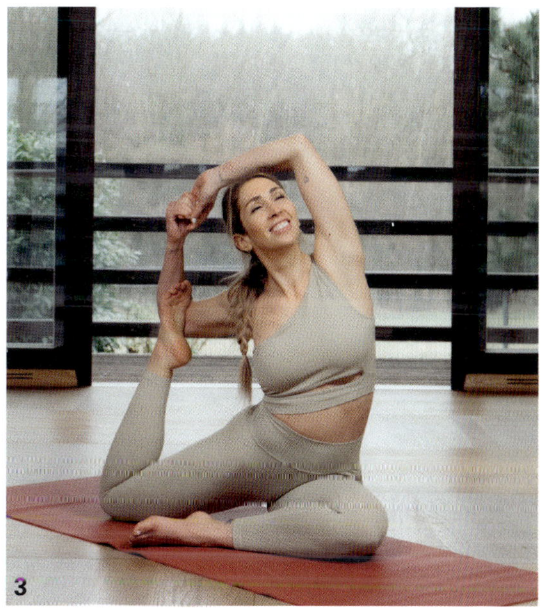

3

- Beginne in der klassischen Taube-Haltung: Beuge das rechte Bein nach vorn und strecke das linke Bein gestreckt nach hinten.
- Beuge dann das hintere Bein und bringe den Fuß an die Innenseite deiner linken Hand.
- Rechte Hand zieht über den Kopf und greift die linke Hand (3).

ZIEL

Diese Variation der Einbeinigen Taube kann deine Flexibilität und Stärke weiter verbessern, während du gleichzeitig die klassische Taube-Haltung vertiefst.

BODENASANAS

Boot – Navasana

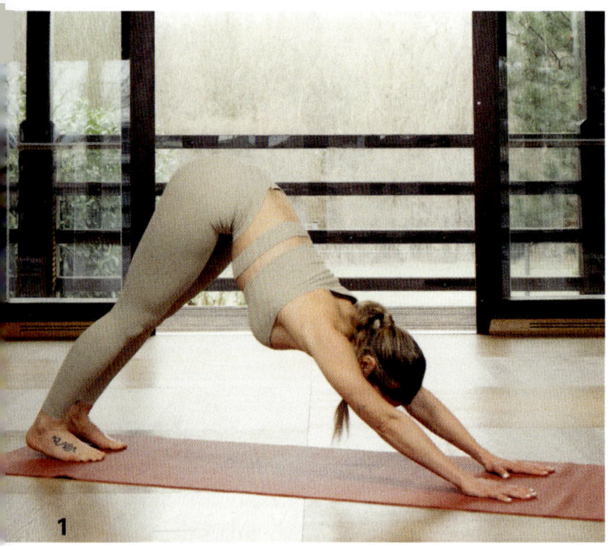

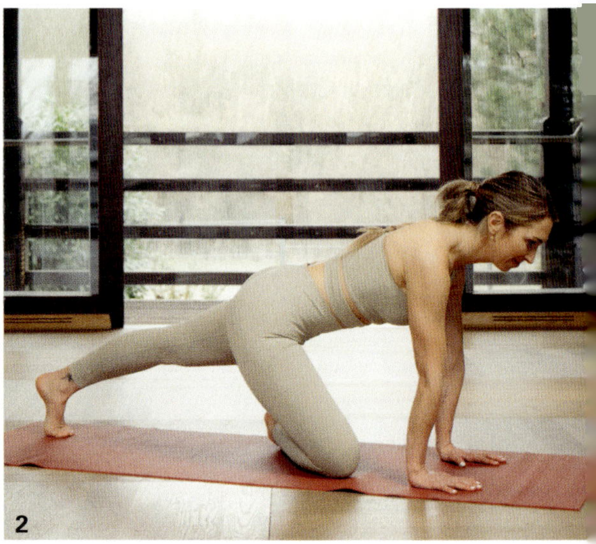

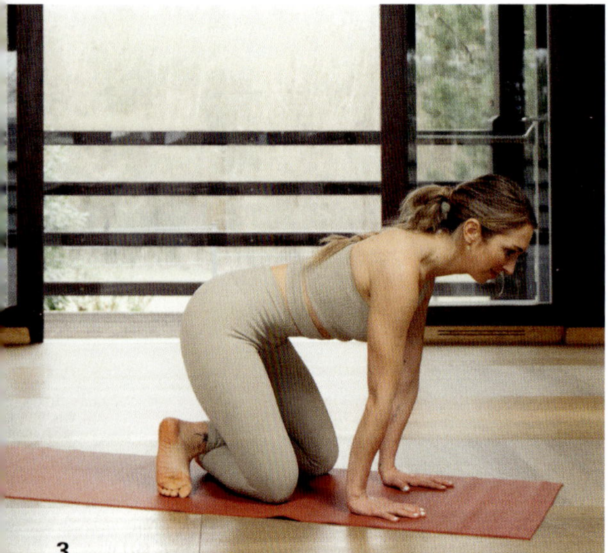

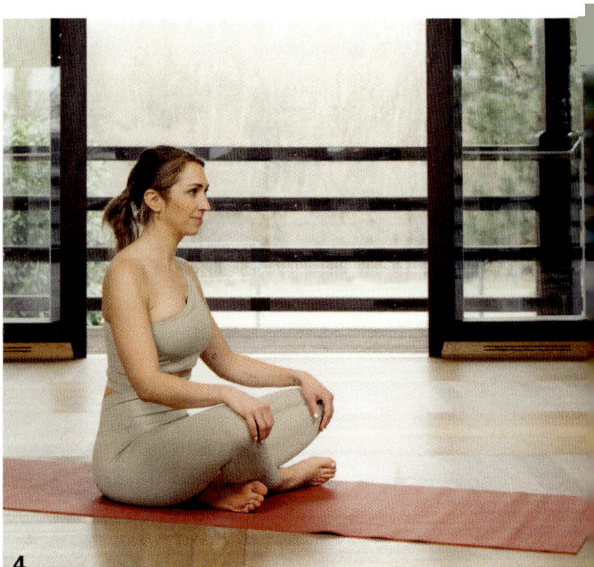

Übergang in die sitzenden Asanas.

Kreuze vom Herabschauenden Hund deine Beine in der Körpermitte und komme so ganz smooth/fließend in einen Schneidersitz (1, 2, 3, 4).

Von hier geht es direkt ins
Boot – Navasana

- Beuge beide Knie. Brauchst du Unterstützung, kannst du dich mit den Händen unter den Kniekehlen festhalten und nach hinten lehnen. Wenn genug Kraft da ist und dein Rücken gerade bleibt, strecke die Beine nach oben aus (1).
- **Arme aktivieren:** Wenn deine Arme oben sind, stelle dir vor, dass du zwei unsichtbare Wände nach oben und unten drückst. Während du diese Vorstellung beibehältst, führe eine kleine, kontrollierte »Bounce«-Bewegung aus, indem du die Arme leicht nach oben und unten bewegst. Die Bewegung sollte sanft und rhythmisch sein, ähnlich wie ein federnder Druck (2, 3).

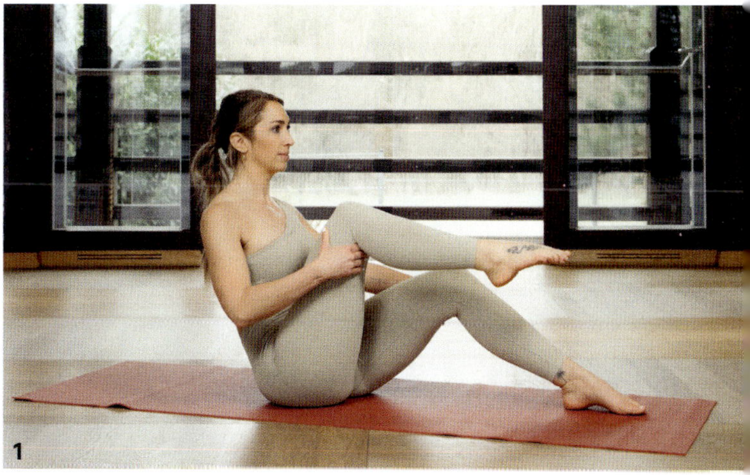
1

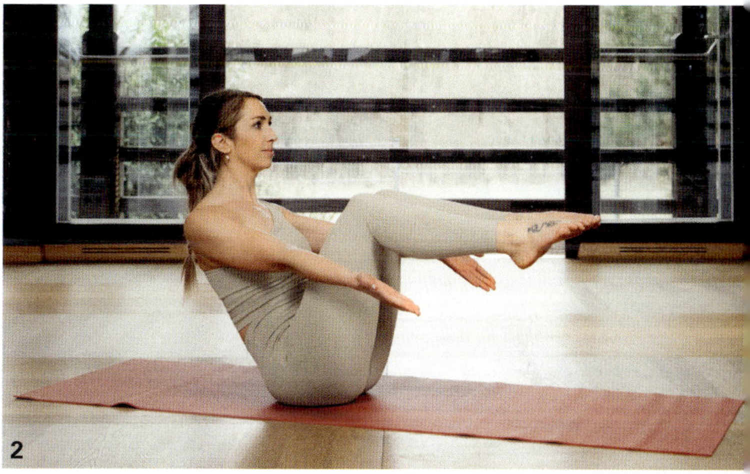
2

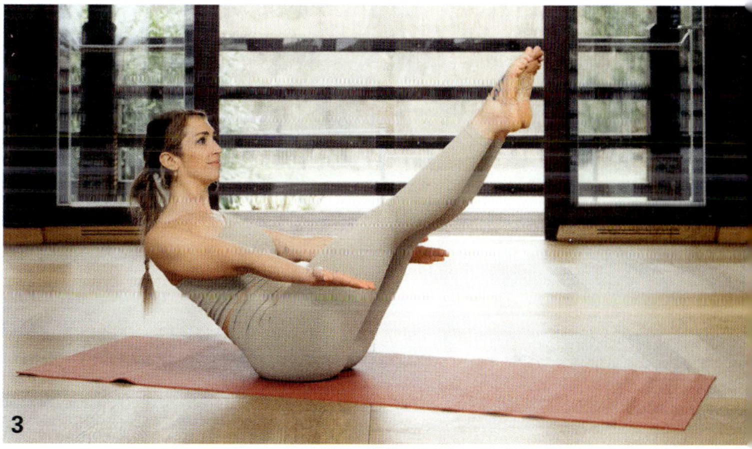
3

ZIEL

Diese Asana bewirkt sehr viel. Sie stärkt die Nieren, fördert die Bauchdurchblutung, verbessert die Verdauung und den Stoffwechsel, kräftigt die Bauch-, Rücken- und Beinmuskulatur sowie den Nacken-, Schulter- und Halsbereich. Außerdem regt sie die Schilddrüse an und fördert inneres Gleichgewicht, Selbstbewusstsein und Willenskraft.

BODENASANAS

Einbeinige Vorbeuge mit Sidestretch

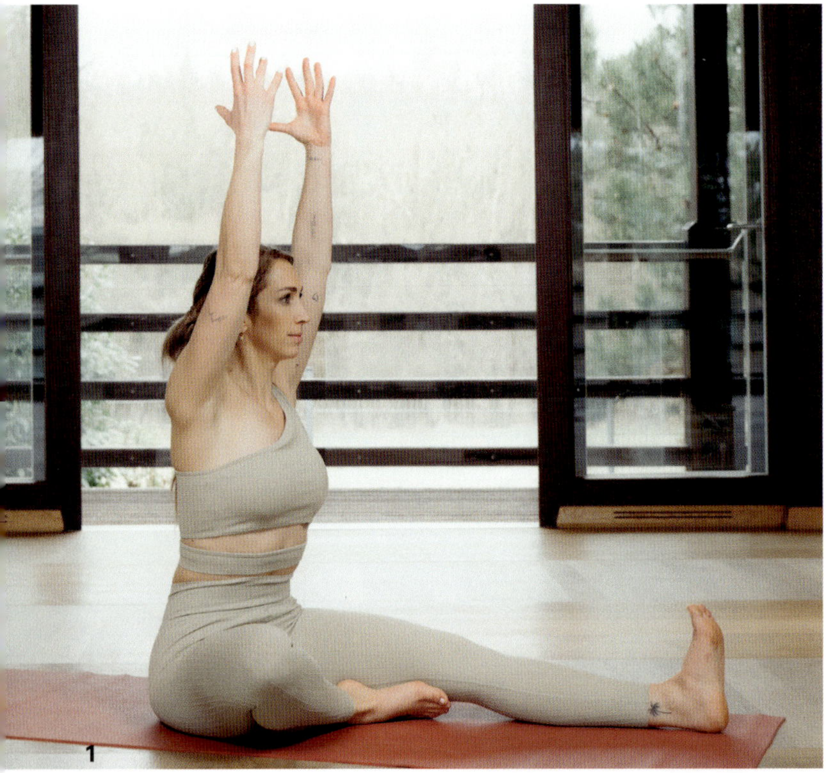

1

- Beginne im Schneidersitz. Strecke dein rechtes Bein aus und beuge dein linkes Bein, wobei du den Fuß an die Innenseite deines rechten Oberschenkels legst. Atme ein und strecke deine Arme nach oben (1).

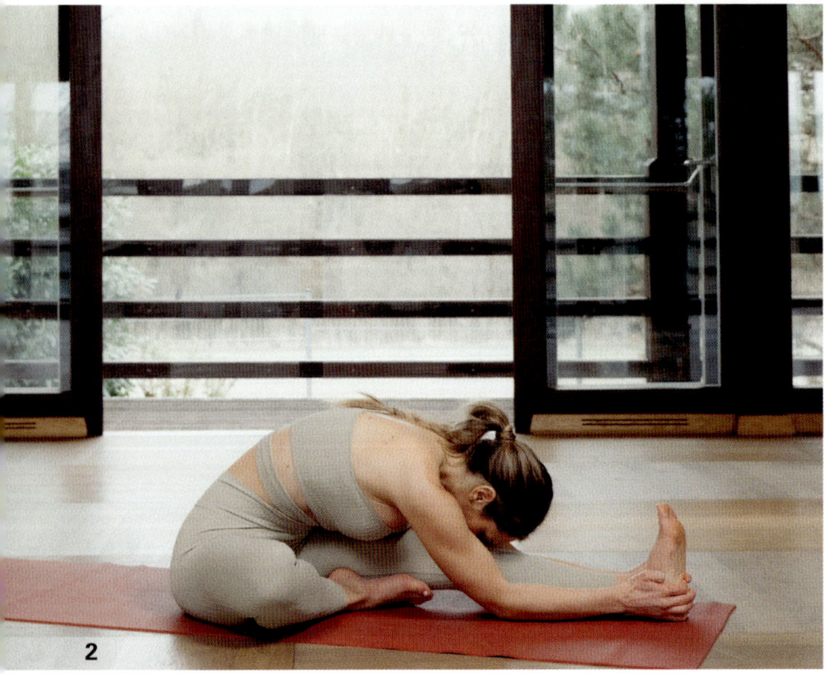

2

- Atme aus und beuge dich mit einem geraden Rücken über dein gestrecktes Bein nach vorn (2).

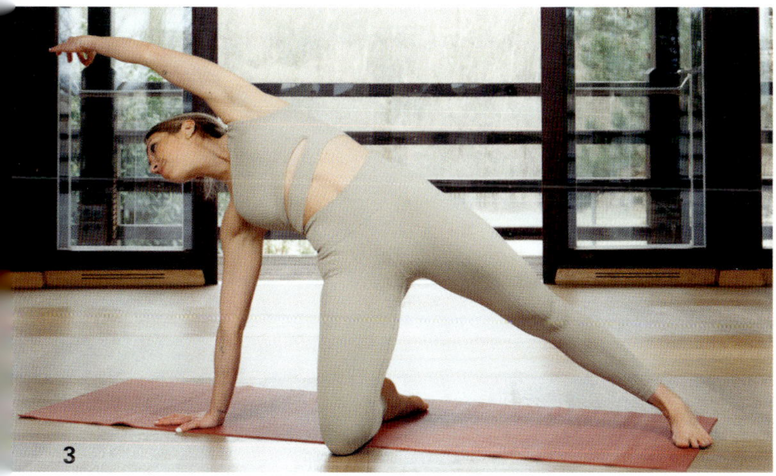

► Es folgt die Aufrichtung in den seitlichen Stretch (3). Führe hierzu in einer Kreisbewegung die rechte Hand am Boden entlang, Der linke Arm geht über den Kopf, dabei hebst du die Hüfte an.

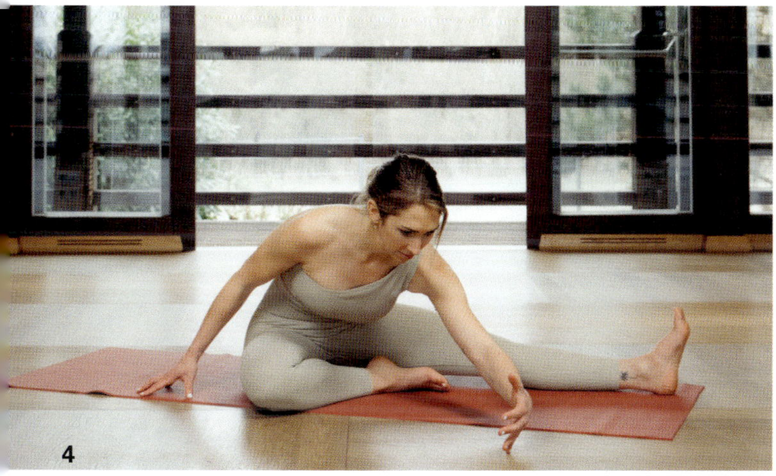

► Senke deine Hüfte wieder ab, kreise mit der linken Hand zu deinem gestreckten linken Bein nach vorne, sodass du wieder in der Position (2/5) bist.

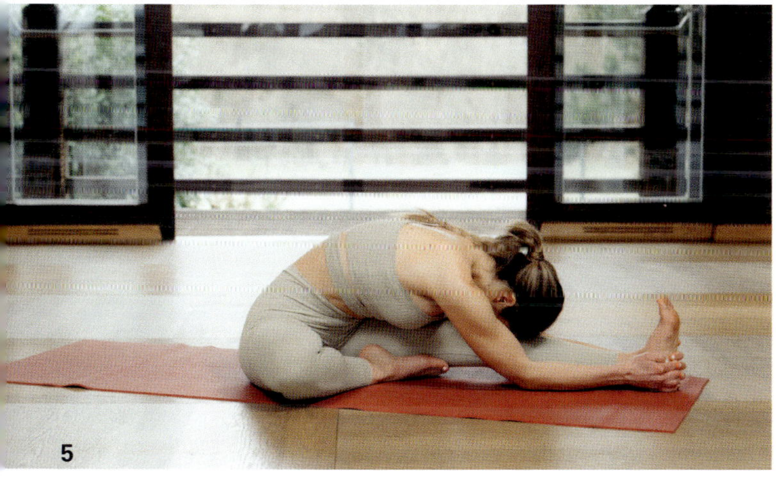

Wiederhole diese Sequenz mindestens 3-mal, bevor du in den Drehsitz übergehst.

BODENASANAS

Stocksitz – Dandasana mit Vorbeuge

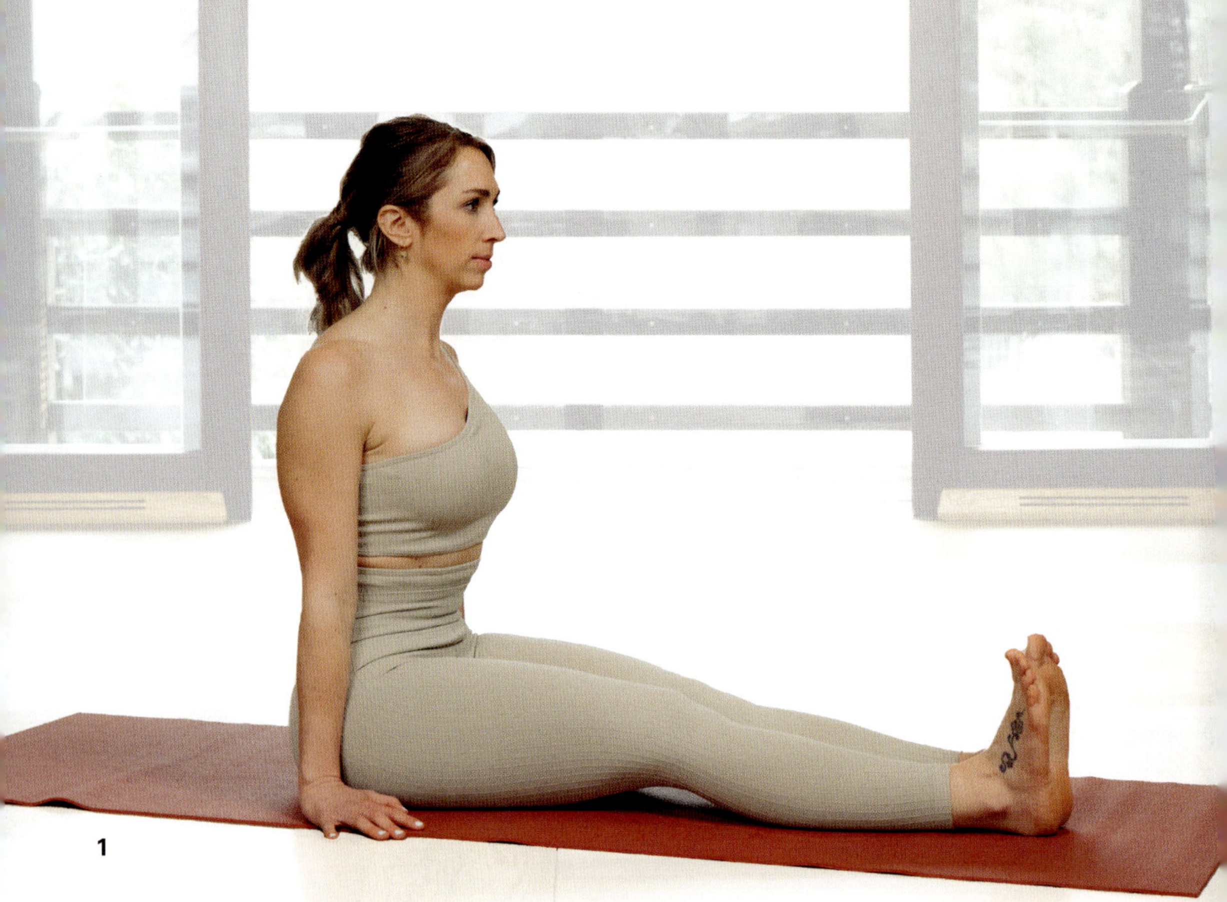

1

NOTIZ VON COACH NINA

Dandasana dient als Ausgangsposition für alle Asanas im Sitzen und bildet die Grundlage für eine stabile und aufrechte Sitzhaltung. Diese Pose kann auch am Ende einer Praxis vor der Abschlusssequenz durchgeführt werden, um den Körper zu stabilisieren und die Wirbelsäule auszurichten.

Diese Übung wird in einer aufrechten Sitzhaltung mit gestreckten Beinen durchgeführt. Dabei werden die Oberschenkel, Knie und Füße zusammengehalten, während die Oberschenkel leicht nach innen gedreht werden. Der Rücken ist aufgerichtet, das Steißbein zieht nach unten, und die Oberschenkel sowie Fußspitzen sind angespannt.

- Die Hände liegen neben der Hüfte auf dem Boden, wobei die Finger nach vorn zeigen und die Ellenbogen sowie die Arme gestreckt sind (1).
- Der Rücken ist aus dem Becken aufgerichtet, der Brustkorb wird angehoben, die Schultern nach hinten und tief gezogen, die Schulterblätter werden fixiert.

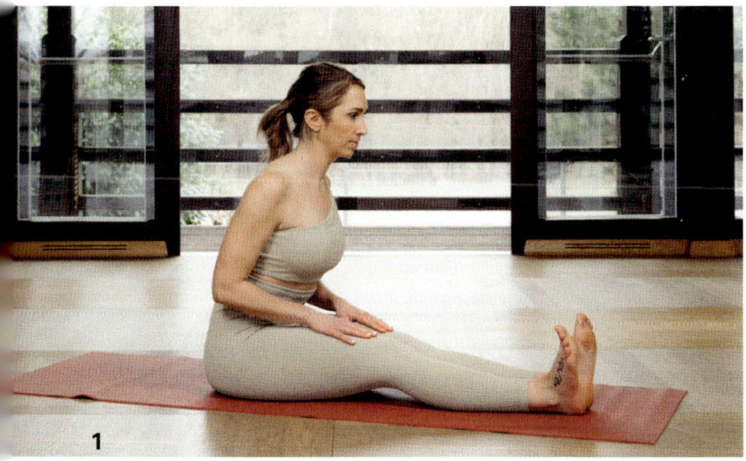

1

Du kannst nun in die **Sitzende Vorbeuge** gehen – so weit es für dich möglich ist.

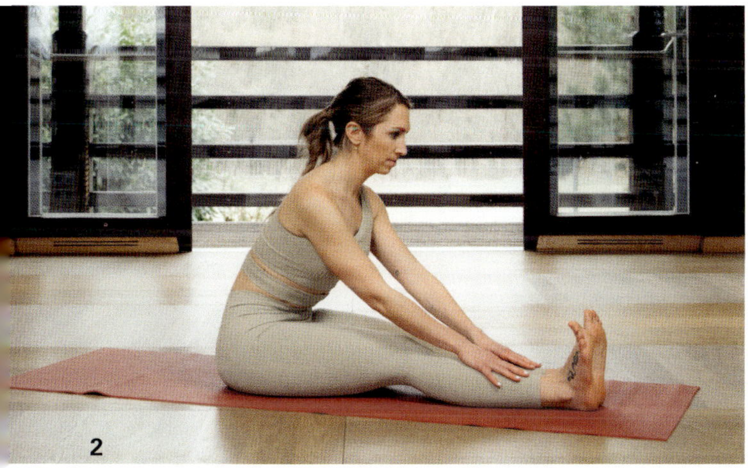

2

- Einatmend richtest du den Oberkörper auf. Lehne dich dann mit der Ausatmung nach vorne, so weit es dir möglich ist
(1 = Anfänger,
2 = Fortgeschrittene,
3 = Profis).

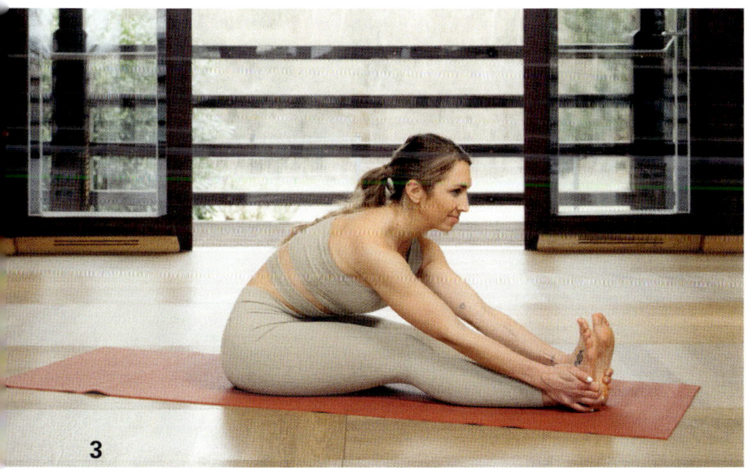

3

Drehsitz mit Sidestretch

- Stelle nun dein gebeugtes Bein über das gestreckte und drehe dich über das gebeugte Bein auf. Dein Oberkörper bleibt aufrecht (1).
- Drehe dich dann in die andere Richtung, setze deine Hand hinter dem gestreckten Bein auf dem Boden ab, drücke die Hüfte hoch und komme hier wieder in einen Sidestütz (2).

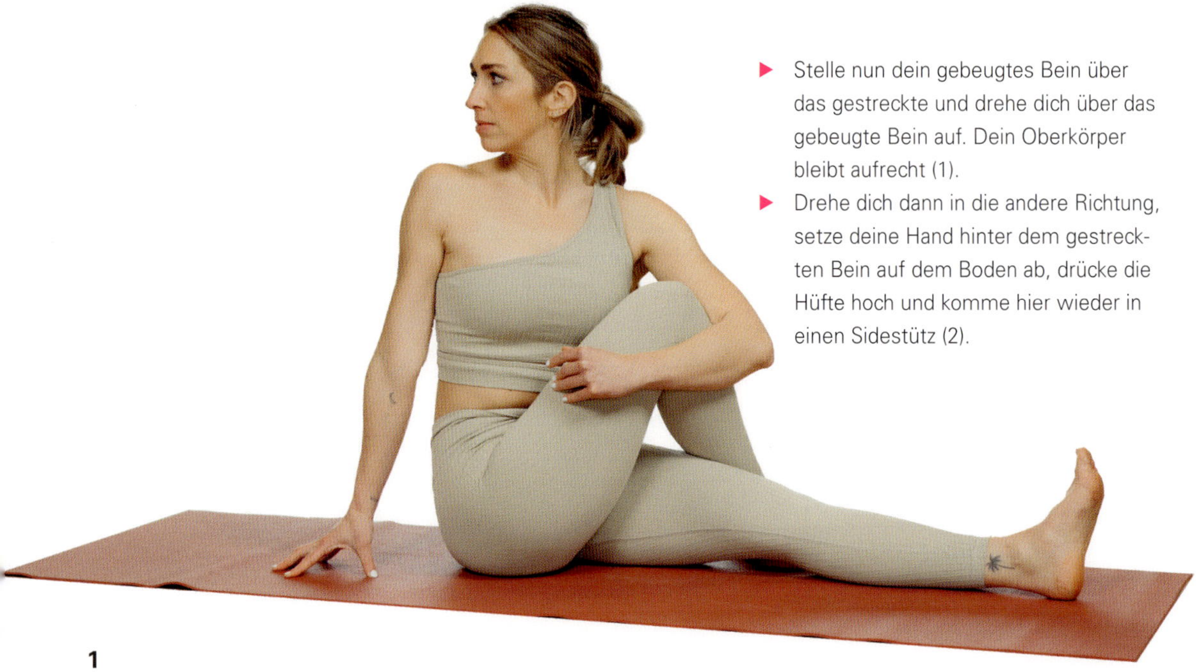

1

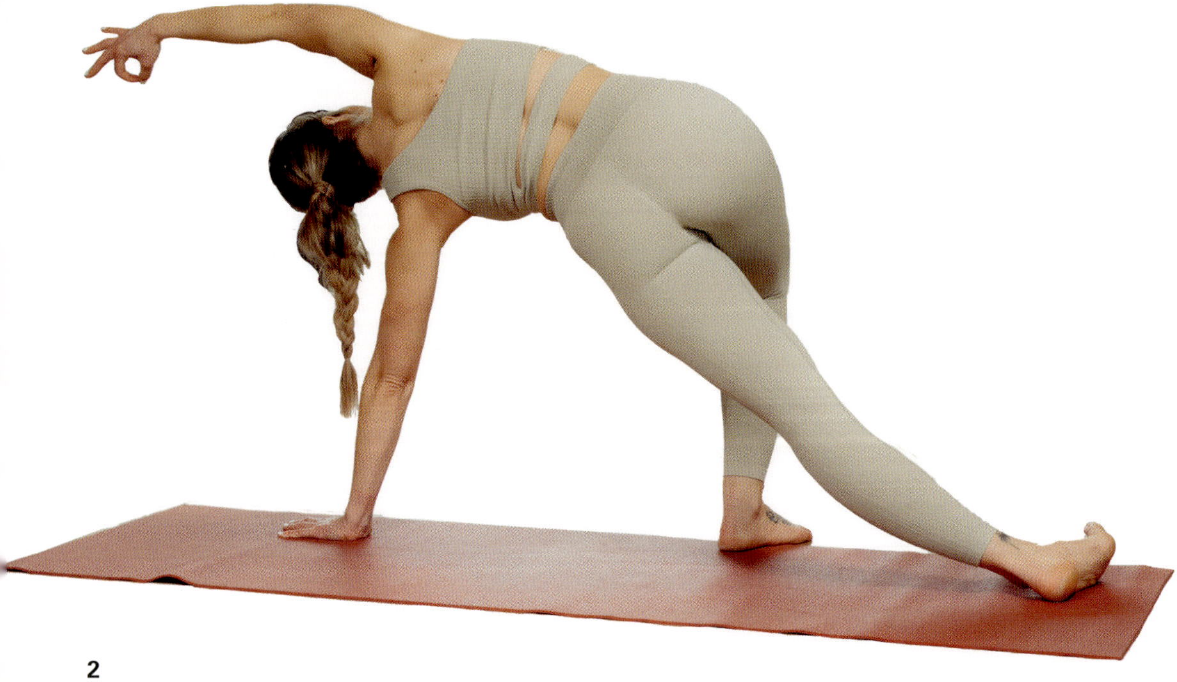

2

WER EINE KLEINE CHALLENGE MÖCHTE ...

Unsere Vorbereitung für die kleine Balance-Übung »Mini-Grashüpfer«.

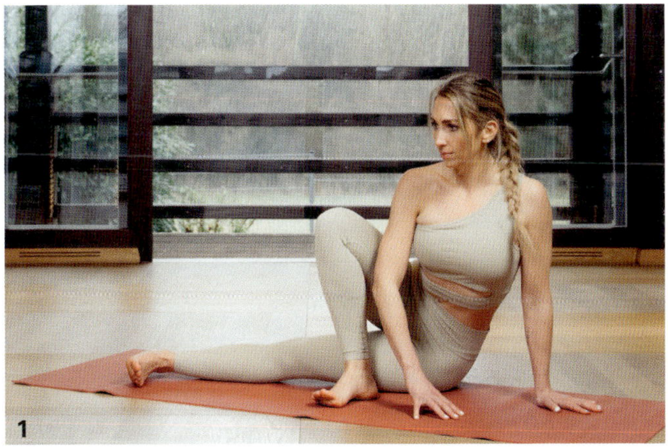

1

Fordere dich selbst heraus und verwandle deine Matte mit dieser Mini-Arm-Balance-Pose in einen Spielplatz. Der Mini-Grashüpfer ist eine fortgeschrittene Pose und erfordert starke Handgelenke und Unterarme sowie kräftige Beckenboden- und Kernmuskulatur sowie eine offene untere Rücken- und Hüftmuskulatur.

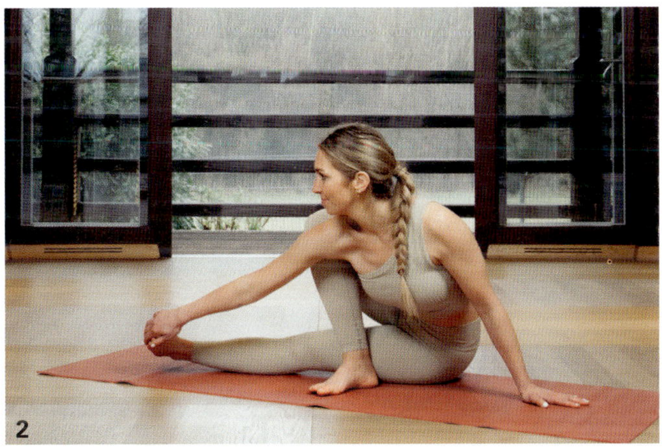

2

Diese Übung vereint Drehungen, Öffnungen der Hüften und Arm-Balancing und ermöglicht es dir, deine körperlichen Fähigkeiten auf eine neue und aufregende Weise herauszufordern. Sie stärkt die Schultern, Unterarme, den Kern, die Handgelenke und den Rücken und verbessert die Konzentration und den Fokus sowie das Gefühl von Stabilität und Gleichgewicht – sowohl mental als auch körperlich.

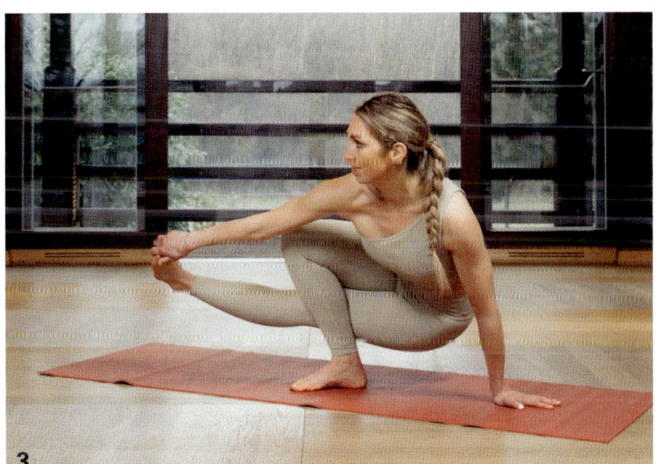

3

Siehe dir die genaue Beschreibung auf den nächsten zwei Seiten an (1, 2, 3).

Hier geht's zum Video

BODENASANAS

Mini-Grashüpfer-Challenge

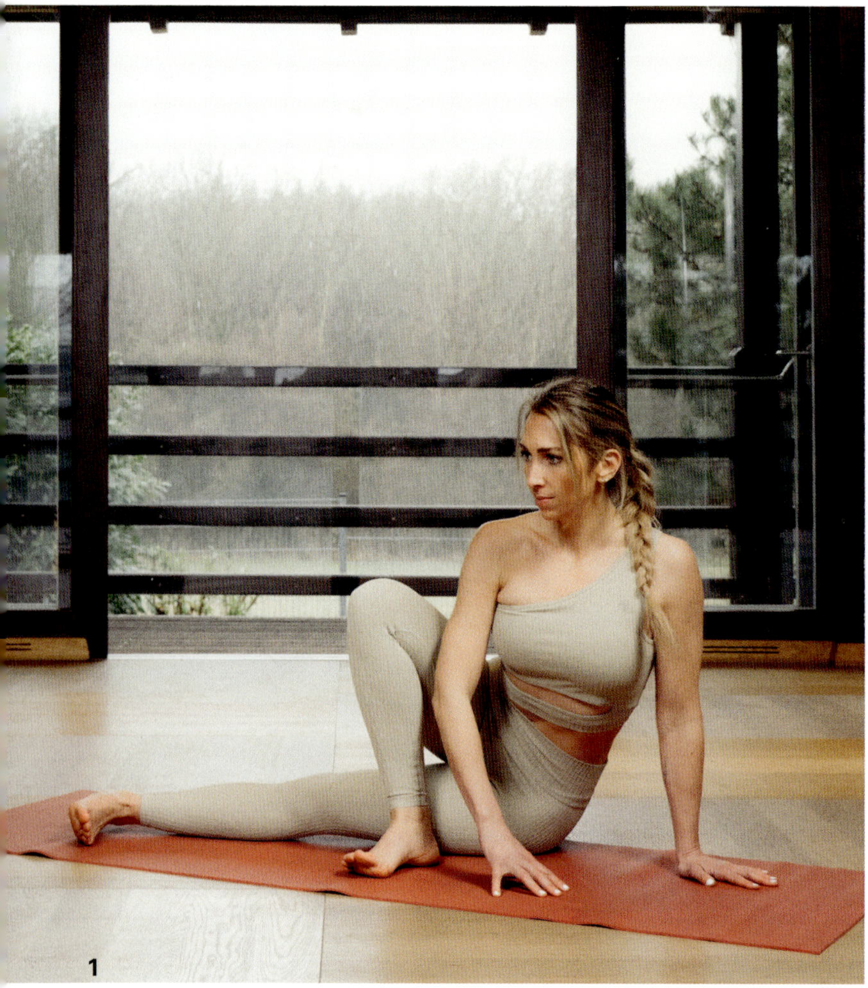

1

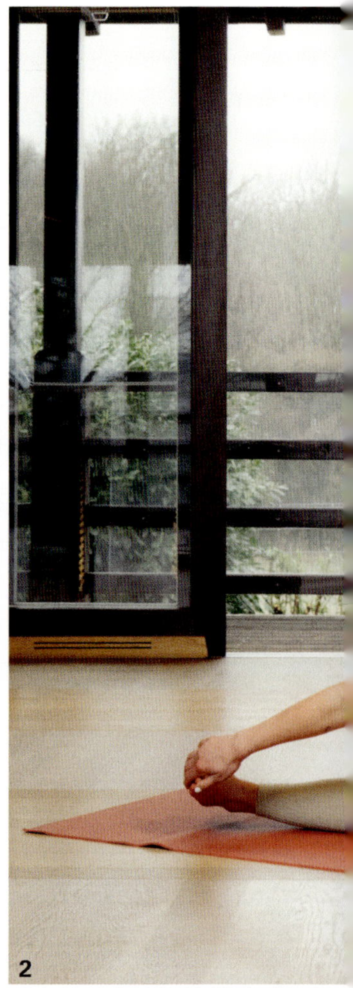

2

- Bleibe in der gleichen Position wie beim Drehsitz. Setze zunächst beide Hände auf den Boden. Richte dich auf und halte deine Körperspannung aufrecht (1).

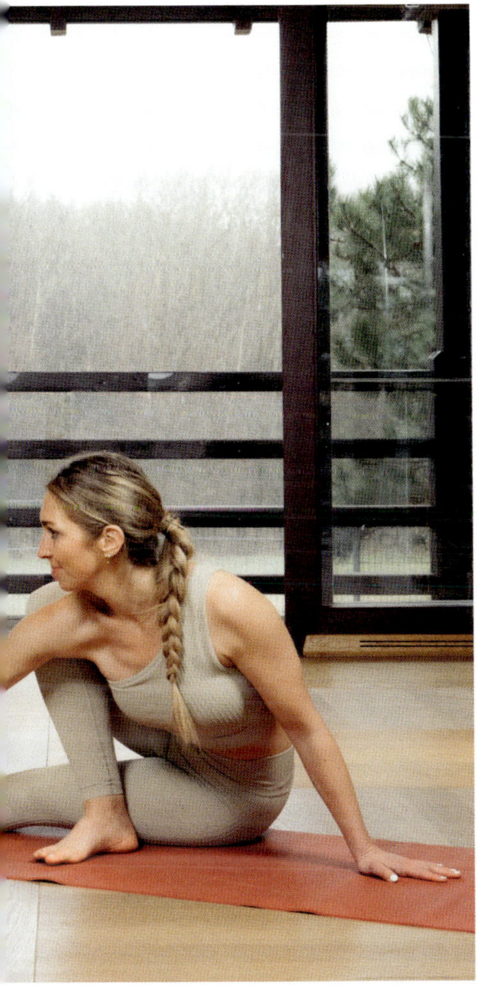

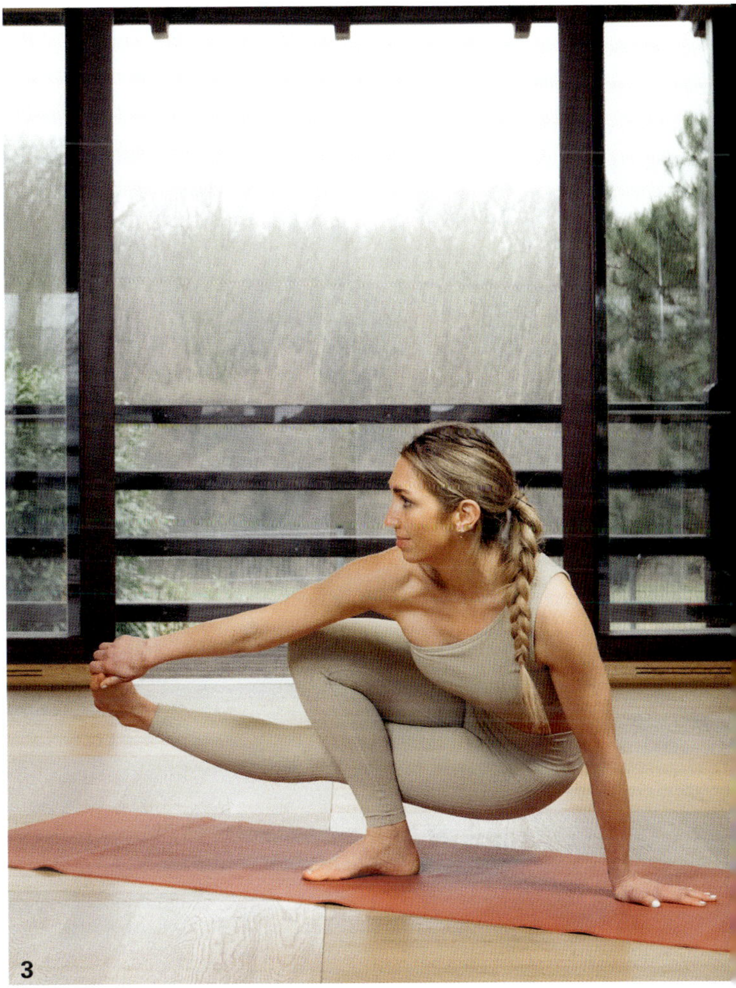

3

- Bringe dann deinen gegenüberliegenden Arm (vom gebeugten Bein) nach vorn zu den Zehenspitzen des gestreckten Beins (2).

- Hebe anschließend dein Gesäß nach oben ab (3).

War nicht so schwer, oder?

BODENASANAS

Bogen – Dhanurasana

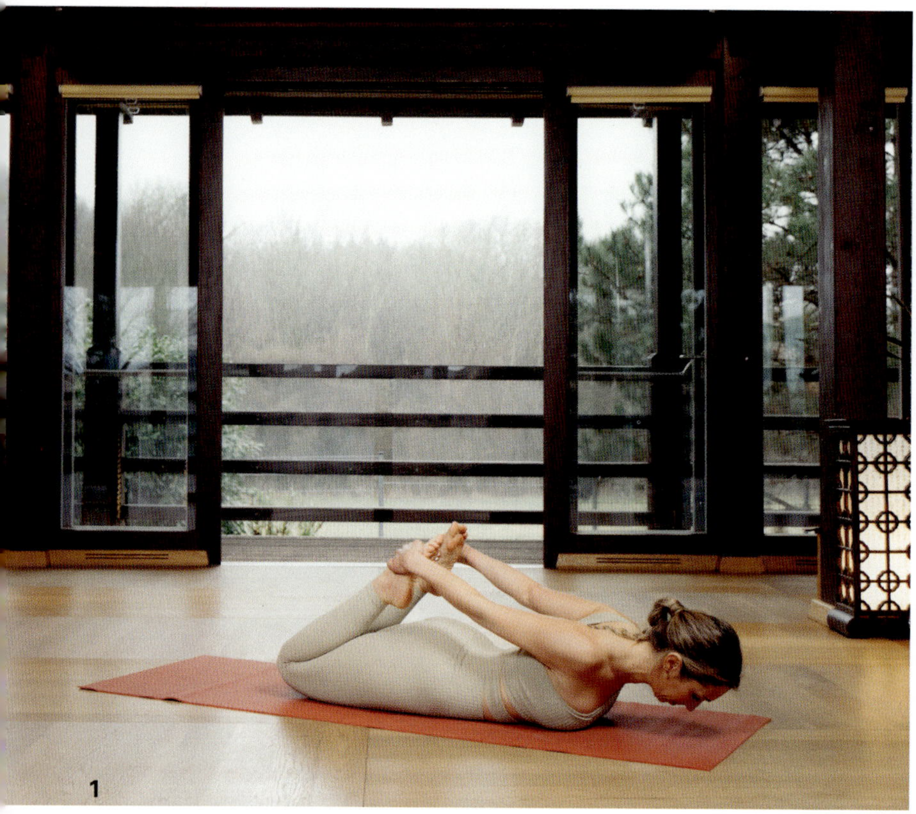

1

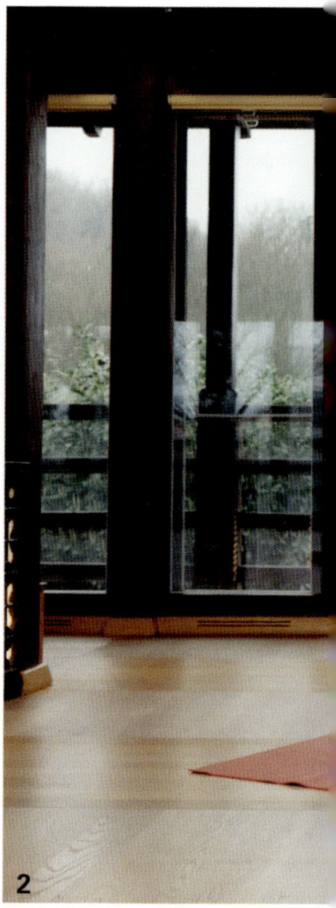

2

Als Vorbereitung für die Schulterbrücke bzw. das Rad kommen wir erstmal in eine sanfte Rückbeuge.

- Beuge die Beine beim Einatmen. Drücke das Schambein in die Matte. Strecke die Arme nach hinten aus und umfasse die Knöchel oder den Fußspann. Halte die Position beim Ausatmen (1).
- Hebe beim Einatmen die Beine und den Brustkorb an. Ziehe die Schienbeine nach hinten und drücke den Fußspann in die Hände, um Gegendruck im Becken zu erzeugen (2).
- Halte den Brustkorb geöffnet und die Schultern zurück. Hebe das Brustbein an, schaue nach oben und strecke das Kinn. Wenn es zu viel ist, führe das Kinn zur Brust (3).

Senke beim Ausatmen den Körper ab und lasse dabei die Knöchel oder Füße los, um dich vollständig auf den Boden zu legen. Lege die Hände und den Kopf sanft auf dem Boden ab.
Wiederhole diese Rückbeuge 4–5-mal.

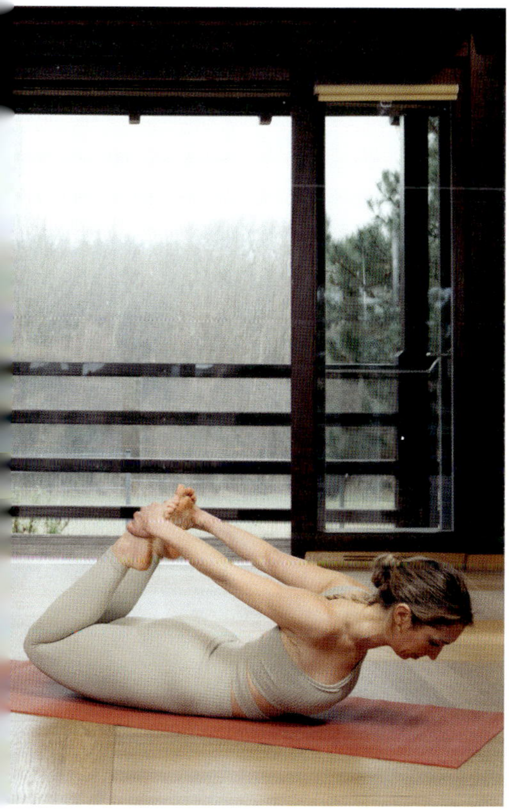

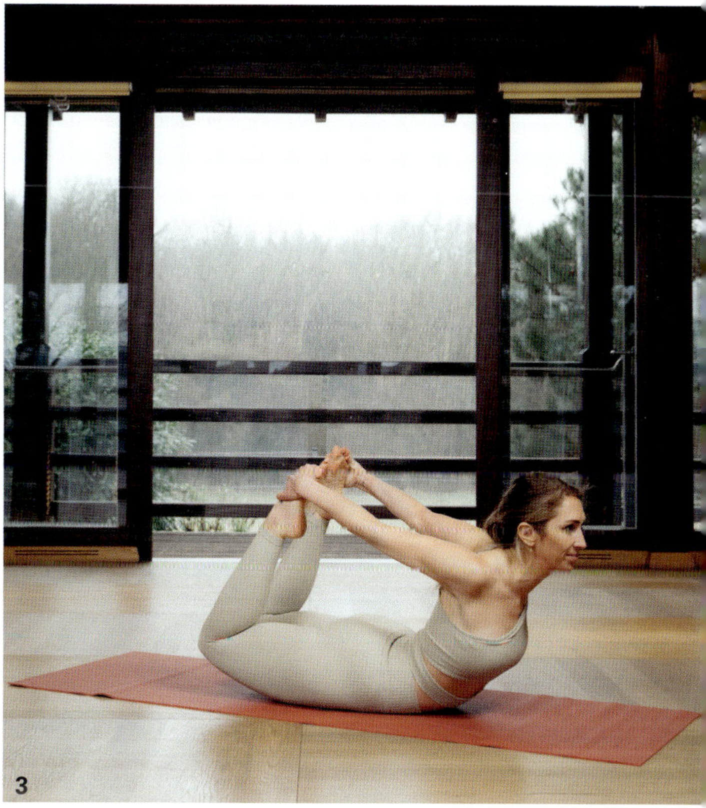

3

- Nachdem du dich vom Bogen auf den Boden abgesenkt hast, kannst du dich in den Vierfüßlerstand begeben, indem du deine Hände unter deine Schultern und deine Knie unter deinen Hüften platzierst. Von hier aus kannst du eine sanfte Dehnung und Entlastung deines Rückens durchführen, indem du dich in die Haltung des Kindes schiebst (4).

In dieser Position kannst du tief durchatmen und die Dehnung in deinem unteren Rücken spüren. Halte diese Position für einige Atemzüge oder solange es sich angenehm anfühlt.

NINAS COACHING-TIPP

Die Haltung des Kindes bietet eine wohltuende Gegenbewegung zum Bogen und hilft dabei, die Wirbelsäule zu entspannen und den Rücken auszugleichen.

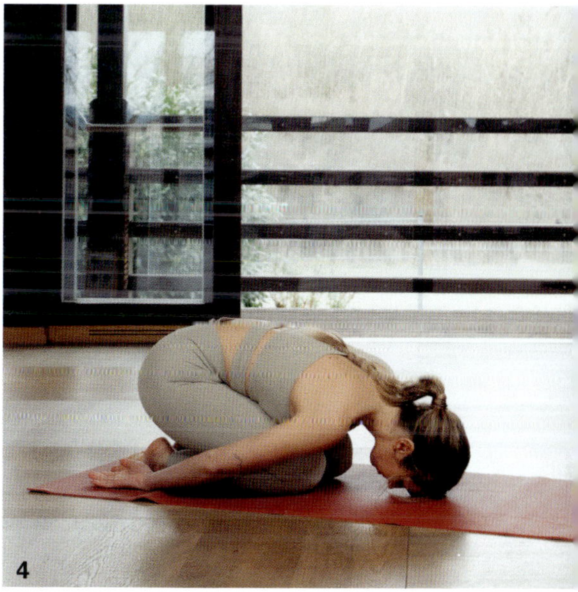

4

Übergang vom Bogen ins Rad

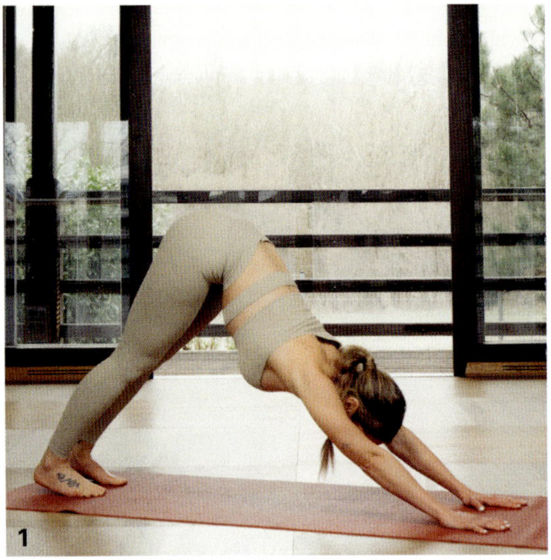

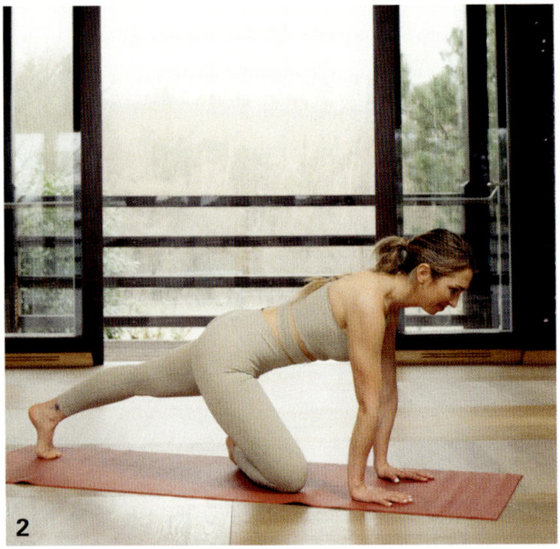

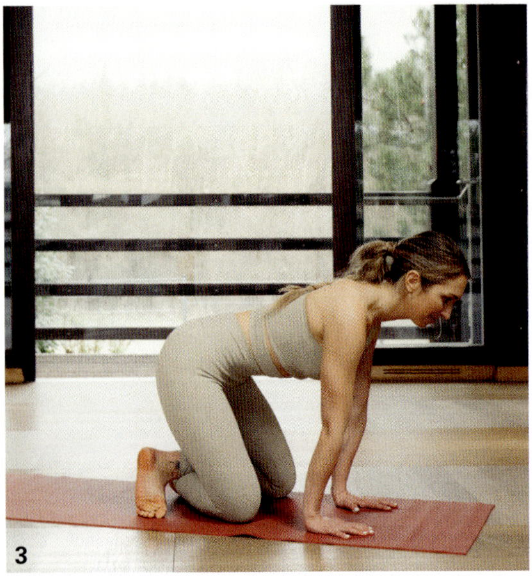

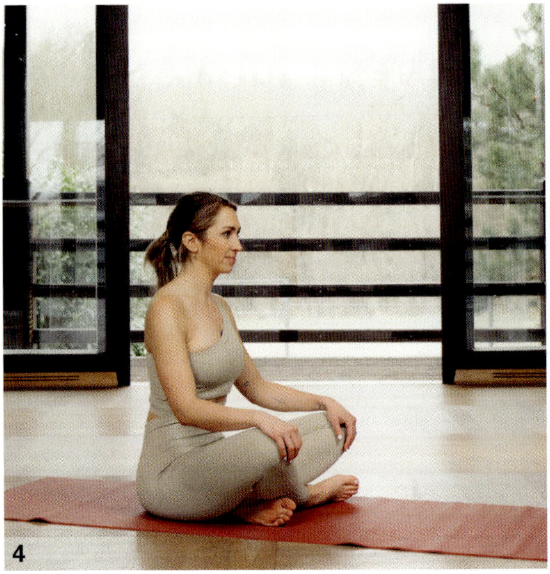

- Wir machen vom Herabschauenden Hund wieder den smoothen Übergang zum Boden (1, 2, 3).

- Kreuze vom Herabschauenden Hund deine Beine in der Körpermitte und komme so ganz smooth in einen Schneidersitz. Greife von hier mit beiden Händen unter die Kniekehlen und gehe in die Rückenlage (4).

BODENASANAS

Schulterbrücke/Halbes Rad

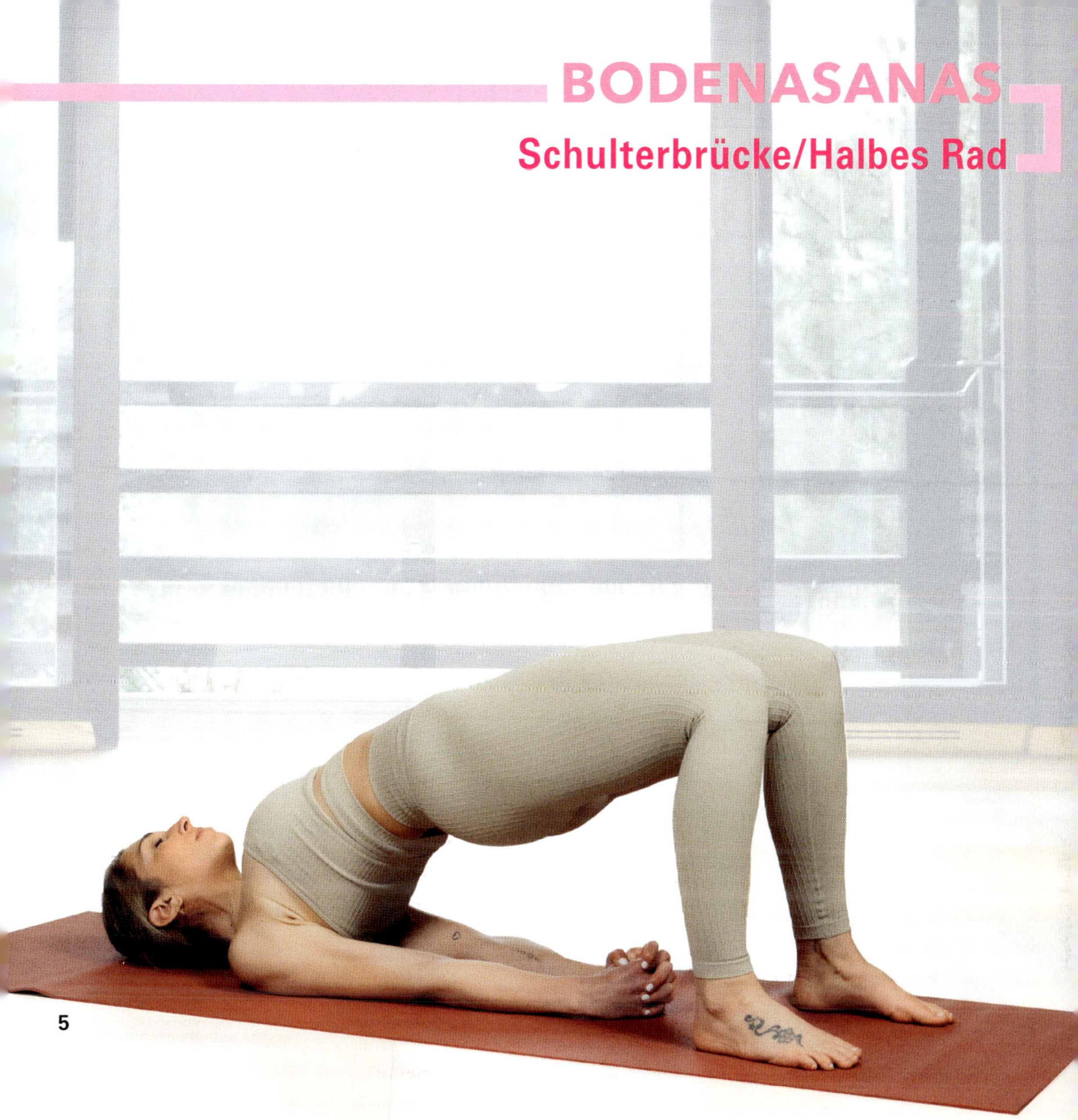

5

- Beginne damit, die Beine zu beugen und die Füße hüftbreit auseinander nahe am Gesäß aufzustellen. Nimm die Hände unter deinen Rücken in einer Räuberleiter zusammen.
- Für das Halbe Rad (Schulterbrücke): Atme ein und drücke dabei die Hände in den Boden (5).

ZIEL

Diese Übung hilft dabei, die Rückenmuskulatur zu stärken und die Flexibilität der Wirbelsäule zu verbessern.

Ganzes Rad – Urdhva Dhanurasana

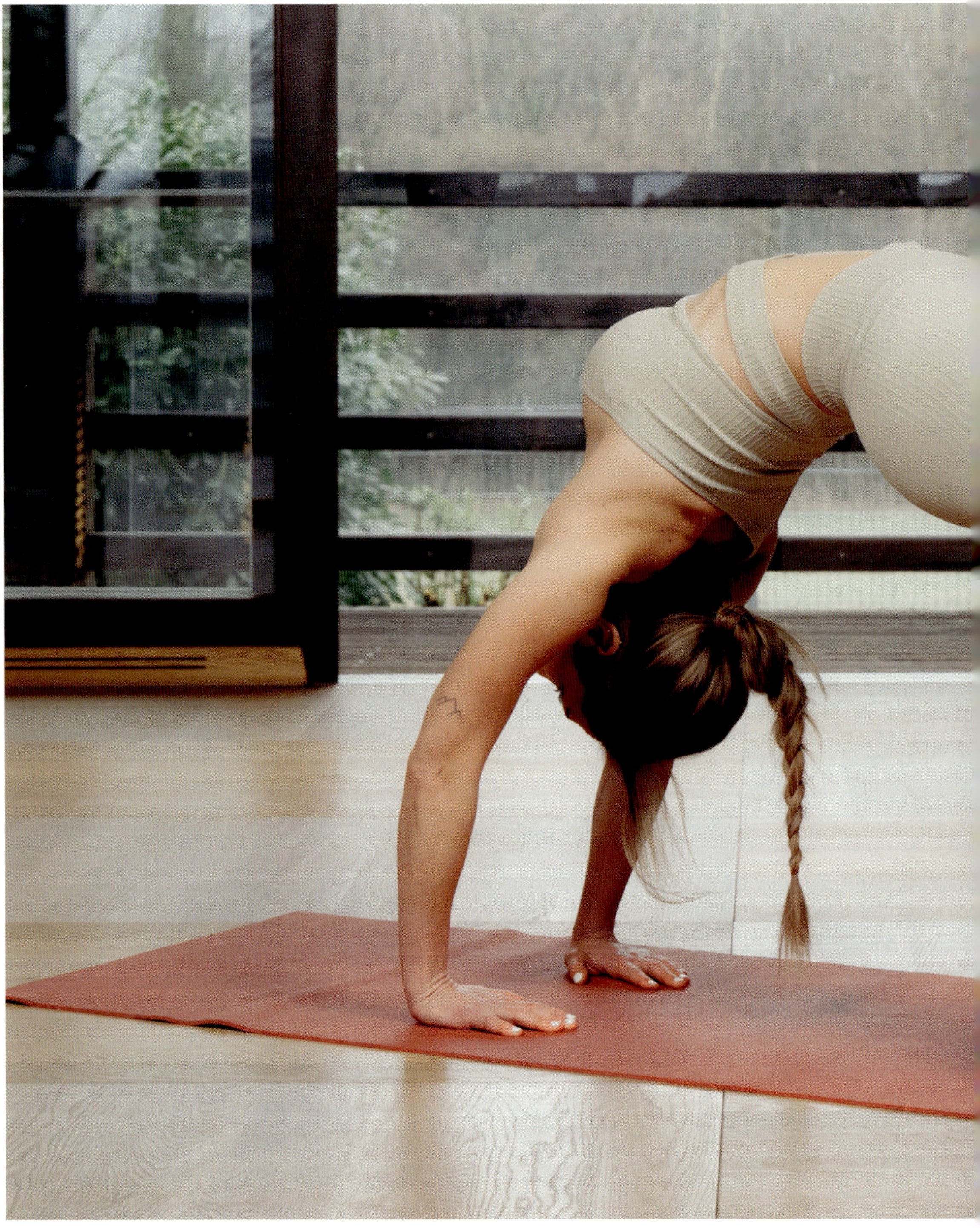

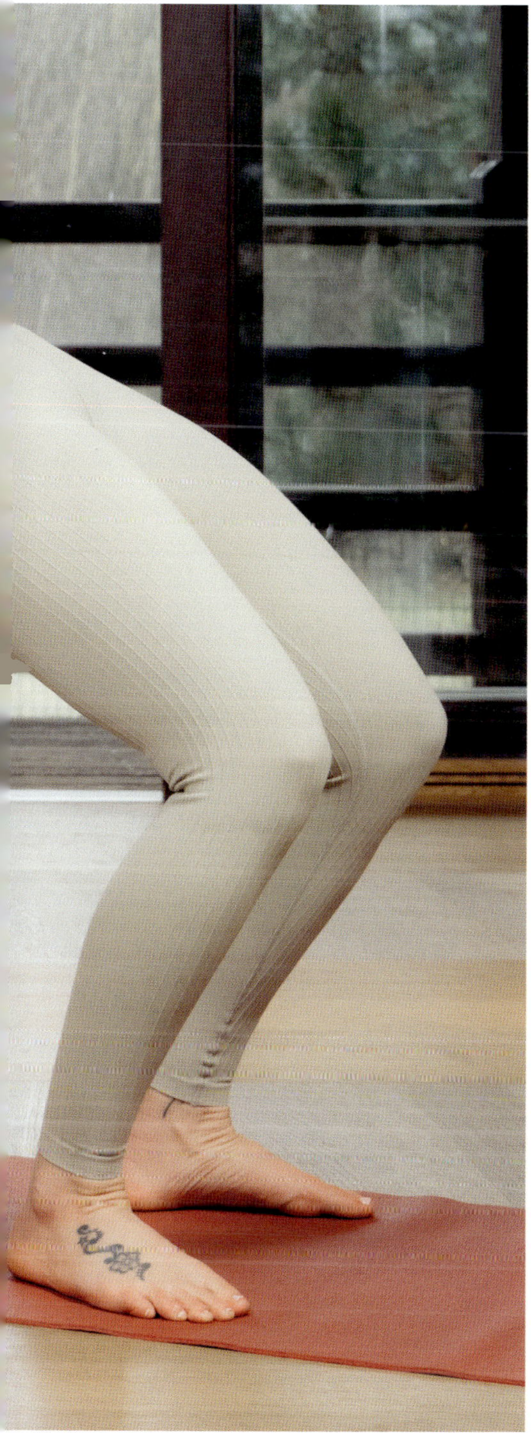

Es hat etwas Majestätisches, das Rad.

- Beginne in der Rückenlage und platziere die Füße dicht vor dem Gesäß. Hebe die Hüften und den Oberkörper vom Boden ab, schiebe sie nach oben und lege die Schädeldecke auf den Boden. Das Gewicht sollte auf den Händen liegen, nicht auf dem Kopf.
- Halte die Position oder strecke die Arme und Beine weiter, um den Kopf vom Boden abzuheben.

Atme entspannt und tief ein und aus und bleibe so lange in der Haltung, wie es angenehm ist und du dich sicher fühlst.

Um aus der Position herauszukommen, lege den Kopf kontrolliert auf den Boden und senke den Rücken Wirbel für Wirbel Richtung Boden.

ZIEL

Diese Übung stärkt den Rücken und die Armmuskulatur und verbessert die Flexibilität der Wirbelsäule.

COOL-DOWN

Dynamisches Kamel

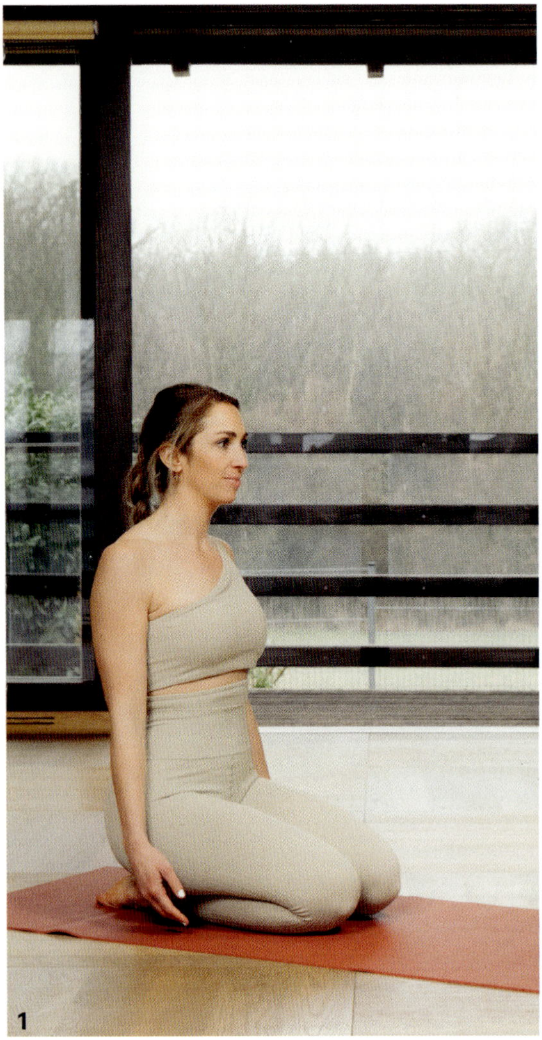

1

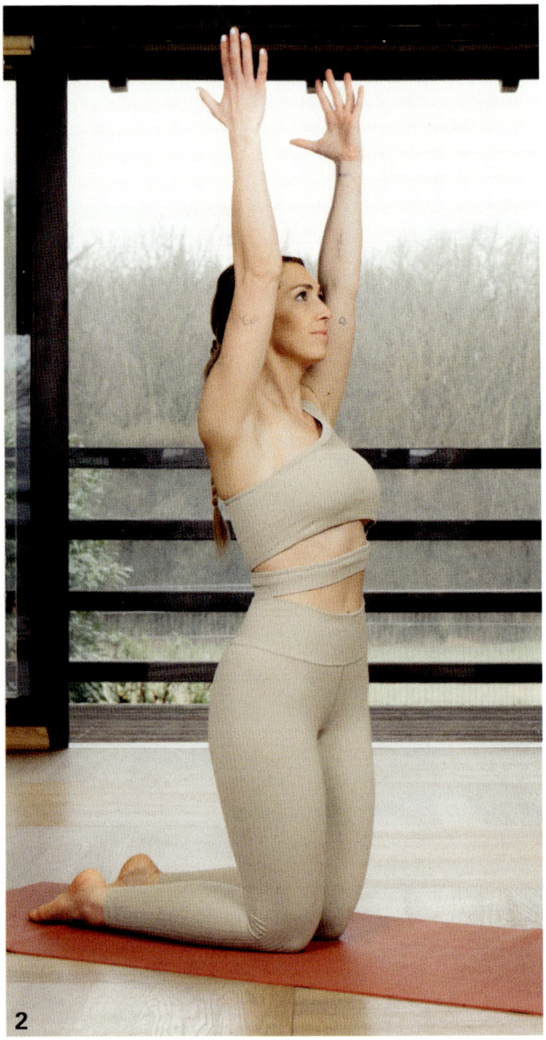

2

- Finde deinen Weg zurück in den Herabschauenden Hund. Von hier aus setze die Knie auf der Matte ab und gehe in den Fersensitz (1).
- Richte dich mit der Einatmung auf, bringe die Hüfte hoch und strecke die Arme nach oben (2).
- Setze dich mit der Ausatmung tief und drehe dich auf die Seite. Drehe dich einatmend wieder hoch und ausatmend zur anderen Seite auf (3, 4).

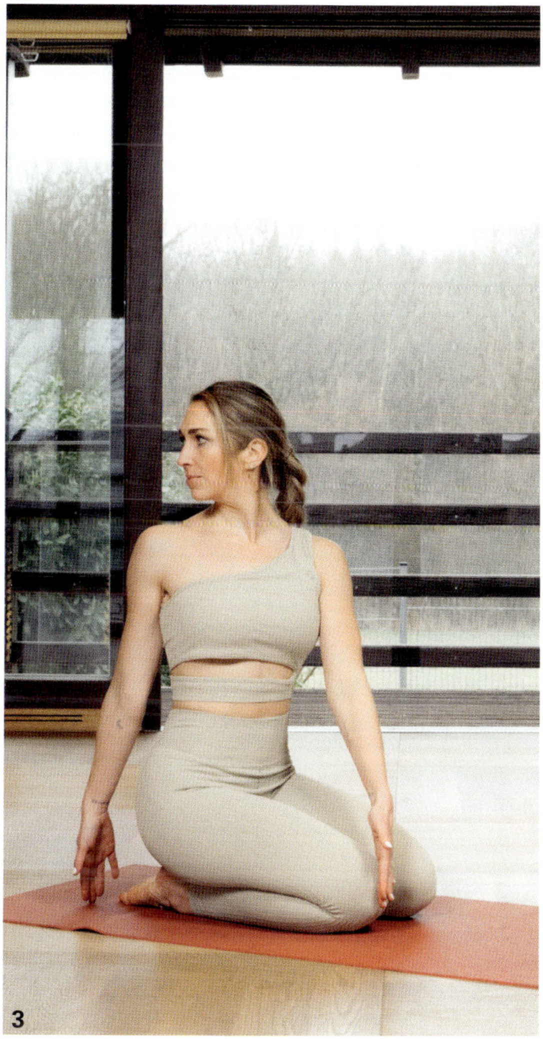

3

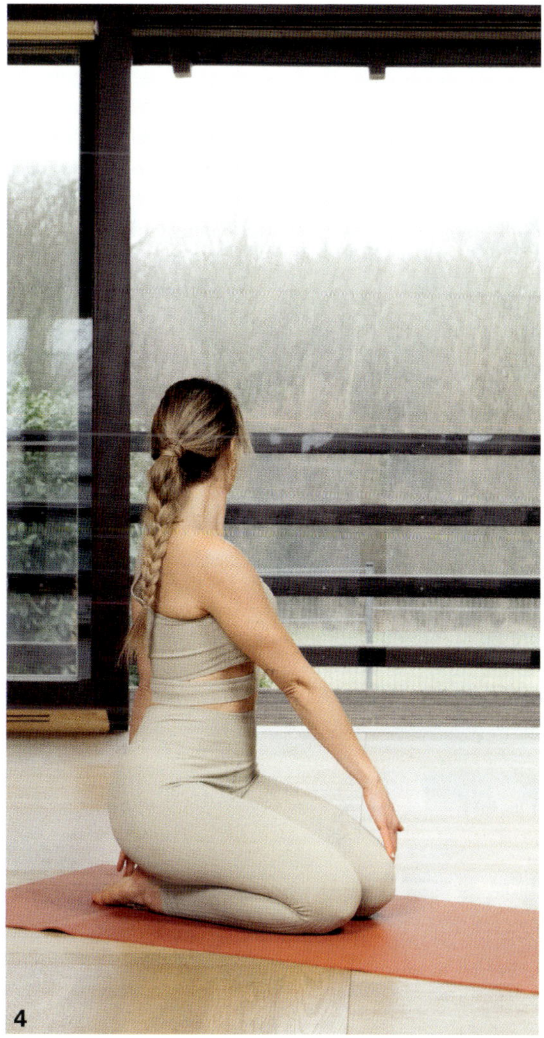

4

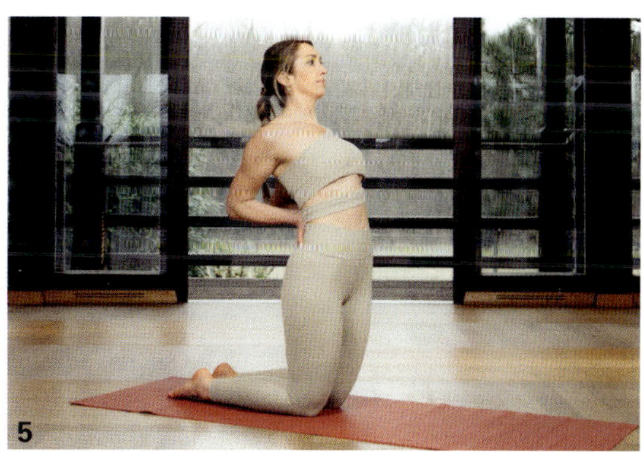

5

Bringe als Vorbereitung für das Statische Kamel nach ein paar Wiederholungen die Hände an den unteren Rücken und komme in eine sanfte Rückbeuge (5).

COOL-DOWN

Übergang in die Rückenlage

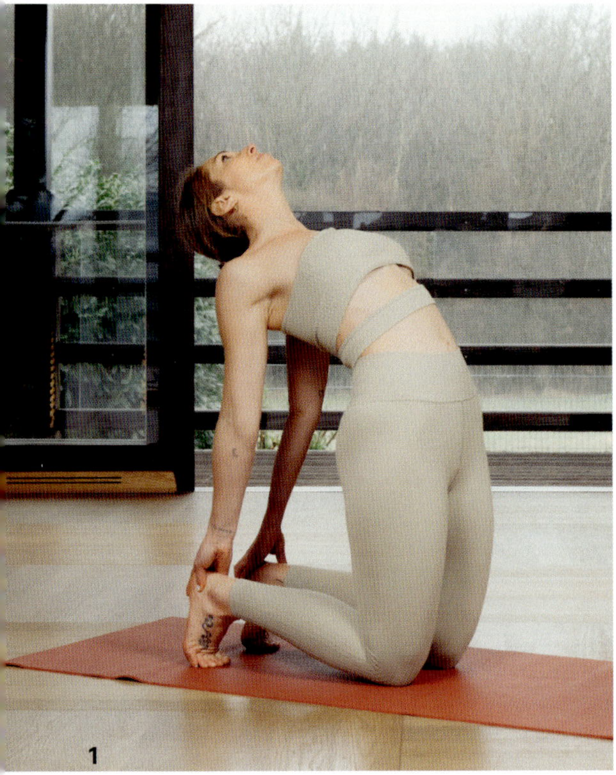

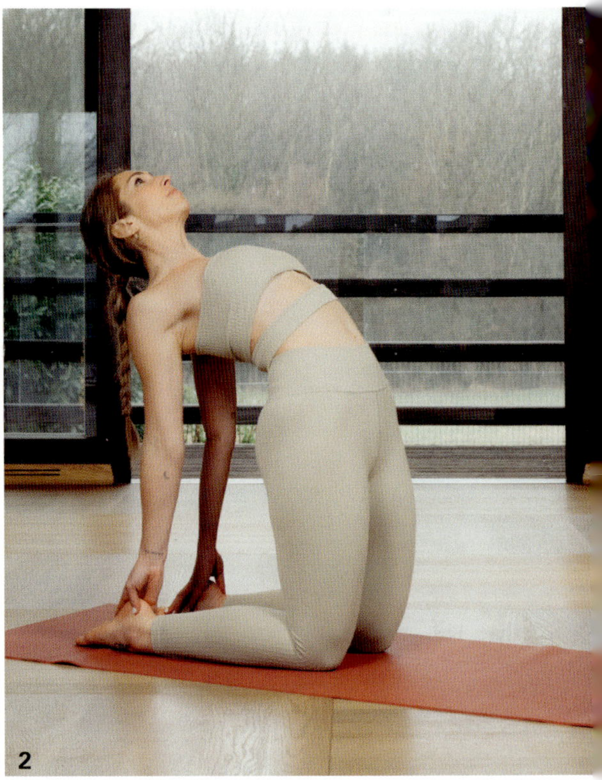

- Nimm die Hände auf die Fersen, während die Zehenspitzen aufgestellt sind (1).
- Oder lasse den Fußspann am Boden (2).

Halte das Kamel, indem du den Oberkörper nach hinten beugst, die Hände auf den Fersen abstützt und die Brust öffnest.

Kehre in die aufrechte Sitzposition zurück und entspanne dich im Fersensitz oder in der Child Pose.

Wir kommen in die Rückenlage. Am einfachsten ist es, wenn du wieder in den Vierfüßler-Stand gehst, von hier in den Herabschauenden Hund. Kreuze wieder die Beine in den Schneidersitz, stelle die Füße auf, greife mit den Händen unter die Kniekehlen und komme in die Rückenlage (siehe Seite 122).

ZIEL

Diese Übung verbessert die Flexibilität der Wirbelsäule und stärkt den Rücken. Bleibe dabei achtsam und atme während der Bewegungen gleichmäßig. Halte deinen Bauch immer fest – aktiviere deinen Core, um deinen Rücken zu schützen!

NINAS COACHING-TIPP

Lasse am Anfang die Zehenspitzen noch aufgestellt, wenn dein Rücken die Rückbeuge noch nicht zulässt. Wenn es auch für den Nacken zu viel ist, bringe dein Kinn zur Brust, damit nimmst du die Intensität heraus.

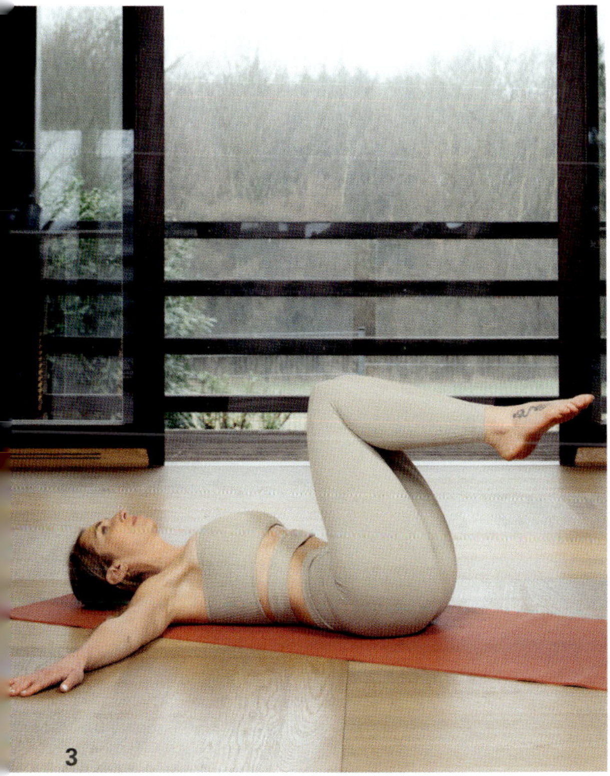

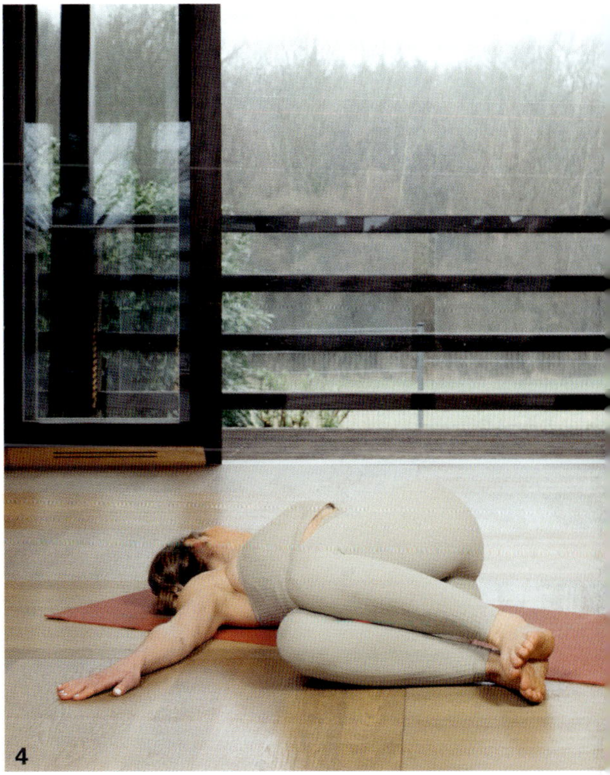

- Mache in der Rückenlage eine liegende Drehung.
- Winkel deine Knie an und klappe beide Beine zu einer Seite (3, 4).

Wichtig hierbei: Die Knie bleiben übereinander. Wenn du die Knie noch nicht komplett ablegen kannst, schnapp dir deinen Yoga-Block. Dein Blick/Kopf dreht sich dabei auf die gegenüberliegende Seite oder gerade mit Blick zur Decke/zum Himmel.

Halte jede Seite für etwa 2 Minuten, kehre dann in die Mitte zurück.

COOL-DOWN

Liegende Drehung

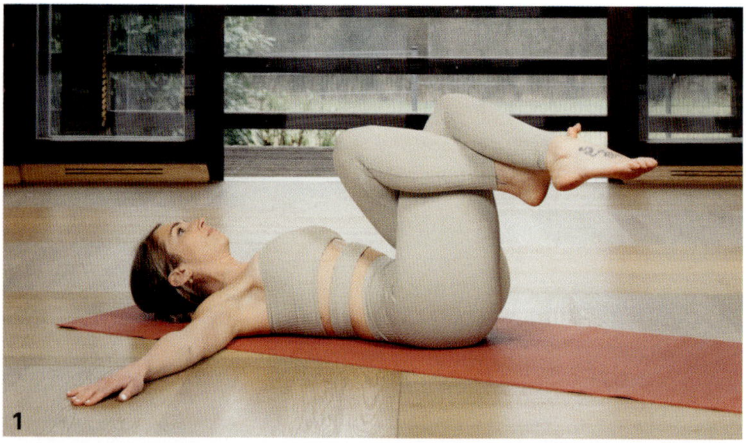

1

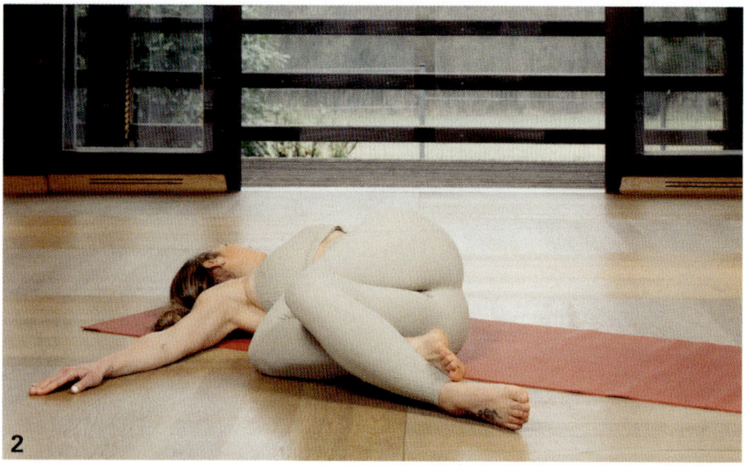

2

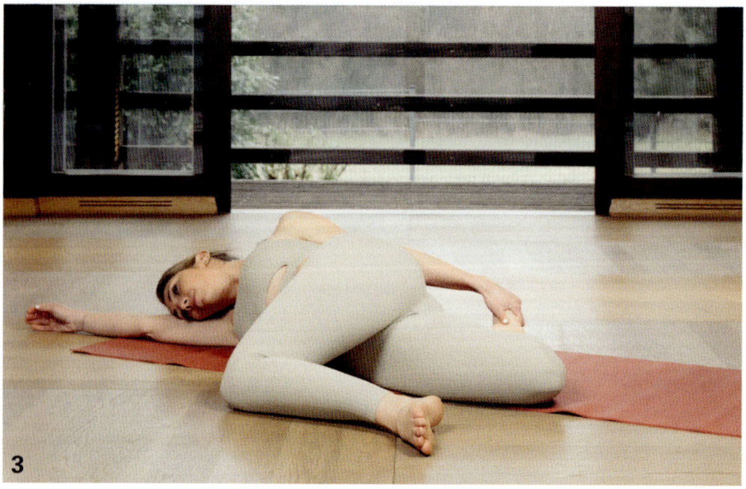

3

- Überschlage die Beine im Damensitz oder hake einen Fuß ein. Drehe dich dann noch einmal zu jeder Seite (1, 2).
- Eine Übung dazu: Drehe dich einmal komplett zur Seite und greife den unteren Fuß, um so auch eine Dehnung im Oberschenkel zu spüren (3).

Komme nach jeder Seite in die Mitte zurück und strecke die Beine nach vorn aus.

Schulterstand

Die Übung nennt sich **Kerze/Schulterstand – Salamba Sarvangasana**. Fühle hier, wie alles aus deinen Füßen abfließen darf, wie ein Wasserfall (1).
Lege dich auf den Rücken, hebe die gestreckten Beine beim Einatmen in einen 90-Grad-Winkel und aktiviere die Bauchmuskulatur. Beim Ausatmen hebe die Hüften, führe die Beine über den Kopf und stütze den Rücken mit den Händen. Achte darauf, dass der Körper eine gerade Linie von den Schultern bis zu den Füßen bildet, wobei das Gewicht auf den Schultern ruht und der Kopf entspannt bleibt.

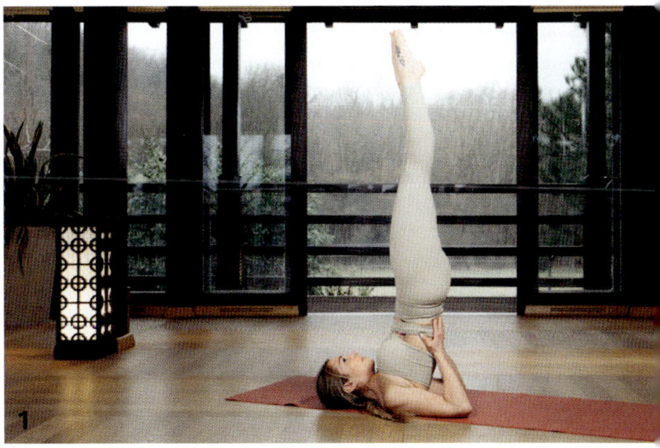
1

Wer mehr möchte, kann in die **Pflughaltung** kommen – **Halasana** (2).

Bringe für die Umkehrhaltung/Kerze die Hüfte hoch und unterstütze dich mit den Händen am unteren Rücken. Als Vorstufe dient das Halbe Rad, siehe Seite 123 (1).

- Strecke die Beine langsam aus und platziere die Füße hinter dem Kopf. Die Hände mit den Handflächen auf den Boden abgelegt (2).

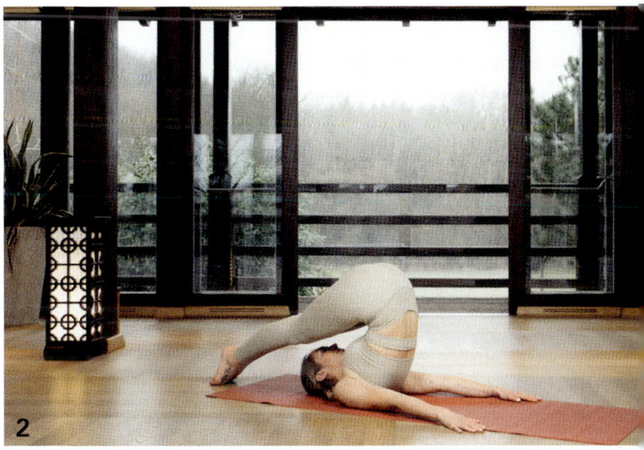
2

Halte die Position für etwa 15–20 Atemzüge.

Zum Abschluss: Platziere eine gerollte Decke oder einen Yoga-Block unter deinen Brustkorb, sodass du etwas erhöht liegst. Der Kopf ruht am Boden, die Kehle ist weich und die Arme liegen mit den Handflächen nach oben geöffnet am Boden (3).

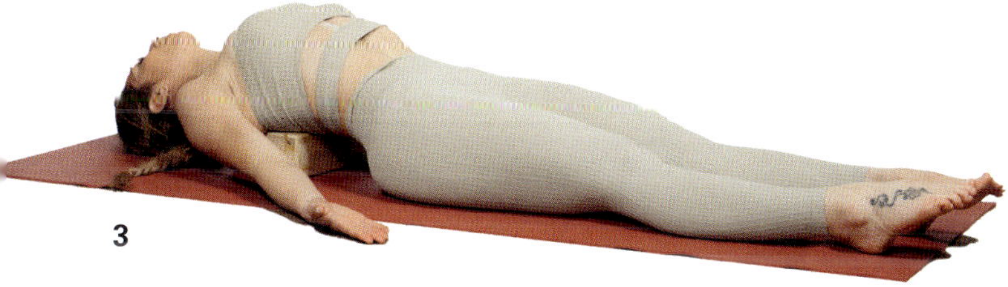
3

ALTERNATIVE

Du kannst alternativ auch einen Yoga-Block unter den Rücken legen und die Beine ohne Kraft, nur mit der Schwerkraft halten. Hier kannst du loslassen und deinen Füßen mal eine Pause gönnen.

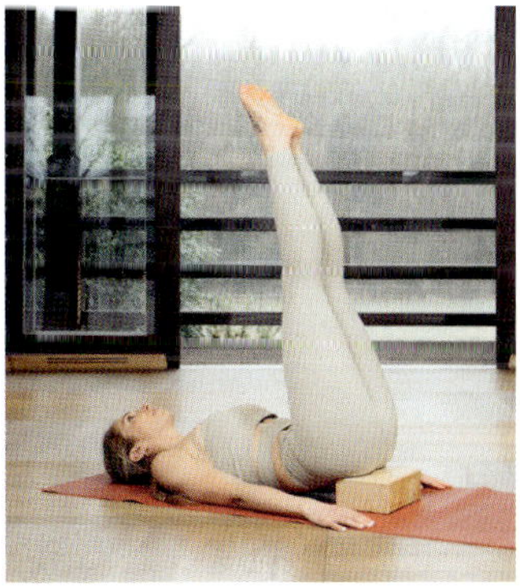

COOL-DOWN

Totenstellung – Shavasana

Während der Entspannung werden Stresshormone abgebaut, das Immunsystem gestärkt, Heilprozesse gefördert, geistige Stärke sowie Ruhe wiederhergestellt. Shavasana wird oft unterschätzt. Shavasana bedeutet übersetzt Totenstellung, denn in Shavasana ist das Nichtstun höchste Pflicht.

- Lege die Beine ab, etwa hüftbreit oder am Mattenrand, und hebe sie einzeln an, um sie lang zu strecken. Lasse die Zehen entspannt nach außen fallen und aktiviere die Schulterblätter, um die Brust zu öffnen.
- Strecke die Arme aus und lege sie mit nach oben geöffneten Handflächen ab.
- Ziehe das Kinn leicht zum Brustkorb, um den Nacken zu verlängern.

Beginne mit Shavasana, der Phase des absoluten Nichtstuns. Hier kannst du vollständig entspannen und loslassen, während du deine Atmung beobachtest oder dich auf eine innere Reise begibst.

Falls dir das schwerfällt, kannst du meine Meditation nutzen, die du als Video findest, wenn du den QR-Code auf dieser Seite scannst.

NINAS COACHING-TIPP

Begib dich alternativ auch einfach mal in die Bauchlage. Mache es nach deinem Empfinden. Es ist deine Praxis und dein Körper. Schau, was dir guttut.

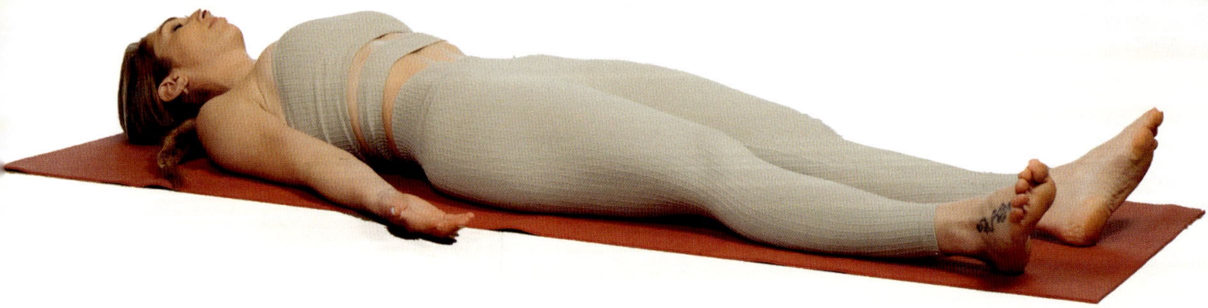

Hier geht's zur Meditation

TEIL 3

INTEGRATION IN DEN ALLTAG

Power-Yoga und Achtsamkeit im täglichen Leben

Die Prinzipien von Power-Yoga und Achtsamkeit bieten uns nicht nur während unserer Yoga-Praxis Vorteile, sondern können auch in unserem täglichen Leben angewendet werden, um uns zu unterstützen und zu stärken. Das bedeutet, unsere Achtsamkeit auf alle Aspekte unseres Lebens zu lenken: sei es beim Essen, in zwischenmenschlichen Beziehungen oder bei der Arbeit.

Wir können lernen, bewusst und achtsam zu atmen, wenn wir gestresst sind, unsere Gedanken zu beobachten und unsere Reaktionen darauf zu kontrollieren sowie kleine Momente der Ruhe und Stille in unseren Tag integrieren, um unsere geistige Gesundheit zu fördern.

In dem Bewusstsein, dass die Prinzipien von Power-Yoga und Achtsamkeit unsere täglichen Handlungen beeinflussen, liegt die wahre Kraft nicht nur in der Praxis auf der Yoga-Matte, sondern auch darin, diese Prinzipien bewusst außerhalb der Matte anzuwenden. Durch diese Integration erkennen wir, dass unsere täglichen Entscheidungen und Gewohnheiten den Grundstein für unsere innere und äußere Stärke legen. Zum Abschluss dieses Buches möchte ich daher tiefer in die Bedeutung und den Einfluss dieser Gewohnheiten eintauchen, um zu verstehen, wie sie uns auf unserem Weg zur persönlichen Entwicklung unterstützen können und wie du langfristig dranbleiben kannst.

Auf dem Weg zur inneren und äußeren Stärke

Ein Schlüssel zur Entwicklung von innerer und äußerer (mentaler) Stärke haben wir zu Beginn des Buches schon besprochen. Jetzt gehen wir noch tiefer, denn die Transformation liegt in unseren Gewohnheiten. Die täglichen Entscheidungen, die wir treffen, formen unsere Realität und beeinflussen maßgeblich, wer wir sind. Es ist also von entscheidender Bedeutung, Gewohnheiten zu pflegen, denn sie formen nicht nur unseren Alltag, sondern auch unser inneres Gleichgewicht.

Gewohnheiten bedeuten nicht zwangsläufig, täglich dieselben Stunden im Büro zu verbringen, sondern können vielfältig sein, von regelmäßigen Reisen bis

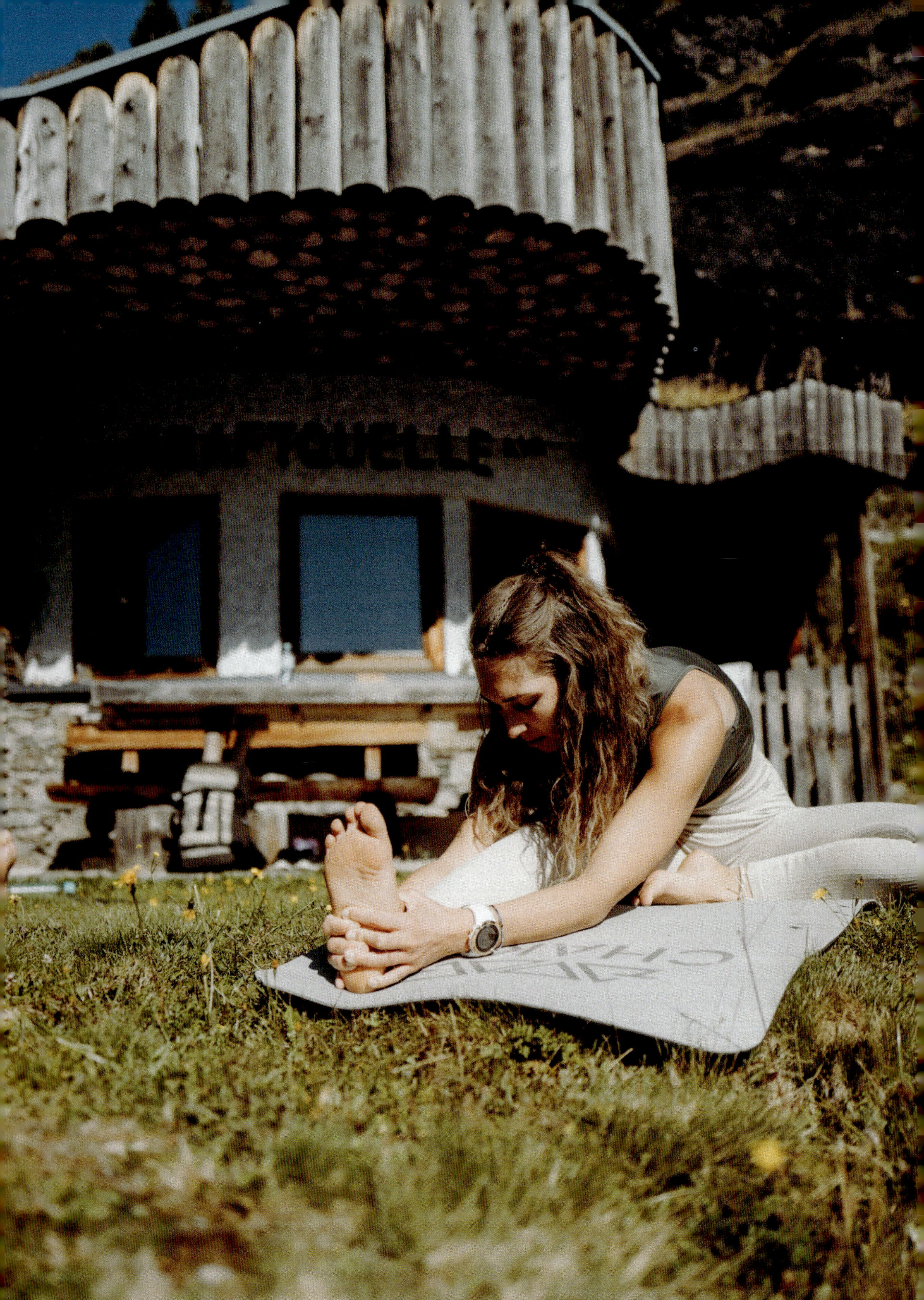

hin zur bewussten Entscheidung, keine feste Routine zu haben. Wichtig ist die Stabilität und Sicherheit, die sie unserem Unterbewusstsein durch wiederholte Abläufe und erwartete Ergebnisse bieten.

Unsere Stimmungen und Gefühle werden maßgeblich von unseren Gewohnheiten beeinflusst, nicht von äußeren Ereignissen. Eine feste Routine kann dazu beitragen, einen klaren Kopf zu bewahren und impulsives Verhalten zu vermeiden, das langfristig negative Konsequenzen haben kann. Durch bewusste Entscheidungen, wie wir unseren Tag gestalten wollen, können wir uns vor den Auswirkungen energischen Handlungen schützen.

Das Einhalten von Gewohnheiten kann auch dazu beitragen, den Zustand des »Flow« zu erreichen, bei dem wir vollkommen in unsere Aufgaben aufgehen und jegliche Ablenkungen ausblenden können. Dadurch werden wir effizienter und erzielen bessere Ergebnisse.

Insgesamt ist das Pflegen von Gewohnheiten ein Weg, um unser Wohlbefinden zu fördern, unsere Produktivität zu steigern und eine positive Lebensführung zu unterstützen. Es hilft uns, uns selbst zu bestätigen und unsere Ziele konsequent zu verfolgen, während unser Unterbewusstsein auf eine gesunde und ausgeglichene Art und Weise reguliert wird.

Es gibt verschiedene Möglichkeiten, Gewohnheiten in unser Leben zu integrieren, jedoch ist nicht jede Gewohnheit für jeden geeignet. Hier ein paar Beispiele:

- Morgenroutine: Strukturierte Aktivitäten wie Meditation oder Sport (zum Beispiel Power-Yoga 😊), um den Tag positiv zu beginnen.

- Bewegungsgewohnheiten: Regelmäßige körperliche Aktivität, die den individuellen Vorlieben entspricht.

- Gesunde Ernährung: Eine ausgewogene Ernährung, die den individuellen Bedürfnissen angepasst ist.

- Lerngewohnheiten: Regelmäßiges Lernen und Weiterentwicklung durch Lesen oder Teilnahme an (Online-)Kursen oder das Hören von Podcasts.

- Soziale Gewohnheiten: Die Pflege von sozialen Beziehungen und Gemeinschaftsaktivitäten – je nach individuellen Bedürfnissen.

Es ist wichtig zu erkennen, dass nicht alle Gewohnheiten für jeden passend sind. Individuelle Vorlieben und Bedürfnisse spielen eine wichtige Rolle bei der Auswahl und Anpassung von Gewohnheiten.

Notiere hier 3 Gewohnheiten

1.

2.

3.

»Zuerst erschaffen wir unsere Gewohnheiten, dann erschaffen sie uns.«

John Dryden

Lies das Zitat noch einmal::

»Zuerst erschaffen wir unsere Gewohnheiten, dann erschaffen sie uns.« *John Dryden*

Der Wert guter Gewohnheiten liegt darin, dass sie uns Willenskraft sparen. Ähnlich wie nach zahlreichen Bizepscurls oder Yoga-Liegestützen (Chaturangas) deine Arme schwer werden, ermüdet auch deine Willenskraft nach vielen Entscheidungen und Versuchungen. Daher neigen wir nach einem harten Arbeitstag eher dazu, zu ungesunden Verhaltensweisen zu greifen.

Doch warum sollte man sich den ganzen Tag über mit kleinen Entscheidungen belasten? Ist es nicht einfacher, gesunde Gewohnheiten zu etablieren und sich von inneren Entscheidungskämpfen zu befreien?

Das Gleiche gilt für alle Lebensbereiche: Anfangs kostet es Willenskraft, neue Gewohnheiten zu entwickeln, aber sobald sie verankert sind, können wir uns entspannen und unseren Gewohnheits-Tempomat laufen lassen.

Die Wissenschaft zeigt, dass es im Durchschnitt etwa 66 Tage dauert, bis eine neue Gewohnheit fest verankert ist. Dabei ist es normal, hin und wieder kleine Aussetzer zu haben, denn diese werden dir verziehen. Das ist doch wunderbar: Willenskraft ist wie ein Muskel und kann trainiert werden. Nach 66 Tagen wird die Installation neuer Gewohnheiten in deinem Gehirn abgeschlossen sein, und sie werden zu einem natürlichen Teil deines Lebens werden. Vielleicht möchtest du deine 3 Gewohnheiten nochmal ändern? Schau sie dir noch einmal an …

Praktische Tipps für mehr Gelassenheit und weniger Stress

Ich bin mir sicher, du weißt es grundsätzlich schon, aber man kann es nie oft genug lesen, hören oder sagen, damit es sich ganz tief verankert.
Die Reduzierung von Stress und die Steigerung der Gelassenheit bieten eine Vielzahl von Vorteilen. Sie schützen vor Herz-Kreislauf-Erkrankungen, Schlafstörungen, Angstzuständen und Depressionen und verbessern somit die körperliche und geistige Gesundheit. Gelassenheit steigert außerdem die Effektivität und Produktivität, indem sie eine bessere Konzentration und Leistungsfähigkeit ermöglicht.

Klare Gedanken durch Gelassenheit führen zu rationaleren Entscheidungen, sowohl im persönlichen als auch im beruflichen Leben. Bessere Kommunikation und Konfliktlösung durch Gelassenheit fördern harmonischere zwischenmenschliche Beziehungen. Eine gelassenere Haltung ermöglicht es, das Leben mehr zu genießen, sich auf Prioritäten zu konzentrieren und die kleinen Freuden des Lebens zu schätzen. Diese Praktiken tragen langfristig zu einem gesunden und erfüllten Leben bei.

Ruhe und Gelassenheit bedeuten für mich:

»Das Glück
liegt nicht
in den Dingen,
sondern
in dir.«

Wie kann man sich darin üben?

Eingangs habe ich bereits Achtsamkeitstraining sowie Tipps für mentale Stärke aufgeführt. Es beginnt mit regelmäßigem Achtsamkeitstraining und der Anwendung von Strategien zur Stärkung der mentalen Gesundheit. Zusätzlich ist es wichtig, Grenzen zu setzen und sich selbst zu respektieren – unser Körper sendet täglich Signale. Es hilft auch, bewusst Pausen einzulegen und Aktivitäten zu wählen, die Freude und Zufriedenheit bringen.

»Der wichtigste Trick, um glücklich zu werden, ist zu erkennen, dass dein persönliches Glück eine Wahl ist, die du triffst, und eine Fähigkeit, die du entwickelst. Du triffst die Entscheidung, glücklich zu sein, und dann arbeitest du daran.«

Naval Ravikant

Und wie erkennst du, was dich wirklich glücklich macht?

Fragen führen uns auf den Pfad zur Seele. Im Alltag suchen wir ständig nach Antworten, doch häufig beschäftigen wir uns mit weniger bedeutenden Fragen wie: »Was denken die anderen jetzt über mich?« Es ist viel zu selten, dass wir uns mit den wirklich wichtigen Fragen auseinandersetzen, wie zum Beispiel: »Wo sehe ich mich in 5 Jahren?«

Um solche Fragen zu beantworten, musst du dir Zeit nehmen und dich öffnen. Vor allem aber musst du ehrlich zu dir selbst sein. Nur so erlangst du die Freiheit, wirklich du selbst zu sein. Wenn du dich selbst akzeptierst – mit all deinen Bedürfnissen, Emotionen, Stärken und Schwächen – kannst du Ziele setzen, die dich persönlich wachsen lassen.

Begib dich ins tiefe (Ur-)Vertrauen des Lebens und auf den Höhepunkt deines Glücks, denn alles, was du dafür brauchst, ist in DIR. Hier sind ein paar solcher wertvollen Fragen:
Bevor du die Fragen beantwortest, mache gerne meine Meditation für Urvertrauen, die du als Video findest, wenn du den QR-Code auf dieser Seite scannst.

Hier geht's zur Mediation für Urvertrauen.

Wovor hast du im Leben am meisten Angst?

Mit wem verbringst du die meiste Zeit? Welche dieser Personen geben dir Kraft und unterstützen dich am meisten auf deiner Lebensreise? Wer ist auch in schwierigen Zeiten für dich da und gibt dir Energie?

Was sind deine größten Sorgen im Leben? Nicht nur oberflächliche Ängste wie »Ich habe Angst vor Schlangen«, sondern wovor hast du im Leben wirklich Angst, dass es passiert, ist oder gesagt wird? Und dann überlege dir, ob diese Angst jemals real geworden ist.

Wer raubt dir Energie?
»Proximity is power! Nähe ist kraftvoll!« Alles, was in deiner Nähe ist, schenkt oder raubt dir Energie. Das betrifft nicht nur Menschen in deinem Zuhause oder diejenigen, mit denen du ins Café oder ins Kino gehst, sondern auch das, was du liest, hörst und womit du dich am meisten beschäftigst – sei es Bücher, YouTube-Videos, Personen auf Social Media und mehr.

Was erfüllt dich am meisten in deinem Leben? Nicht nur, was dich glücklich macht, sondern was erfüllt dich von ganzem Herzen?
Wobei bekommst du richtig Gänsehaut? Was sind deine Gänsehaut-Momente? Wo schlagt dein Herz Purzelbäume vor Freude?

Wofür liebst du dich? Was schätzt du am meisten an dir und warum?

Was sind deine BIG 5 for LIFE?
Was sind die fünf Dinge oder Momente, die du in deinem Leben gemacht, verwirklicht oder erlebt haben möchtest? Stell dir vor, du bist 98 Jahre alt und dein Urenkel fragt dich nach den fünf schönsten und erfüllendsten Erlebnissen deines Lebens, sei es beruflich, familiär oder persönlich.

Erinnerungen zum Dranbleiben

Hast du jemals darüber nachgedacht, wie sehr sich deine Persönlichkeit in den letzten Jahren verändert hat? Stelle dir vor, du müsstest deine Persönlichkeit vor zehn Jahren auf einer Skala von 0 bis 10 bewerten. Eine 0 würde bedeuten, dass du genauso bist wie damals, und eine 10 würde bedeuten, dass du ein völlig anderer Mensch geworden bist. Wie würdest du diese Veränderung bewerten?

Und nun denke darüber nach, wie du deine Persönlichkeit in den nächsten Jahren siehst, während du die Praktiken und Tipps aus diesem Buch in deinem Leben anwendest.

Warum sollten sich deine zukünftigen Veränderungen im Vergleich zu den vergangenen Jahren verringern?

Was sind meine größten Herzenswünsche, die ich mir erfüllen möchte?

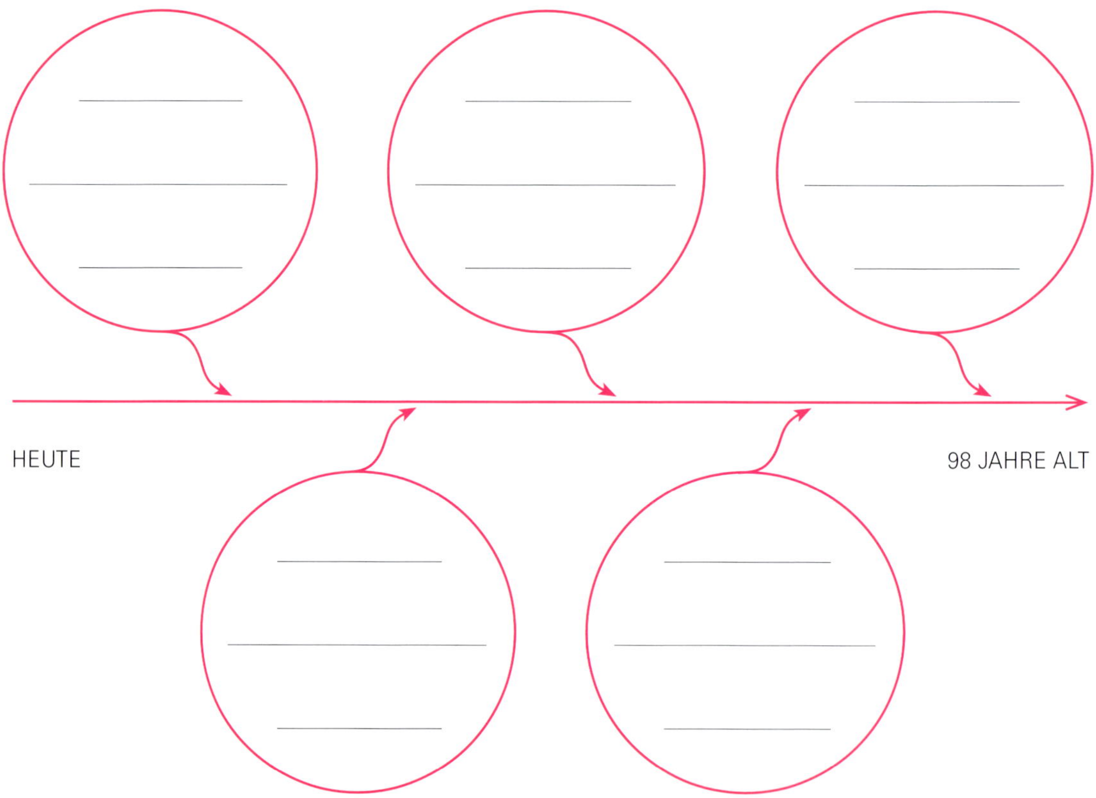

Checkliste nach 66 Tagen

Achtsamkeit und Power-Yoga sind nicht nur Werkzeuge für körperliche Stärke und Flexibilität, sondern auch für die innere Transformation. Nachdem du dieses Buch gelesen hast, stelle dir die folgenden Fragen 66 Tage später:

Wie hat sich meine Beziehung zu meinem Körper und meinen Gedanken durch meine Praxis von Power-Yoga und Achtsamkeit verändert?

Inwiefern hat sich meine Fähigkeit verbessert, im gegenwärtigen Moment zu sein und die Schönheit des Lebens zu erkennen?

Welche emotionalen Veränderungen habe ich durch die regelmäßige Praxis von Achtsamkeit und Yoga erlebt?

Welche positiven Auswirkungen hat meine Praxis von Power-Yoga und Achtsamkeit auf mein alltägliches Leben, meine Beziehungen und mein Wohlbefinden?

Wie hat sich meine Wahrnehmung von Stress und Herausforderungen verändert, seitdem ich die Tipps in mein Leben integriert habe?

Indem du dich diesen Fragen stellst und dich kontinuierlich auf deine Achtsamkeits- und Yoga-Praxis einlässt, wirst du die Möglichkeiten der persönlichen Transformation und Entwicklung voll ausschöpfen können.

Die Autorin

Nina Bacher, die Gründerin des Fitnesstrends REBEL WARRIOR® – einer Kombination aus Crosstraining und Power-Yoga – schöpft aus einem reichen Erfahrungsschatz als Mental- und Entspannungstrainerin, Yoga-Lehrerin und Groupfitness-Expertin. Sie ist zudem eine angesehene Ausbilderin für die IFAA-Programme Bodega moves® und BODEGA reflow®. Durch ihre inspirierenden Workout-Videos auf verschiedenen Online-Plattformen erreicht Nina Menschen nicht nur national, sondern weltweit. Zusätzlich bietet sie individuelles 1:1-Online-Coachings über ihre eigene REBEL WARRIOR®-App an.

Nina präsentiert regelmäßig ihre Fachkompetenz und inspirierende Persönlichkeit auf europäischen Kongressen und Events. Mit ihrer ansteckenden Freude und Leichtigkeit verbreitet sie positive Energie und gute Laune, während sie ihre Expertise teilt. Ihre eigene Lebensgeschichte, geprägt von Herausforderungen im Spitzensport und persönlichen Verlusten, verleiht ihrer Mission – ganzheitliches Wohlbefinden zu fördern – eine authentische Tiefe.

Als Body & Mind-Coach im Women's Health CAMP oder bei ihren eigenen Yoga-Retreats geht Nina über das reine Unterrichten von Sportkursen hinaus und hält auch Vorträge sowie Workshops. Dabei teilt sie nicht nur Fachwissen, sondern auch persönliche Erfahrungen und ermutigt dazu, die innere Intuition als Wegweiser für Veränderungen zu nutzen. Teilnehmerinnen berichten von tiefgreifenden Transformationen in ihrem Leben nach der Zusammenarbeit mit Nina.

Let's connect.

Hier geht's zu den Links, um sich mit Nina zu verbinden oder nähere Infos zu erhalten.

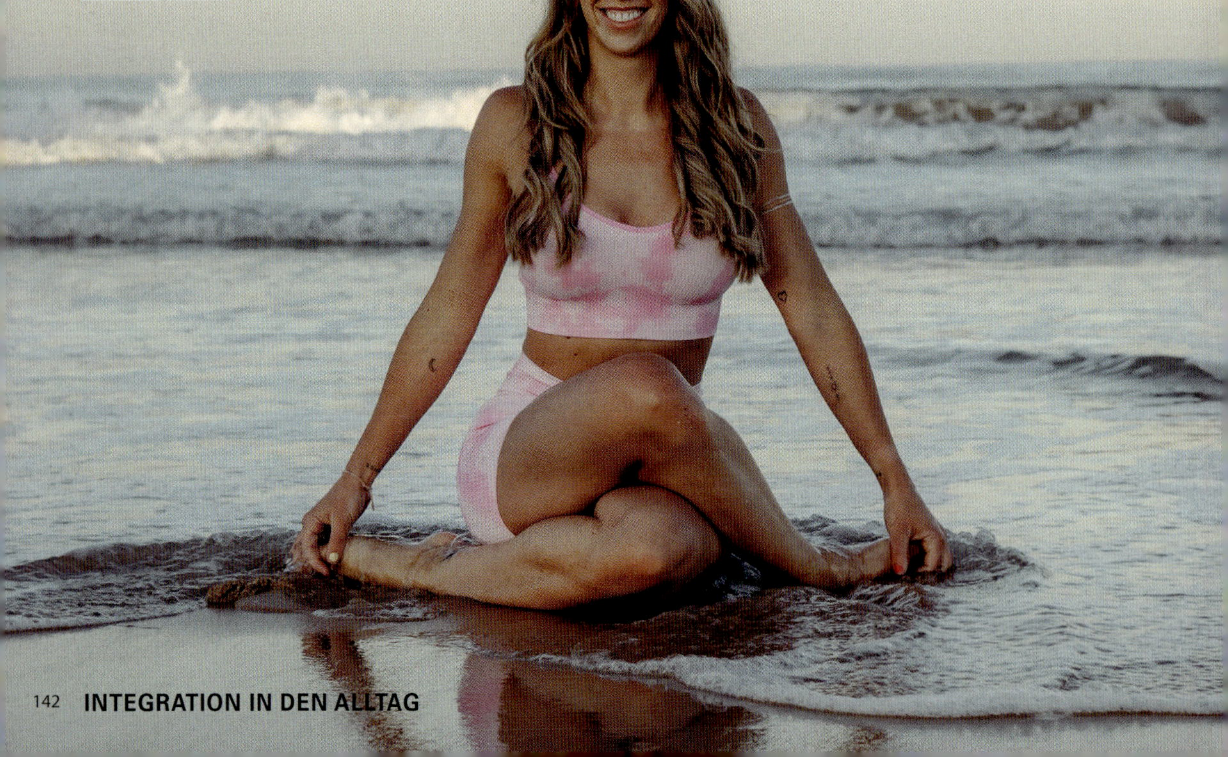

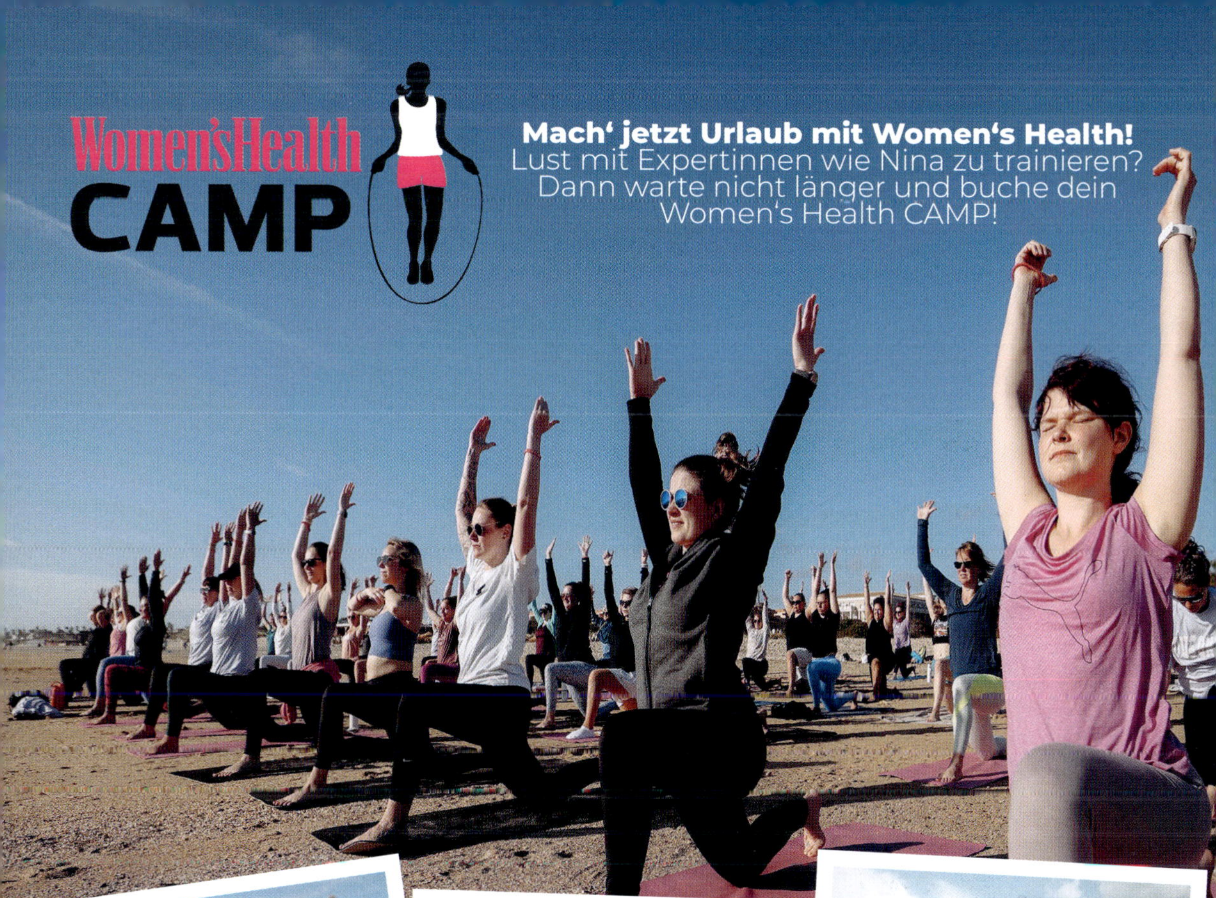

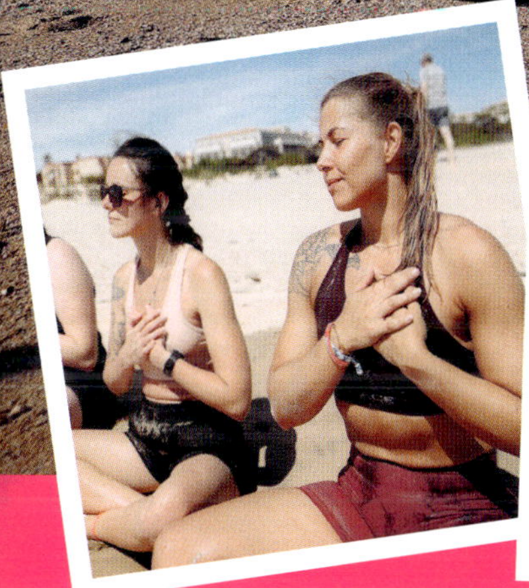

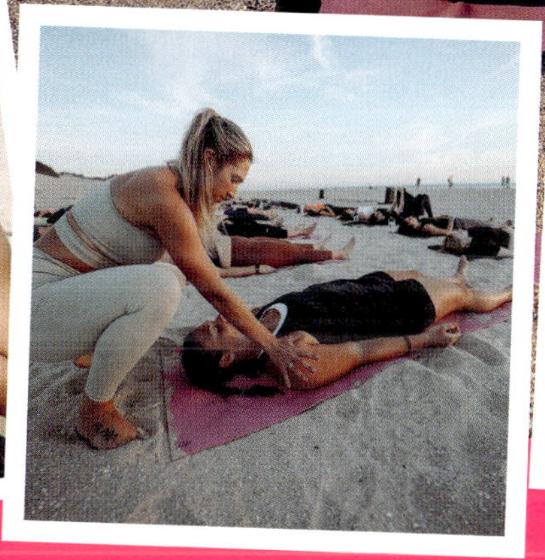

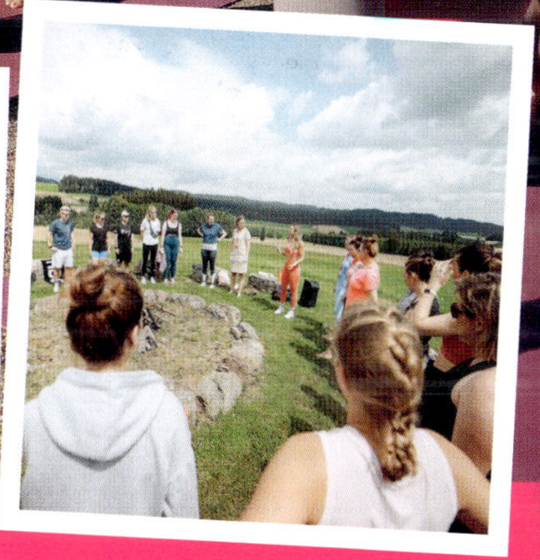